跟师百案
思辨集

路志正 主审

冯 玲 编著

人民卫生出版社
·北京·

图书在版编目（CIP）数据

跟师百案思辨集 / 冯玲编著. —北京：人民卫生
出版社，2023.10
ISBN 978-7-117-35498-1

Ⅰ.①跟… Ⅱ.①冯… Ⅲ.①中医临床 - 经验 - 中国
- 现代 Ⅳ.①R249.7

中国国家版本馆 CIP 数据核字（2023）第 199027 号

人卫智网	www.ipmph.com	医学教育、学术、考试、健康，购书智慧智能综合服务平台
人卫官网	www.pmph.com	人卫官方资讯发布平台

跟师百案思辨集
Genshi Bai'an Sibianji

编　　著	冯　玲
出版发行	人民卫生出版社（中继线 010-59780011）
地　　址	北京市朝阳区潘家园南里 19 号
邮　　编	100021
E－mail	pmph @ pmph.com
购书热线	010-59787592　010-59787584　010-65264830
印　　刷	鸿博睿特（天津）印刷科技有限公司
经　　销	新华书店
开　　本	710×1000　1/16　印张:15　插页:8
字　　数	238 千字
版　　次	2023 年 10 月第 1 版
印　　次	2023 年 11 月第 1 次印刷
标准书号	ISBN 978-7-117-35498-1
定　　价	59.00 元

路序

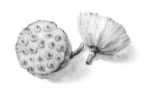

　　光阴荏苒，急景流年。吾从医八十余载，勤求古训，精研典籍，博采众长，汇通百家。然临证之际，仍殚精竭虑，有如履薄冰之感，皆因人命至重，有贵千金，若能一方济之，德逾于此。八十余载，吾坚持手不释卷，耕于临床而不辍，学生冯玲侍诊左右十余载，医德、医道、医术尽得心传，其精思幽邃，辨论晓畅，机圆法活，著声道间。

　　本书乃弟子冯玲跟师研习所撰之"百案录"，其据病分类，涉及内、外、妇、儿各科，每案所述辨证思维、诊病依据、方药化裁，皆寓深意，其通变不居，颇得真谛。所谓"百案录"者，其以医案为宗、经典为据、用药之巧为睛，理、法、方、药前后一贯，精湛恰到，师古不泥，寓意深远，细细品读，饶有"四两拨千斤"之妙，堪称上乘之作。

　　岐黄之学，博大精深。历代名家辈出，流派纷呈，而路氏一脉，上承元素、东垣王道之学，复撷百家，以为我用。若本书对中医同道，杏林俊彦，稍有裨益和启迪，实予之初心，乐何如之！"传承精华，守正创新"是习近平总书记对当前中医药工作的最新指示，"中医药是中华民族的瑰宝，一定要保护好、发掘好、发展好、传承好"。唯祈吾辈后学，奋刻苦勤学之志，尽毕生之力，发扬传承中医，为庆祝中国共产党建党百年而衷心地庆贺！书垂千秋，福荫后世，是为序。

路志正

2021 年 7 月 1 日

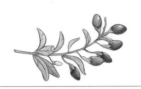

　　路志正（1920—2023），字子端，号行健，河北省石家庄市藁城区人，中医临床学家，任中国中医科学院广安门医院主任医师，首届"国医大师"荣誉称号获得者。路志正（以下简称路老）幼承家学，师从伯父路益修研习岐黄之术，博观约取，厚积薄发，终有大成。路老行医八十余载，医术精湛，医德高尚，披肝沥胆，呕心沥血，韬光韫玉，守静彻冗，在多年的中医临床实践中，师古不泥，推陈出新，以日积跬步的八十多年临床经验总结出一套独到且实用的学术思想，惠泽医苑，誉满杏林。路老的学术思想可归纳为"持中央，运四旁，怡情志，调升降，顾润燥，纳化常"，这十八个字字字珠玑，将路老的学术思想简明扼要地揭示。路老临证善循此而变通，化裁方药、多法并举，其愈内、外、妇、儿诸病之医案难以数计，现仅以《跟师百案思辨集》作一窥探。

　　路老认为，脾胃居中州，中央之土，戊土为阳，承接天气，厚载万物；己土为阴，稼穑积溉，湿软蓄藏，其为后天之本，盖地坤为母，善载万物亦生万物之性。脾胃主司仓廪，气血津液由此生，水谷精微由此化，余之脏腑位列四旁，脾胃盛则气血津液兴于中而泽遍周身，脾胃亏则精微不荣、运化不利而脏腑受累、四末难濡，百病由生。《说文解字》云："持，握也"，又云："运，移徙也"，所谓"持中央"者，即把握、掌控位处中州之脾胃；所谓"运四旁"者，非为移徙四旁诸脏腑，实为移脏腑之冗积、徙精微散布周身四末。"持中央，运四旁"之意形象且深邃，如执掌中州方可睥睨四旁，又如执掌仓廪方可驾驭百官，亦如执掌脾胃方可裨益于周身。路老学术思想皆据此引申而出，中医所倡导的整体恒动观念亦在路老多年临床实践中延伸、完善而成的理论体系中得以发扬。在宏观层面，路老重视整体审查、四诊合参和病证结合的中医基本原则；在微观层面，路老根据患者中医体质、临床表现及多种因素，制定安全而有效的诊疗方案，不拘泥于古法古方，不固守于单一剂型，擅长多法并用、多方并举，随病情而灵活变通，不失精专。路老行医八十余载以来，内、外、妇、儿皆精通，擅长诊治疑难杂症，其临证医案所载之理法方药、所藏之学术思想、所涵之中医底蕴，值得后辈撷英而传承之。

笔者师从路老十数载，蒙路老不倦教诲，撷英咀华，取路老临证验案百则，囊内、外、妇、儿各科，涵心、肝、脾、肺、肾、脑等诸系，所选诸案，杂病疑难，如坐云雾；所用诸法，灵活百变，拍案叫绝。列方既有平淡出神奇之功，又有推陈出新之意，单用合用，随证而施；布药平如黄芪、白术之属，奇如五爪龙（本书中指五指毛桃）、五谷虫之辈，相须相伍，精巧绝妙；服方用药，汤茶并举，熏蒸摩洗，百变不拘。验案百则，溯本求源，皆以十八字要义为纲领，揆度奇恒，以常达变。文中所及之穿山甲、甲珠之品，虽为药典所禁，然所禁者为体为实，为医者以道为本，以势为径，故存其品，以为教，非为用也，以承路老之点滴。笔者略探精髓，鄙予思辨，深入浅出，编纂成集，拙拟此书，薪火相传，希冀承传路老学术思想。仓促之际，文辞粗浅，雕琢欠佳，恳望诸君斧正。

冯玲

2023 年 7 月 1 日

目录

第一章　心系疾病医案

第三章　妇科疾病医案

第四章　皮肤疾病医案

第五章　儿科疾病医案

第六章　血管外科医案

心系疾病医案

第一节　冠心病医案

医案一　调和枢机治胸痹案

"枢"者，枢纽，"机"者，事物之重要环节。人体枢机有二，即"半上半下""半表半里"。"半上半下"者脾胃，具有运化精微之功；"半表半里"者，肝胆也，具有调畅气机之能。若枢机通畅，则上下交通，内外调和；若枢机不畅，气机阻滞，则痞闷不舒。气机逆乱，当升者不升，当降者不降，则当如何？当此之时，唯有和解一法，使其升降复常，则诸逆自平。下文举一例以探幽。

曹某，女，46 岁，主因"夜间阵发性胸部不适半年余"于 2006 年 12 月 13 日初诊。患者自诉半年来无明显诱因出现夜间阵发性胸部不适，似闷不闷，似痛不痛，伴后背疼痛及血压升高，多在夜间 10 时至凌晨 2 时发作。患者就诊时症见背部易出汗，畏寒，易惊，心烦，易急躁，偶有胃中嘈杂，纳差，睡眠差，二便调。舌质红暗，夹有瘀斑，舌体稍胖，舌苔薄黄腻，脉象细弦小数。测血压 180/100mmHg。既往曾于 2006 年 9 月入院查心电图示"心肌缺血"，24 小时动态心电图示"ST 段降低，早搏"。2006 年 9 月胃镜检查结果显示"浅表性胃炎"。西医诊断为"冠状动脉粥样硬化性心脏病（简称：冠心病）"。中医诊断为"胸痹"，辨证属痰火扰心、胆胃不和，治以清热化痰、利胆和胃为法。书方如下：姜半夏 10g，竹茹 12g，茯苓 20g，炒枳实 15g，郁金 10g，天竺黄 6g，胆南星 8g，生麦芽 20g，生谷芽 20g，太子参 15g，麦冬 10g，黄精 12g，桂枝 8g，赤芍 12g，白芍 12g，炙甘草 6g，茵陈 10g，生姜 1 片，大枣 2 个，14 剂，水煎服，每日 1 剂，每日 2 次。

初诊思辨　患者主诉为"夜间阵发性胸部不适半年余"，伴见汗出、心烦、急躁、纳差、失眠等症，结合舌脉，辨证属痰火扰心、胆胃不和。胆者清净之府，喜宁谧恶烦扰。23 时至凌晨 1 时胆经当令，凌晨 1 时至 3 时为肝经当值，少阳枢机不畅，胆失宁谧，聚湿生痰，而现胸部不适。肝胆与胃在生理上位置相近，功能上相互影响，胆与胃以降为顺，肝胆失于疏泄会影响脾胃的受纳腐熟功能。胃中嘈杂、纳差当为胆胃失和，胃气不降所致。故清痰除热恢复肝胆疏泄，则脾胃功能自能如常。

温胆汤理气化痰，其中枳实、半夏通降胃气，加以生麦芽、生谷芽升发脾胃之气。一升一降，调和脾胃枢机，使其运化有权，脾胃健运则痰浊无以生。患者伴有化火之象，故以温胆汤化痰去浊，配以天竺黄、胆南星、郁金，加强清胃利胆、解郁除烦、化痰清热功效，加茵陈清利湿热、利肝护胆，使胃气得降，胆气则舒，气机条达，少阳枢机得以恢复正常。患者舌暗有瘀斑，故使用赤芍活血化瘀通络。痰浊伤阴分，易造成气阴两虚，以太子参、麦冬、黄精益气养阴。方中桂枝、白芍、炙甘草、生姜、大枣，调和营卫，固表敛汗，以实卫气，其中考虑患者有伤阴之征，白芍加量。全方以调理枢机为核心思想，化痰去浊为主要治法，健运脾胃、舒利肝胆，辅以活血、滋阴、温阳之品，标本兼治，通补兼施。

二诊（2007 年 2 月 14 日）：患者遵医嘱服上方 14 剂，病情较前好转，但每于劳累后病情反复，伴见心悸及汗出，脘腹欠温，餐后及排便前脘腹不适，呃逆。睡眠可，就诊前一日饮冷后腹泻 3 ~ 4 次，大便稀溏。舌质紫暗，夹有瘀斑，舌体胖大，边有齿痕，苔黄腻，脉沉弦滑。测血压 180/95mmHg。书方如下：柴胡 12g，黄连 5g，炮姜 6g，郁金 10g，炒白术 15g，太子参 15g，茯苓 20g，厚朴 12g，炒薏苡仁 20g，炒白芍 12g，娑罗子 10g，香附 9g，车前子（包煎）15g，炙甘草 6g，14 剂，水煎服，每日 1 剂，每日 2 次。

二诊思辨 患者病情好转，但仍有脘腹欠温，便不成形，舌体胖，边有齿痕说明仍有脾虚之象。呃逆频作、餐后腹胀，提示胃气不降。舌质紫暗，脉弦滑，说明痰浊与瘀滞同时存在，痰性黏滞，阻滞血运，造成气血运行不畅。虽诸症纷繁，然其要乃肝脾不调、胆胃失和、气机不畅所致。治当调和肝脾，温胆和胃，畅达气机。

本次用药主方由小柴胡汤变化而来，以柴胡为君药，配合香附疏肝理气，以炮姜代生姜，增强温中之功。四君子加厚朴、薏苡仁祛湿健脾行气。患者舌苔黄腻，中焦湿热交阻，脾胃升降失司，小柴胡汤中黄芩易为黄连，调理中焦。娑罗子理气宽中、和胃降逆；郁金化浊醒脾；车前子清热利湿通淋，使邪有出路。全方以调理肝与脾为主旨，温凉兼进，调理枢机，使肝气条达，脾胃健运，气机得顺。

"枢机"者，有承上启下、连接内外之功。脾胃者，居中州，脾为阴土，其气当升，主运化；胃为阳土，其气当降，主受纳腐熟水谷。二者相合则是清升浊降。胆者附之于肝，足少阳经与足厥阴经相互络属成表里关系，肝者主情志，以条达为顺，其气主升；胆者主疏泄胆汁，以降为和。二者一升一降，则使肝胆之疏泄和脾胃之纳化如常。观此例患者舌脉诸证，知其素来脾气虚弱，升降失常，日久失治，痰浊内生，凝滞胸膈，清气不升、浊阴不降，故生诸症。故治时当补脾益气，化痰去浊，使枢机正常运转，调畅枢机，脾健升降如常，则气机调畅，胸痹自宁。

医案二　心绞痛，当别"荣"与"通"

冠心病心绞痛是常见的心血管系统疾病，属中医学"胸痹、心痛"范畴。其基本病机为本虚标实，以脏腑气血阴阳亏损、功能失调为本，凡寒客经脉、燥热内结、肝郁气滞、痰瘀停积等各种病邪阻滞经络脉道，气血运行不畅均可致痛，称之为"不通则痛"，故治宜通为主，当去其邪，通其痹，化其痰，理其气，逐其瘀，邪去而经络气血运行恢复通畅，其痛自愈。人体气血的正常运行，有赖于阳的温煦，气的推动，血的濡养，阴的滋润。气血阴阳亏虚，脏腑经络失养，则不荣而痛，当以补气、养血、滋阴、温阳为法，以荣为通，荣则不痛。因此，在治疗胸痹时当别"荣"与"通"，心脉不通者，以通为用，心脉失荣者，以荣为法，才能获取良效。本文总结的两例典型病例恰为一对夫妻，两人来自内蒙古自治区，平时以牛羊肉等肉食为主，但两人病机却截然不同，治法亦异，体现了路老圆机活法的治疗特色。

◇ 治法一："不通则痛"，以通为用

胡某，男，71岁，主因"冠心病、高血压30余年"于2010年4月17日初诊。患者30年前于当地医院诊为"冠心病、原发性高血压"，因冠状动

脉堵塞（具体部位不详）欲行支架植入术，但因血管部位不易放入支架，一直服用酒石酸美托洛尔、吲达帕胺等药物治疗，病情时有反复。患者就诊时症见胸痛、胸闷，反应较迟钝，稍有语言不利，心烦，脾气急躁，纳可，眠不佳，小便可，大便干，3日一行。既往于1996年曾患脑梗死，当时右侧肢体不遂，后经治疗恢复良好，血压平时控制在140～150/90～100mmHg，望其唇色晦暗，两颧浮红，两耳垂肩，舌体胖，质淡暗滞，苔黄腻，舌下瘀滞，脉沉弦细。西医诊断为"①冠心病；②高血压；③陈旧性脑梗死。"中医诊断为"胸痹心痛"，辨证属痰瘀互结、心血瘀阻，治以宽胸理气、活血化瘀、清热化痰为法。书方如下：瓜蒌皮30g，竹沥半夏12g，苦参10g，石菖蒲12g，郁金12g，厚朴花12g，炒苦杏仁9g，炒薏苡仁30g，柴胡15g，炒黄芩12g，僵蚕12g，胆南星10g，地龙12g，炒白芥子15g，炒紫苏子12g，川怀牛膝各15g，生龙牡（先煎）各30g，生姜2片为引，竹沥汁30ml为引，7剂，水煎服，每日1剂，每日2次。茶饮方辅以平肝息风以治高血压：荷叶15g，葛根30g，蔓荆子12g，炒刺蒺藜12g，姜黄12g，金蝉花12g，决明子10g，炒莱菔子15g，7剂，水煎代茶饮，每日1剂。

诊后思辨　患者有脑梗死病史，因冠心病就诊，血瘀胸中，气机阻滞，不通则痛，见胸痛胸闷之症；痰瘀阻滞，瘀久化热，热扰心神，则见心烦不寐；唇色暗、舌质紫暗亦提示有瘀血内阻；舌胖，舌苔黄，提示内有蕴热，痰热互结。综观症状舌脉，此患者为痰瘀互结，心脉痹阻，热扰心神所致，病位在心，与肝、脾失调有关，故治宜宽胸理气、活血化瘀、清热化痰。方中瓜蒌皮、竹沥半夏，取小陷胸汤之意，以涤痰宽胸通痹；菖蒲、郁金、竹沥，取菖蒲郁金汤之意，以清化痰热；加以白芥子、紫苏子，以增行气化痰、利气宽胸之效；厚朴花燥湿消痰；患者久病入络，用地龙和僵蚕，以通血脉，化痰散结；牛膝引血下行；柴胡、黄芩，疏达肝气，而内清痰热；龙骨、牡蛎其性潜藏，安神定志。厚朴花降气消痰，杏仁上宣肺气，一升一降，使气机调畅，气行则血行。竹沥汁为引，配胆南星以温胆宁心。全方共奏降气化痰，散瘀通脉，清热安神之功，体现以通为用之法。

◇ **治法二："不荣则痛"，以荣为法**

何某，女，68岁，主因"心前区疼痛1年余"于2010年4月17日初诊。

患者 2009 年无明显诱因出现心前区疼痛，当地医院诊为"①冠心病；②稳定型心绞痛。"服用西药硝酸异山梨酯片后稍有缓解。患者就诊时症见偶有心前区疼痛，持续几秒钟，气短甚，倦怠乏力，背痛，口干不欲饮，双目干涩，偶有颠顶痛，服用西药或生冷后胃脘痛，胃胀，恶心，偶有咳嗽，平时易困倦，腰腿痛，畏寒，纳可，入睡难，易醒，醒后不易复睡，梦多，睡中时有心悸，时有大便不成形。既往有高血压病史 7~8 年，血压不稳，130~150/70~80mmHg（药后），查胃镜示"浅表性胃炎"，肺气肿病史 2~3 年。望其两目乏神，舌质稍红，有裂纹，苔薄黄，舌下金津、玉液紫滞，脉沉细弦。心电图示"T 波改变"。胸片示"右侧胸腔积液"。西医诊断为"冠心病"，中医诊断为"胸痹心痛"，辨证属气阴两虚、心血瘀阻，治以益气养阴、活血化瘀为法。书方如下：西洋参（先煎）10g，炒麦冬 12g，五味子 5g，五爪龙 30g，莲子 15g，炒白术 15g，炒苦杏仁 9g，枇杷叶 12g，功劳叶 15g，郁金 12g，醋延胡索 12g，茯苓 30g，葶苈子（包煎）15g，炒三仙各 12g，桔梗 12g，炙甘草 6g，7 剂，水煎服，每日 1 剂，每日 2 次。茶饮方重在健脾胃益气阴，佐以理气活血：竹节参 12g，丹参 12g，炒薏苡仁 30g，炒山药 15g，预知子 12g，醋香附 10g，葛根 20g，白芍 15g，炙甘草 8g，7 剂，水煎代茶饮，每日 1 剂。

诊后思辨　此例亦属"胸痹心痛"范畴，但其病情更为复杂，血主濡润，心血不足，脏腑经络失于濡养，脉道空虚，血脉不利致心脉痹阻，出现胸痹心痛；气主行血，肺气亏虚，鼓动无力，而致气短乏力；脾气亏虚，气血生化乏源，健运失调，则见胃胀满；阴液不足，无法濡养脏腑，而出现口干、眼目干涩等症；阳气亏虚，失于温煦，则见畏寒；两目乏神、舌有裂纹亦提示气阴两虚。本例患者病变涉及心、肺、脾、胃等多个脏器，病机为本虚标实，心、肺、脾气阴两虚为本，血瘀为标，属于"不荣则痛"，治疗以补虚养血为主，治宜益气养阴，活血化瘀。

方中药物西洋参、麦冬、五味子，取生脉散之意，三药合用，一补一润一敛，益气养阴；脾胃为后天之本，气血生化之源，脾气健则气血旺盛，方以西洋参、白术、茯苓、甘草，取四君子汤之意，以健脾益气，生化有源，则心有所养而脉自和；杏仁、枇杷叶、桔梗、葶苈子，皆是调肺之品，心脉之循行需宗气之推动，而宗气由肺之清气与脾之精气于胸中相合而成，故调理脾肺意在增强宗气之功能。宗气旺盛，血脉调畅，痛安何在？五爪龙、炒三仙、白术诸药健脾胃，补气血。全方重用补气健脾之药，同时兼用滋阴之品，全方补中有降，以补为通，使心脉得濡而痹痛除，同时佐以茶饮方，重在平时调理。全方体现了以补为用，通补结合，气行则血行的处方原则。

冠心病心绞痛临床表现以心前区疼痛为主，但当别"不荣则痛"与"不通则痛"，本则病例两者为夫妻，同患冠心病，但病机却截然不同，治法亦异，体现了路老同病异治，圆机活法的思想。造成胸痹心痛的实证因素不外乎寒凝、血瘀、痰浊、气滞，虚证不外乎气血阴阳亏虚。病例一虽症不繁杂，但病史日久，兼有旧疾，治病求本，路老在临证中重视审察舌脉，但见舌质暗，舌下脉络瘀滞则明血瘀阻滞，盖因舌为心之苗，舌质变化与气血运行密切相关。茶饮方亦是路老治病的重要方法，重在平时调理。病案二主要因气、血、阴、阳亏虚，兼有血瘀，心脉失于濡养所致心痛，属于不荣则痛。

路老在补气药选用方面别具特色，常用有南黄芪之称的五爪龙补气。药用"五爪龙"主要有三种：一是葡萄科植物乌蔹莓的全草，又名乌蔹草、五叶藤，具有清热解毒、活血散瘀、利尿的功能，可以治疗咽喉肿痛、疖肿、痈疽、疔疮、痢疾、尿血、白浊、跌打损伤、毒蛇咬伤等症；二是旋花科植物五爪金龙的根或茎叶，名五味藤、五叶茄。广州多有栽培，具有清热、利水、解毒的功用，用于治肺热咳嗽、小便不利、淋病、尿血、痈疽肿毒；三是桑科植物粗叶榕的根，因为叶子开裂像手掌，长有细毛，果实成熟时像毛桃，体有乳汁，根皮有香气，故名五指毛桃，也叫五指香、佛掌榕，其益气补虚、化湿舒筋的作用早就被当地人认识，所以又被称作土黄芪、南黄芪、广东人参。路老方中常用的五爪龙即指五指毛桃。路老认为五爪龙没有黄芪的燥热，性平微温，补而不燥，药食兼用，既补气又补血。补气时，常从竹节参、西洋参、太子参等补气药中选取一两味，与之合用增效，补益脾肺之气。气属阳，补气药性多甘温，易助阳生燥，而五爪龙性平微温，补而不燥。兼用其他补气药时，可配伍麦冬、五味子、黄精、何首乌等养阴血之药同用，兼顾润燥。五爪龙一味药物的应用，体现了路老调理脾胃以荣心脉、重视固护后天之本的学术思想。

医案三　升降相因话胸痹案

气机升降是生命生长化收藏之根本，《素问·六微旨大论》对气机升降进行了详尽说明："出入废则神机化灭，升降息则气立孤危。故非出入，则无以生长壮老已；非升降，则无以生长化收藏。"肝升于左以疏达气机，肺降于右以通调水道，脾主升清以化生气血，胃主通降以化浊阴，气机升降有常，则心有气血相荣，而无浊邪之扰，人自安康无病。如若气机升降失常，清者不升，脾无以化生气血荣养于心；浊者不降，水谷之气凝聚成痰湿之邪上扰于心；气不疏达，郁而化火，气滞、痰浊、瘀血诸邪扰于心，如此皆可成胸痹。路老认为治疗胸痹可以从调理气机升降入手，气机调畅，升降相因，当升者升，当降者降，心有气血以荣，而无气、痰、瘀诸邪之扰，胸痹自当愈。下文举一例以探幽。

孟某，女，43岁，主因"胸闷心慌1年，加重1个月"于2009年6月17日初诊。自2008年4月以来，患者自觉手脚冰冷，服用中药及桂圆、核桃等补益之品半年余，致使手足心热，夜间为甚。1年前偶有胸闷、心悸，劳累及情绪波动后加重，半年来胸闷、心悸频作，近1个月下班后自觉胸闷、心悸、乏力。患者就诊时症见胸闷、心悸、乏力，伴见急躁易怒，头晕，耳鸣夜重，左耳内部时有疼痛，左侧头面部无汗已10年，脱发，夜半两脚抽动。月经先期4~5天，色暗，有血块，经前乳胀。睡眠轻浅易醒，大便2日一行，质稀。面色萎黄无华，眼眶青黑，口唇色暗。舌体颤动，舌质暗红，边有齿痕，苔薄黄，脉弦细。西医诊断为"冠心病"。中医诊断为"胸痹"，辨证属脾虚湿热、浊阴不降、气血亏虚、清阳不升、肝郁化火，治以健脾祛湿、养血益气升阳、疏肝清火、升清降浊为法。书方如下：太子参12g，青蒿12g，柴胡12g，蔓荆子9g，葛根12g，黄芩10g，僵蚕10g，蝉蜕12g，姜半夏9g，茯苓20g，当归12g，炒白芍15g，炒薏苡仁30g，姜黄10g，炒枳壳12g，珍珠母（先煎）30g，生姜1片，14剂，水煎服，每日1剂，每日2次。

初诊思辨　患者面色萎黄无华，乏力，大便2日一行，质稀，是为脾虚之象。舌有齿痕，苔薄黄，是为脾胃虚弱，浊阴不降，内生湿热。浊邪乘虚上扰于心，可见胸闷、心悸。脾气虚弱，无以升清而化生气血，气血亏虚，心失所养，故见胸闷、心悸。劳累更耗气血，是以劳累胸闷、心悸加重。心神失气血之濡，故见睡眠轻浅易醒。脾气虚弱，清阳不升，则见头晕、耳鸣。发为血之余，气血亏虚，发无所养，则见脱发。血虚生风则舌体震颤、夜半两脚抽动。患者情绪波动后胸闷、心悸加重，月经先期，经前乳胀，急躁易怒，左耳内部时有疼痛，左侧面部无汗，是为肝失升发疏达，郁而化火之象。患者过服温补，见手足烦热，是郁火之象。综合舌脉，辨证为脾虚湿热，气血亏虚，清阳不升，肝郁化火。治当健脾祛湿降浊，养血益气升阳，疏肝清火。方以益气聪明汤、逍遥散、小柴胡汤、升降散化裁而成。太子参、蔓荆子、葛根、炒白芍以益气升阳；柴胡、当归、炒白芍、茯苓以疏肝健脾养血；僵蚕、蝉蜕、片姜黄、珍珠母，取升降散之意以升清降浊、清解郁火，去大黄防其苦寒伤及脾胃，加珍珠母以重镇降逆安神；柴胡、黄芩、半夏，取小柴胡汤之意疏达气机、清解郁火；更佐以茯苓、薏苡仁这类淡渗下降之品祛除湿热之邪，通降浊阴。综观全方，青蒿、柴胡、蔓荆子、葛根、僵蚕、蝉蜕诸药疏散升达以升阳，黄芩、姜半夏、茯苓、薏苡仁、珍珠母、枳壳、片姜黄诸药清热祛湿降逆以降浊，共奏脾健肝疏，清升浊降之功。

二诊（2009年7月2日）：药后胸闷心慌发作频率减少，睡眠改善，仍手足心热，头晕，耳鸣，左耳内疼痛，脱发，大便正常，面色萎黄，双目暗黑好转，伸舌颤抖减轻，舌质红，边有齿痕，苔薄黄，脉弦细。书方如下：太子参12g，青蒿15g，焦栀子8g，蔓荆子9g，牡丹皮12g，黄芩10g，僵蚕10g，蝉蜕12g，姜半夏9g，茯苓20g，当归12g，炒白芍15g，炒薏苡仁30g，姜黄10g，秦艽10g，炒枳实12g，生姜1片，14剂，水煎服，每日1剂，每日2次。

二诊思辨　服上方14剂，诸症得减，但手足心热、头晕、耳鸣、左耳内疼痛等症仍存，据其舌红、齿痕、脉弦细，断为肝经郁火仍旺，脾虚湿热依存，气机升降失常，虑上方虽有效验，但清肝泻火之力仍显不足，守上方加减进退。方中焦栀子、牡丹皮、当归、茯苓、白芍，取丹栀逍遥散之意，增清肝泻火之力；青蒿、黄芩、姜半夏、枳实，取蒿芩清胆汤之意，肝胆疏泄失常，而致胆胃失和，中土失运，湿浊内生，故以蒿芩清胆汤清胆利湿、和胃化痰降浊，使湿热、痰湿等浊邪降而去，心胸清净之府自无浊邪之扰；僵蚕、蝉蜕、片姜黄，以升降散减大黄而成，此方以僵蚕为君，气薄味辛苦，轻清升散，可清解郁热，蝉蜕为臣，气寒味甘，可清解热毒，两药相合，可升阳中之清阳，片姜黄为佐，其味辛苦，利肝胆而散邪，凉降郁热，引浊阴下行，减大黄防其苦寒败伤脾胃。如此则清升浊降，郁火得以去，气机复常。全方以丹栀逍遥散、蒿芩清胆汤、升降散加减而成，使肝郁得解，胆胃相和，中州健运，湿浊尽蠲，郁火以清，清升浊降，气机升降复常，则诸证自消。

胸痹病机为心脉痹阻，其病位在心，与肝、脾、胃、肾相关，尤其与肝、脾、胃之关系最为密切。《素问·平人气象论》有云："胃之大络，名曰虚里，贯鬲络肺，出于左乳下，其动应衣，脉宗气也。"《灵枢》又有足阳明胃之经别"属胃，散之脾，上通于心"之论，说明了胃通过络脉、经别与心密切相连，胃气不降，痰湿浊邪随络脉、经别上扰于心成胸痹。《灵枢》云："脾足太阴之脉……复从胃，别上膈，注心中。"说明了脾通过经络与心的密切相连，脾失升清，气血无以化生而上注于心，亦可成胸痹。肝为心之母，主疏泄而调畅气机，一有怫郁，则成气滞、痰浊、瘀血之邪，扰于心则成胸痹。由此可见，脾之升清运化，胃之受纳通降，肝之疏泄调达与胸痹的发生密切相关。本例患者发病与肝、脾胃相关，脾胃虚弱，清阳不升，无以化生气血，荣养于心，浊阴不降，湿热之邪扰于心，肝气郁滞，郁而化火，气滞、郁火扰于心，而成胸痹。气机升降与脾胃升清降浊有关，更与肝气舒畅调达相关，通过调节升降气机治疗胸痹，当调理脾胃而又不忘疏达肝气，如有肺气失肃，又以肃降肺气为要。

医案四　疏泄肝胆治胸痹案

胸痹即胸部闷痛，甚至胸痛彻背，喘不得卧为主的一种疾病。病名首见于《金匮要略》，其病机主要为"阳微阴弦"，即上焦阳气不足、阴寒之气盛而上犯所致。上焦阳气者，脾肺之气，脾阳不足，运化无权，水湿内停，若加之肝胆疏泄不畅，横逆犯脾，则更使脾之运化失健，而痰湿愈重，实邪内扰，心脉痹阻不通而成此证，因此调理中州虽是治疗胸痹的重要手段，然而治脾莫忘疏泄肝胆。下文举一例以探幽。

程某，女，61岁，主因"心前区刺痛憋闷8年"于2008年11月19日初诊。患者从2000年开始出现胸闷、心前区刺痛，劳累后症状明显，休息后可缓解。在当地医院诊为"冠心病"，未坚持用药。患者就诊时症见胃脘部灼热、胀痛，头晕昏沉，大便日行5~6次，便溏，不能吃油腻、硬凉、刺激性食物，饮食少，睡眠可，舌红苔厚，脉弦细。既往于1997年因胆结石行胆囊切除术，于2005年因胆管阻塞出现全身黄疸，经取石后好转；1997年查血脂示胆固醇偏高，口服降脂药效果不显。西医诊断为"冠心病"。中医诊断为"胸痹"，辨证属肝胆湿热、脾胃不和、痰湿痹阻，治以疏泄肝胆、清热利湿、健脾和胃、化痰祛瘀为法。书方如下：青蒿12g，茵陈12g，郁金10g，石见穿12g，太子参12g，生白术15g，炒苍术12g，炒枳实15g，生谷麦芽各20g，炒神曲12g，甘草6g，茯苓20g，枇杷叶12g，厚朴花12g，黄连10g，仙鹤草15g，14剂，水煎服，每日1剂，每日2次。

初诊思辨 患者胸闷、心前区刺痛、舌苔厚，为痰湿痹阻、血脉不畅所致；平素纳少，胃脘部灼热、胀痛，大便日行5~6次，质稀溏，又为脾气虚弱、胃阴不足之象。何以如此？肝属木，主疏泄，喜条达而恶抑郁，肝之疏泄功能正常，可疏通畅达全身气机，促进脾胃的运化及胆汁的分泌排泄。患者老年女性，久病缠身，舌红苔厚，脉弦细，提示肝气郁滞，湿热内蕴。肝胆疏泄失常，肝气过盛，木旺乘土，肝强脾弱，致脾胃运化失司，升降失调，燥湿失济，水湿不化，日久酿生痰湿，痰湿内困，痹阻血脉，胸阳不展而有胸痛诸症。故辨证为肝胆湿热、脾胃不和、痰湿痹阻，治以疏泄肝胆、清热利湿为首位，辅以健脾和胃、燥湿化痰之法。青蒿、茵陈、郁金均入肝胆经，可疏肝利胆、清热利湿、行气解郁，为治肝胆之药。脾以升为健，胃以降为和，肝失疏泄则气机不畅，脾胃升降功能失调。谷芽、麦芽疏肝健脾，升提脾之清气；枇杷叶、厚朴花和降胃气，行气消胀，如此则气机调畅，升降有序。太子参、茯苓、白术、甘草合为四君子汤，可健脾益气，补脾气之不足；苍术、厚朴花，燥湿运脾，取平胃散之意，枳实、甘草以行气和胃，脾胃健运则痰浊不生，水湿得化。原方用陈皮，此处易为枳实，乃枳实行气之力较陈皮更强，且入胃经，可治胃脘之胀痛。石见穿入肝脾两经，能够清热解毒、活血散结。生谷麦芽、神曲消食导积。仙鹤草、黄连均入肝经，可调肝补虚、清热利湿、涩肠止泻。上述药物重在健脾祛湿，然此患者脾失健运源于肝胆疏泄失职，故治脾莫忘调肝，法当疏泄肝胆，以复脾胃之运化。

二诊（2009 年 1 月 12 日）：服药后，患者左前胸针刺样感较前减轻，头部较前清爽，无头晕及胸闷，胃脘部偶有烧灼感，乏力，口苦，纳可，入睡尚可，但醒后难以入睡，大便成形，现每日一行，小便灼热涩痛。舌暗红，苔薄边有齿痕，脉沉细尺弱。2008 年 12 月 21 日查血脂正常。书方如下：上方加金钱草 18g，14 剂，水煎服，每日 1 剂，每日 2 次。

二诊思辨　上方肝脾同调，清利肝胆，健脾和胃，扶土抑木。肝胆舒畅，气机条达，脾胃健运，痰湿不生，则胸痹之因得除，痰湿困蒙清窍之证得减。患者服上方诸症减轻，效不更方，故仍宗前方。但患者出现眠差、口苦，说明胆郁痰扰之证较重，"胆者，中正之官，决断出焉"，胆决断七情，调节神机出入，使志安宁；又居少阳，为气血营卫运行之枢纽，子丑之时阳气潜藏、阴气旺盛，胆气调达则阴平阳潜，夜寐得安。眠差、口苦、小便灼热涩痛等症为少阳枢机不利、肝胆湿热之象，故加金钱草以增强疏肝利胆、清热祛湿的作用。

胸痹者，心脉痹阻，病位在心，涉及肝、脾、肾诸脏。其临床表现为本虚标实，虚实夹杂。本虚者气虚、气阴两虚或阳气虚衰；标实者血瘀、寒凝、痰浊、气滞，且相兼为病。此例患者由于肝胆失疏引起脾胃功能失调，肝为刚脏，主升主动，脾为太阴湿土，居中州而主运化，肝气郁滞，木失条达，克伐脾土，脾失健运，水湿痰浊之邪内生，浊邪痹阻心脉，胸阳不展，则见胸痛诸症。肝之调畅失职又会影响脾胃升降，脾胃不和，升清降浊功能紊乱，不仅会加重胸痹症状，还易变生他证。治当疏泄肝胆、理脾和胃，使肝胆气机调畅，脾胃升降相因，水谷纳运相得，如此则痰浊内消，胸阳得升，血脉运行正常而胸痹自消。

医案五　冠脉支架植入术后莫忘健脾化湿

冠脉支架植入术是治疗冠心病的常用方法之一，是借用外力机械作用清除心脉中的瘀、痰等病理产物的局部疗法。但此手术不能从根本上改变冠心病本虚标实的病机特点，加之手术不可避免会损伤脉管、耗伤人体气血阴液，可导致气血虚损、痰湿瘀滞等病理变化，而产生再狭窄及其他并发症。因此，术后预防再狭窄和其他并发症的发生显得尤为重要。路老认为，随着人民生活水平的提高，饮食结构的改变，肥甘厚味、生冷炙煿之品颇受人们青睐，盛行筵席，易戕害脾胃，化湿生痰，致使痰湿成为冠心病主要的致病因素。支架虽能暂时使心肌供血状况改善，但其痰湿的病理本质并没有改变。因此，治疗冠脉支架植入术后的患者，健脾化湿是预防再狭窄及其他并发症的重要手段。下文举一例以探颐索隐。

田某，男，48 岁，因心脏支架术后"胸闷、气短 3 月余"于 2007 年 6 月 19 日初诊。患者 2004 年因心前区闷痛于某医院检查示"急性心肌梗死"，后转入北京某医院行冠脉支架植入术治疗，治疗后症状好转。2007 年 3 月又因胸前区闷痛，入北京某医院检查示"急性心肌梗死"，再次行冠脉支架植入术，术后恢复良好。患者就诊时症见胸闷、气短、心悸，无乏力、疲劳，酒后睡眠打鼾，纳可，口干，心烦，睡眠易醒。大便正常，小便偏黄。体形偏胖，面色晦暗，口唇紫暗，舌质紫暗，苔薄微腻，脉弦滑。既往有高血压 1 年，服缬沙坦胶囊后测血压 130/80mmHg，不服药时测血压 140/100mmHg。2007 年 5 月体检示甘油三酯偏高。父亲有脑萎缩病史，母亲有肾炎病史。西医诊断为"①冠心病经皮冠状动脉介入治疗（PCI）术后；②陈旧性心肌梗死"。中医诊断为"胸痹"，辨证属痰湿瘀滞、郁而化热、气机不畅，治以健脾化湿、清热化痰、行气化滞为法。书方如下：太子参 15g，西洋参（先煎）10g，苏荷梗（后下）各 10g，茵陈 12g，厚朴花 12g，竹沥半夏 10g，旋覆花（包煎）10g，炒三仙各 12g，鸡内金 12g，炒苦杏仁 9g，炒薏苡仁 20g，胆南星 10g，茯苓 30g，炒柏子仁 18g，黄连 6g，娑罗子 10g，炙甘草 8g，炒枳实 15g，竹沥汁 30ml 为引，7 剂，水煎服，每日 1 剂，每日 2 次。

初诊思辨 患者年近七七，而心脏两次安装支架，术后心脉之闭阻虽得以暂通，然其痰湿瘀滞之实邪未祛，受损之气血阴液未复，则胸痹之病易于再发。今症见胸闷、气短、心悸，又观其形体肥胖，舌质紫暗，苔微腻，脉弦滑，可知为痰湿瘀滞中焦，气机受阻，血行不畅所致，而其酒后打鼾亦可佐证痰湿之辨。其心烦、口干、小便偏黄为痰湿阻滞，郁而化热，上扰心神，下注膀胱所致。脾胃居中州，为后天之根本，气血之大源，气机之枢纽，若其健运，则气血充足，气机和顺，而痰湿之物无以生，如此则心脉通畅，诸症可瘥。故当健脾、化湿、祛痰、清热、理气并用。

方中苏荷梗、厚朴花、半夏、茯苓、炒苦杏仁、炒薏苡仁，取藿朴夏苓汤、三仁汤之意。荷梗、厚朴花苦降，善理气宽中，降气和胃；紫苏梗辛散，善芳化宣透，以疏表湿，二者并用合脾胃之升降，健运中焦以化湿邪；厚朴花、半夏燥湿运脾，使脾能运化水湿，不为湿邪所困。再用杏仁开泄肺气于上，使肺气宣降，则水道自调；茯苓、薏苡仁淡渗利湿于下，使水道畅通，则湿有去路。芳香化湿、苦温燥湿、淡渗利湿三法并用，宣上、畅中、渗下，调畅气机，令湿邪俱去，无藏匿之处，则痰瘀不生。太子参、西洋参、炙甘草益气健脾，养阴生津，以杜生痰之源，又可复受损之气血阴液。炒三仙、鸡内金消食健脾；茵陈、胆南星、竹沥清热化痰利湿；黄连清热燥湿，清泻心火；枳实行气消积化痰，娑罗子疏肝理气和胃；旋覆花其性温散，可消痰行水，和降胃气。

二诊（2007年6月26日）：服上药后诸症明显改善。就诊时诉无明显不适，打鼾症状减轻，纳可，睡眠浅，易醒。口已不干，心烦减轻，二便正常。舌体中等，质淡暗，苔薄白罩（与服药染苔有关），脉沉弦小滑。效不更方再进14剂。

三诊（2007年7月10日）：晨起时有头晕，位置在颠顶或头两侧，血压130/80mmHg，纳可，眠可。大便日一行，不成形。舌体中等，质淡暗，苔略白腻，脉沉弦小滑。上方去茵陈、旋覆花，加柴胡12g，荷叶12g，14剂，水煎服，每日1剂，每日2次。

四诊（2007年7月24日）：服上方14剂，药后打鼾减轻，无头晕，头痛等不适，纳可，眠安。大便日一行，仍不成形，小便正常。舌体中，质淡暗，苔薄白。脉沉滑。治宗前法：初诊方去茵陈、旋覆花，加炒苍术12g、泽泻 15g，改炒枳实 12g，14 剂，水煎服，每日 1 剂，每日 2 次。

复诊思辨 二诊时患者诸症均减，又无新增不适，故效不更方，原方再进半月，以尽余邪。三诊时见头晕、大便不成形，为清阳不升之故，颠顶为厥阴，两侧属少阳，故去沉降之旋覆花，苦寒之茵陈，加升散且善入肝胆经之柴胡，升清化浊祛湿之荷叶。四诊时患者头晕已瘥，大便仍不成形，当为脾虚所致，故当加强健脾祛湿之作用。茵陈、旋覆花有碍脾运，故去之，加苍术、泽泻，稍减枳实用量。苍术有升散之性，既可健脾运，又祛湿热之邪；泽泻其性甘寒，善利水渗湿，泄热通淋，利小便以实大便。枳实可下气通便，故稍减药量，存其调畅中焦气机之用。

现代医学认为冠心病主要是由于脂质代谢紊乱，血液中的脂质沉着在原本光滑的动脉内膜上，这些斑块渐渐增多造成动脉腔狭窄，使血流受阻，导致心脏缺血，产生心绞痛。支架虽然使局部的狭窄得以通畅，但是其根本的病机并未发生改变，因此就有可能发生再度狭窄。随着时代的变迁，人们多食肥甘之物，且暴饮暴食，如此这般，戕害脾胃，致其运化失常而痰浊内生，痹阻心脉，痰湿内阻，可致气滞血瘀，则胸痹之证易于复发。路老及时总结上述因素，对于支架术后患者重视祛痰化浊，且善于从中焦论治，健脾化湿，清热祛痰，调畅气机，扶正与祛邪兼顾，使心脉畅通，胸痹之病得安。

纵观本案可知，路老治疗胸痹常用方有藿朴夏苓汤、三仁汤、枳术丸等，常用药对有紫苏梗配荷梗及杏仁配薏苡仁等，以冀健脾化湿、芳香化浊之功，并用焦三仙、鸡内金、枳实等品消食化滞，以助运化、畅气机。路老认为，茎类药物有"通达之性"，紫苏梗、荷梗药性清灵，可理气醒脾，行气以通湿浊去路，运脾以塞湿浊之源。杏仁宣散上焦肺气，以通水之上源，薏苡仁甘淡，渗湿健脾，令湿从下焦而去。祛湿多选用甘淡平和之品，以免苦温燥湿伤及阴液，亦善用太子参、西洋参养阴生津、益气健脾以扶助正气，固护阴津。祛湿化浊以醒脾通心，用药清灵平和，圆机活法，随证化裁，正是路老"持中央、运四旁、怡情志、调升降、顾润燥、纳化常"学术思想的彰显。

医案六 肝心痛以调气为先

肝心痛一病最早出现在《灵枢·厥病》："厥心痛，色苍苍如死状，终日不得太息，肝心痛也，取之行间、太冲。"因肝之功能失调导致的心痛称之为"肝心痛"。路老在继承前贤之遗旨的基础上，发展了五脏心痛，其认为五脏皆可致心痛，非独心也。其中肝心痛便属五脏心痛之一。《灵枢·经别》云："足少阳之正，绕髀入毛际，合于厥阴，别者，入季胁之间，循胸里，属胆，散之肝，上贯心。"肝与心通过经络相连，若肝气郁结，气失调达，气血津液行而不畅，痰浊瘀血内生，痹阻心脉，可发为肝心痛。故肝心痛之治首当以调达气机、调畅气血津液为要，兹举一例以述之。

何某，男，56岁，主因"发作性心前区憋闷疼痛1年余，加重2个月"于2003年9月12日初诊。患者2002年6月初，饮酒后发作心前区憋闷疼痛，伴左上臂内侧放射痛，某医院确诊为"①冠心病；②不稳定型心绞痛"，住院治疗半月，缓解后出院。出院后常于凌晨反复发作心绞痛，每次持续约10～20分钟，坐起含服速效救心丸或硝酸甘油片可缓解，偶因剧烈运动或情绪激动而发作，屡用中西药物治疗，病情未能有效控制。近2个月，因家务烦扰，心情不佳而发作增多，且每于凌晨5时发作，程度加重，虽经住院月余，静脉滴注硝酸甘油，口服硝酸异山梨酯片、硝苯地平片、复方丹参滴丸，中药采用瓜蒌薤白半夏汤、冠心Ⅱ号方等化裁，终未见缓，拟行冠脉支架植入术，但因患者惧怕手术而拒绝，邀路老诊治。患者就诊时症见：心前区疼痛每于凌晨5时发作，胸胁胀满，心情郁闷，善太息，心烦燥热，夜寐不佳，头部昏沉，口干口苦，不欲多饮，纳谷欠馨，二便尚调。形体肥胖，舌暗略红，苔薄白微腻，脉弦细滑。西医诊断为"①冠心病；②不稳定型心绞痛"。中医诊断为"胸痹"，辨证属肝气郁滞、痰瘀痹阻，治以疏肝理气、化痰祛瘀为法。仿小柴胡汤合瓜蒌薤白半夏汤加减，书方如下：人参（另煎）10g，柴胡15g，黄芩12g，法半夏15g，石菖蒲10g，郁金15g，全瓜蒌25g，薤白10g，水蛭10g，川芎8g，丹参15g，炙甘草10g，生姜5片，大枣3枚，7剂，水煎服，每日1剂，每日2次。并嘱适当运动，保持心情舒畅，忌烟酒及膏粱厚味。过多输液有聚湿酿痰阻络之虞，建议停减。

初诊思辨 患者平素情志不畅，伴见胸胁胀满，情志抑郁，喜叹息，可知肝气郁滞。心前区疼痛每于凌晨5时发作，《伤寒论》言："少阳病，欲解时，从寅至辰上。"少阳之气升于寅至辰时，气机郁滞，少阳之气不得升发，阳气不得畅达，故而胸痹晨作。形胖，苔腻，脉滑是痰浊之征。舌质暗红，又有血瘀之象。气滞日久，痰浊瘀血内生，痹阻心脉，故发为肝心痛。口干口苦，心烦燥热，夜寐不佳，是气机不畅，有郁而化火之象。综舌脉诸症，辨证为肝气郁滞，痰瘀痹阻。方中柴胡、黄芩、半夏、人参、甘草、生姜、大枣，取小柴胡汤以疏理气机，清解郁热。石菖蒲、郁金又有菖蒲郁金汤之意，以行气活血。瓜蒌、薤白取瓜蒌薤白白酒汤之意，以化痰通阳。水蛭、川芎、丹参之用，功在活血化瘀。观全方用药，以疏肝理气为先导，气调则血得行，气调则津液得运，同时辅以化痰、活血之品，使气、血、津液调达，则胸阳畅而无阻，焉有肝心痛之患？

二诊（2003年9月20日）：药后心绞痛发作明显减少、程度减轻，舌脉同前。上方去丹参，加鸡血藤20g，再进7剂，水煎服，每日1剂，每日2次。

二诊思辨 上方服后，诸症显减，药证合拍，故能如此疗效，即见佳效，续进前方，去丹参加鸡血藤以增活血化瘀通络之力。

药后诸症消失，查心电图大致正常。上方略有变化，2日1剂，再进10剂，以巩固疗效，随访1年病情未复发。

明代徐用诚《玉机微义·小儿门》有言："肝气通则心气和，肝气滞则心气乏。"肝与心密切相关。肝心痛之治，当重在治肝，以气为津血之主帅，气行则血行，气行则津行，气机调达则无津血凝塞之患，故调理气机是肝心痛的首要治法。肝心痛日久，痰浊瘀血阻滞心脉较甚者，其病又当重治在心，以病及血分络脉，治气已然乏效。肝心痛更当早治，病在气分尚属易治，病在血分络脉更为难治，故贵在治其未成、治其萌芽。

医案七 益火扶土，养心通脉疗肾心痛案

肾心痛之名始见于《灵枢·厥病》，其言："厥心痛，与背相控，善瘛，

如从后触其心，伛偻者，肾心痛也。"肾为先天之本，为元阴元阳之宅，若肾之阴阳虚损则心阴心阳失于濡养温煦，心血不行而致心脉痹阻，发为心痛，故称之为"肾心痛"。临床上患者除有胸闷心痛的表现外，亦会出现少阴经循经部位和肾系的相关症状，如腰酸、耳鸣等。路老认为本病之病性当属虚实夹杂，本虚应责之于心肾阴阳虚衰，心脉失于精血之滋养，而致"不荣则痛"；标实应责之于火不暖土而致气血失和，酿生水湿、瘀血等病理产物，而致"不通则痛"。本病的病位在心，病本在肾，与脾密切相关。在治疗上路老强调应以扶正为先，益火扶土，滋养心阴而使心主得养；以祛邪为要，祛湿散瘀而使心脉得通。

吴某，男，71岁，主因"胸闷气短8年，加重2个多月"于1994年7月29日初诊。患者既往有冠心病、不稳定型心绞痛病史8年。每年因心绞痛反复发作而住院治疗。近2个月以来上述症状发作次数逐日增多，遂于当地医院住院治疗，症状缓解后出院。患者院外坚持口服硝酸异山梨酯片等药物，发作时服用硝酸甘油尚能缓解，但不能根除，遂来求治。患者就诊时症见胸闷气短，胸膺刺痛，固定不移，胸痛彻背，心悸不宁，手足麻木，腰酸膝软，少气懒言，肢冷汗出，昼轻夜甚，夜不安寐，尿频量少，下肢轻度浮肿，大便溏软，面色㿠白，唇甲色暗，舌质紫暗、边有瘀点、苔薄白，脉左沉细小数、右沉细小滑、尺部弱。血压：160/95mmHg。心电图示："心房颤动，ST-T改变。"西医诊断为"①冠心病；②不稳定型心绞痛；③心房颤动"。中医诊断为"肾心痛"，辨证属脾肾阳虚、湿瘀互结、气阴两伤、心脉痹阻，治以益火扶土、补气养阴、祛湿通脉为法。书方如下：制附子（先煎）6g，淫羊藿15g，肉苁蓉10g，太子参12g，白术12g，茯苓20g，熟地黄12g，白芍12g，麦冬10g，五味子4g，丹参15g，生牡蛎（先煎）20g，7剂，水煎服，每日1剂，两煎药汁混合，频频温服，发作时即刻温服。同时，嘱患者忌辛辣、肥腻及不易消化食物。服药期间若感冒、发热暂停服。

初诊思辨 《金匮要略》言"阳微阴弦，即胸痹而痛"，患者老年男性，肾气减半，命门火衰则无以上济心火，可致胸阳不展，加之火不暖土，脾失健运，则易酿生水湿、瘀血等病理产物，湿瘀互结，痹阻心脉，故见胸痛彻背，刺痛不移；阳虚无力推动血行，经脉失养，故见手足麻木；腰为肾之府，故见腰膝酸软；肾主水，肾阳虚不能化气行水而致水湿内聚，故见双下肢水肿，面色㿠白；脾虚湿滞，故见大便溏薄；水湿瘀血久留体内亦郁而化热，耗气伤阴，气阴两伤故见少气懒言，肢冷汗出，尿频量少；心神失于濡养，故见心悸不安。结合舌脉，综合分析，初诊所见乃本虚标实之证，本虚以脾肾阳虚，气阴两伤为主；标实以湿瘀互结，心脉痹阻为主。故治当益火扶土以温补脾肾，补气养阴以宁心安神，祛湿通脉以除痹止痛。

方中制附子乃大辛大热之品，其性专走命门，以纯阳之味补先天命门真火；配以淫羊藿可增强补火助阳之功。伍熟地黄以养血滋阴，一者可制约附子温燥之性，二者亦寓有"阴中求阳"之意。同时，命门火衰则脾土不暖，路老认为在温肾火时应不忘扶脾土，故以白术、茯苓燥湿健脾，利尿消肿。法生脉散之旨，加白芍以增强益气养阴之力，与茯苓相合，亦可养心安神；加重镇之牡蛎又可宁心止悸。全方以温肾暖脾为主线，益气养阴，祛湿通脉，使心主得养，心神得安，心脉得通，则胸痹自缓。

二诊（1994年12月22日）：患者诉服前方7剂后症状缓解，遂自行继服上方4个月余，复诊时诉胸膺闷痛消失，睡眠明显改善，偶有心悸，四肢欠温，傍晚双下肢浮肿，舌质暗、苔薄白，脉沉细。既见效机，遂守方缓调之。上方加生黄芪20g、泽兰12g。患者继续服药3个月余，肾心痛发作缓解，失眠亦恢复如常。1996年5月3日随访，患者述心绞痛一直未发作，失眠已愈。复查心电图："Ⅲ、aVF、V₄导联见ST段略压低。"多年顽疾霍然而愈，恢复如常。

二诊思辨　患者服用前方后，症状明显改善。然双下肢水肿、心悸仍有反复，虑其气虚无力推动津血运行，故应加大补气行水之力，遂于前方加黄芪以补气利水，泽兰化瘀消肿。

肾心痛作为《黄帝内经》"五脏心痛"的一种类型，其临床特征与现代医学所称变异型心绞痛近似。路老认为少阴之阴阳失调、气血失和是本病心脉痹阻的关键所在。因此，在辨治中应抓住肾虚之本，兼顾心痛之标。同时，路老亦指出了命门火衰可致火不暖土，脾土运化失常，脾肾两虚则津血失运，继而酿生浊瘀，痹阻心脉。故而提出了应以"益火扶土，养心通脉"为中心，温补脾肾以滋养心之气阴，祛湿化瘀以通利心之血脉。

第二节 高血压医案

医案八 治高血压须肝脾胃同调

高血压主要是以体循环动脉压升高为主要临床表现的心血管综合征，是指在未使用降压药物情况下，诊室收缩压（高压）≥ 140mmHg 和／或舒张压（低压）≥ 90mmHg，常伴有头痛、头晕等症状，属中医学"眩晕""头痛"等范畴。中医学认为其发生与肝脾胃相关，因此在治疗时强调三脏同调，今附验案一则如下。

王某，女，59 岁，主因"高血压 10 年，加重 1 个月"于 2006 年 6 月 17 日初诊。患者血压增高 10 年，一直服用珍菊降压片，效果尚可，血压维持在 130/82mmHg。1 个月前血压升至 154/80mmHg，未予治疗。患者就诊时症见头晕，并伴有全身乏力颤抖，气短懒言，活动后尤甚，头皮紧，右足心晨起冷汗，性情急躁，畏声，胃胀，食后呃逆，泛酸，口干，眠差，醒后难再入眠，小便调，大便不成形，2～3 次／日。舌暗红，苔黄，脉弦细。西医诊断为"高血压"，中医诊断为"眩晕"，辨证属肝脾不调、肝胃不和，治以疏肝健脾、理气和胃为法。书方如下：南沙参 15g，西洋参（先煎）10g，苦参 6g，丹参 12g，炒酸枣仁 15g，生白术 12g，麦冬 12g，炒山药 15g，预知子 12g，黄精 12g，茯苓 20g，炒白芍 12g，醋香附 10g，黄连 6g，川牛膝 12g，嫩青蒿 12g，郁金 10g，厚朴 12g，7 剂，水煎服，每日 1 剂，每日 2 次。

初诊思辨 《黄帝内经》曰："女子……七七，任脉虚，太冲脉衰少，天癸竭。"又云："今妇人之生，有余于气，不足于血，以其数脱血也。"女子以肝为先天之本，患者已年近六旬，肝阴肝血日益衰少，阴不敛阳，肝阳浮动，气血上行，易致头晕、头痛等症。肝血亏虚，肝气不得濡养，气机疏泄条畅失职，郁而化火，克伐脾胃，可致脾失运化，清阳不升，胃气不降，浊阴上逆。今析其所见诸症：头晕周身乏力，气短懒言，动后尤甚，口干，大便不成形，为脾胃气虚，清阳不升之象，劳则气耗，故动后尤甚。方中南沙参、西洋参、茯苓、白术、山药、麦冬，取四君子汤和生脉饮之意，益气养阴健脾。性情急躁，畏声，舌暗红，脉弦细，胃胀，食后呃逆，泛酸，乃肝郁化火，少阳不疏，内迫阳明，胃失和降浊阴上逆之象，故方中炒酸枣仁、黄精、白芍、预知子、香附、嫩青蒿、郁金、丹参养阴疏肝泄热。牛膝、厚朴，引气血下行，下气除满。纵观全方，疏肝健脾，理气和胃。

二诊（2006 年 6 月 24 日）：药后诸症明显好转，气短、颤抖、口干好转，体力增，精神佳，胃胀、呃逆减，泛酸未作。近 3 日因外感风寒时有腰脊僵痛，仍头皮紧感，洗澡后甚，右前臂内侧有麻感。舌暗红，舌苔薄白，脉弦细。既见效机，故上方去苦参，加葛根 12g，天麻 10g，14 剂，水煎服，每日 1 剂，每日 2 次。

二诊思辨　患者服上方诸症明显好转，参验舌苔薄黄已去，热象不显，故去苦寒之苦参。又因足太阳膀胱经循头行于项背部，且太阳经为一身之藩篱，主固护卫表，今外感侵袭太阳经，则经脉痹阻不通，故见头皮紧缩、腰脊僵硬。遵《伤寒论》"太阳病，项背强几几，无汗恶风者，葛根汤主之"之意，方加葛根疏散风邪、舒筋解痉，天麻祛风通络。

三诊（2006 年 8 月 24 日）：患者近 1 个月无明显诱因出现胃脘部不适，胃脘胀气，嗳气，多在进食水后发生或加重，进食酸甜食物后泛酸、灼热感，午后胃脘部灼热感加重，晚餐后症状缓解，易紧张、焦虑，周身无力，畏热，夜寐不安，喜饮，纳食不馨，大便 2 日一行，排便无力，小便调。目眶发暗，舌体中，质暗红，苔薄白，微腻，脉沉弦尺弱。血压 130/80mmHg。书方如下：太子参 12g，五爪龙 18g，黄精 12g，生白术 15g，炒山药 15g，藿苏梗（后下）各 10g，竹沥半夏 10g，西洋参（先煎）10g，桑寄生 15g，炒酸枣仁 15g，厚朴花 12g，预知子 12g，炒杜仲 12g，豨莶草 15g，首乌藤 15g，怀牛膝 12g，生龙牡（先煎）各 30g，14 剂，水煎服，每日 1 剂，每日 2 次。

三诊思辨　患者服药已有 2 月余，诸症明显好转。就诊时症见胃脘胀气、嗳气、晚餐后症状缓解、周身无力、排便无力等症，为脾胃气虚中焦斡旋无力，即"至虚有盛候"之象，治法宜塞因塞用；方中太子参、五爪龙、生白术、炒山药、西洋参，益气健脾。进食水后发生或加重，进食酸甜食物后泛酸、灼热感、易紧张、焦虑、畏热、夜寐不安、纳食不馨，为胆郁痰扰之象，方中藿苏梗、竹沥半夏、厚朴花，取藿朴夏苓汤之意，旨在理气清热化痰，首乌藤、生龙骨、生牡蛎旨在宁心安神，血压控制尚可，加黄精、桑寄生、杜仲、怀牛膝，补益肝肾，引血下行，以资固本。

高血压病属"眩晕""头痛"范畴，中医辨证分本虚标实，肝肾阴虚、气血不足属虚，为病之本，风、火、痰、瘀上扰清窍属实，为病之标。《黄帝内经》有云："诸风掉眩，皆属于肝。"古代医家治眩晕多从肝论治，然临床亦有高血压患者不伴有头目眩晕、头痛目胀等肝阳上亢症状，对于此证，中医认为辨证当以本虚为主，主要与肝脾胃三脏密切相关。如肝阴、肝血不足，阴不敛阳，虚阳浮动于上，上扰清窍，遂致眩晕；肝阴不足，气机调畅疏泄失职，肝脾不调，脾胃运化失职，清阳不升，清窍不得濡养，或水谷精微聚湿生痰，上蒙清窍，均可导致头目眩晕；肝气不疏，郁而化火，少阳邪热内迫阳明，可致胃气不降，胃胀、呃逆、反酸，浊阴上逆，上蒙清窍，致头目昏眩。故临床在治疗时不可局限于"肝阳上亢"一端，需审症求因、辨证论治，肝脾胃三脏同调亦可收捷效。

医案九 从痰湿论治肾性高血压

现代医学认为肾血管或肾实质病变通过影响压力感受器、交感神经、肾素—血管紧张素—醛固酮系统及肾脏对于体液容量的调节功能导致肾性高血压的产生。中医学认为物质代谢与脾肾功能密切相关。脾胃主纳化，吸收水谷精微以供养机体脏腑，肾司二便，经过脾胃吸收的糟粕之物通过肾所司二便排出体外。如果二者功能失调，就会导致人体能量代谢失衡，而其主要病理产物就是痰湿邪气。痰湿内扰，蕴结于中焦，清阳不升，浊阴上扰清窍，而出现头晕、目眩等症；痰湿中阻日久，则加剧损伤脾肾，上下气血津液失于通畅，肾精亏损无以濡养筋脉，出现乏力、水肿、腰痛、关节肿痛等症，这些都是肾性高血压的主要表现。又因脾为后天之本，主司气血生化与水谷运化，乃脏腑及四肢、手足受濡养之关键所在，故脾肾同病应围绕脾展开治疗，补益后天增益先天。因此对于肾性高血压的治法以调理中焦脾胃、化痰祛湿为主，临证辨析辅之以他法。下文举一例以探幽。

任某，男，37岁，主因"肾功能不全2个月"于2010年2月27日初诊。患者于10年前无明显诱因出现血压增高，当时血压最高可达140/90mmHg，未予任何治疗。患者2月前体检时发现血压增高至180/140mmHg，血生化示"尿素氮10.63mmol/L，肌酐212mmol/L"，诊断为"①高血压；②慢性肾功能不全"，给予西药氯沙坦钾片、硝苯地平控释片、卡维地洛片等药物治疗1月余，血生化示肌酐降至205mmol/L，但尿酸增至638mol/L，要求中医治疗。患者就诊时症见面色晦暗，疲劳乏力，时有腰痛，左足大趾、踝关节肿痛，下唇微肿，纳眠可，二便调，舌体胖大，色紫暗，苔黄厚腻，脉沉弦滑。既往有痛风病史9年。患者母亲患高血压。患者有烟酒嗜好。西医诊断为"高血压"，中医诊断为"痹证"，辨证属脾肾两虚、湿热瘀阻，治以健脾化湿、清热活血为法。书方如下：五爪龙30g，西洋参（先煎）10g，藿苏梗（后下）各12g，厚朴花12g，炒苦杏仁9g，炒薏苡仁30g，佩兰（后下）12g，金雀根30g，土茯苓30g，炒苍术15g，黄柏12g，益母草18g，青风藤15g，六月雪20g，泽泻12g，防风12g，防己15g，川牛膝15g，21剂，水煎服，每日1剂，每日2次。茶饮方：竹节参15g，炒麦冬12g，女贞子15g，茜草12g，玉米须30g，枸杞子12g，稀莶草18g，臭梧桐15g，荷叶10g，10剂，水煎代茶饮，每日1剂。

初诊思辨　患者就诊时所见疲劳乏力、腰痛足痛、面色晦暗等，均是脾肾不足之象。究其根本，患者嗜好烟酒，日久则易耗伤脾胃精华，致使水谷精微化生乏源而湿热邪气内生。其痛风病史9年，属中医痹证范畴，病久必损肾之阴阳；脾肾分主后天与先天，脾肾不足，则机体气血津液代谢失常，百病始生。又观其舌体胖大，色紫暗，苔黄厚腻，脉沉弦滑，提示湿热过盛而稍兼血脉壅滞之象。故辨证为脾肾两虚，湿热瘀阻之证。治疗健脾化湿清热为关键，辅之以活血之法。方中以五爪龙取30g为君，其有"南黄芪"之称，归脾经，味辛、甘、性平、微温，兼具黄芪益气补虚、健脾化湿之功，补而不燥，祛邪而不伤正，与西洋参合用，补益气阴，健脾扶正而不损气血津液。藿苏梗、厚朴花、土茯苓、炒苦杏仁，取藿朴夏苓之意以化湿和中，佩兰性辛散，善化湿和中，与藿香相合加强化湿之功。苍术、黄柏、川牛膝、炒薏苡仁取四妙丸之意，功在清湿热、化湿浊、通经络。防风、防己、泽泻、益母草、青风藤五者相合祛风活络利湿。风其性轻扬升散，善挟水饮而成湿浊，故以防风、防己合用以散外风而利湿浊，合"南黄芪"五爪龙取防己黄芪汤之意以益气健脾、利湿化浊，有研究表明防己黄芪汤兼具降低血清尿酸与保护肾脏的作用。另加以泽泻、益母草以利小便、通经络，青风藤兼具祛风活络利水之功，合之以益功效。六月雪清热利湿，金雀根清肺益脾，兼活血通脉之功。全方药物旨在中焦，主健脾化湿清热之功，培补后天之脾土以滋养先天之肾水，辅之以活血之药。合用茶饮方佐以平补阴阳、利湿化浊、活血祛瘀之法，加强主方脾肾同治的效果。

二诊（2010年4月3日）：服上方后血生化各指标趋于正常值，尿素氮6.8mmol/L（已恢复正常），尿酸451mmol/L，肌酐204mmol/L，血压控制稳定。刻下症见：面色黧黑，腰痛症状减轻，咽痒有痰色白易咳出，咳声重浊，受凉后易发作，大便日行1次，服药后便质稀溏，溲黄，余症同前，已戒烟酒，下唇肿大色暗红，自诉自幼即如此，舌体胖大，色暗，苔薄白，脉沉弦无力。既见效机，前方加减：上方去五爪龙、佩兰，加炒白术15g，生黄芪20g，桔梗12g，川牛膝改川、怀牛膝各12g，21剂，水煎服，每日1剂，每日2次。茶饮方去竹节参、炒麦冬，加炒山药15g、桑寄生15g，21剂，水煎代茶，每日1剂。

二诊思辨　经治诸证较前明显好转，各项检验指标亦下降。从就诊时刻下症所见其证候仍属脾肾两虚，湿热瘀阻，湿热邪气较前稍轻，然其因邪气渐去，脾肾正气较前相对不足，病久导致肺失宣降，痰湿邪气阻肺，而见咳声重浊，仍予上方加减而治，重视培补脾肾正气。方中易五爪龙为生黄芪，易苍术为苍白术同用，加强健运脾胃中焦之功，以防邪去正虚。易川牛膝为川、怀牛膝合用，使益肾与活血之功并重。又加桔梗以宣肺、祛痰。茶饮方去竹节参、炒麦冬，加炒山药、桑寄生，合主方加强补益脾肾的功效。以上方加减调理半年余，患者诸证平稳，各生化指标亦正常。

肾性高血压由肾源性疾病继发，多具有乏力、水肿、腰痛、关节肿痛等临床表现，而原发性高血压的头晕、目眩、头痛、耳鸣等典型症状并不明显。根据肾性高血压的主要临床表现，中医学认为痰湿邪气是其疾病发展的关键因素。人体的物质代谢与脾肾二脏密切相关，脾主运化，亦为气血生化之源，肾司二便，是水谷排泄之枢纽。若脾肾二脏失调，则物质代谢失衡，痰湿邪气始生。脾为先天之本，五脏六腑皆禀受脾胃之气，脾胃一虚，百病始生。因此攘除痰湿邪气的关键在于脾肾同治，脾肾同治的关键又在于补益脾胃，持中央，运四旁，痰湿祛除，脏腑经脉恢复运行，肾性高血压的中医辨治即遵此法。

医案十　继发性高血压应标本同治

高血压病是心血管疾病中的常见病、多发病。在高血压患病人群中，有约 5% 的人群由其他疾病引起血压升高，即继发性高血压。对于此类高血压患者，首先应对其原发病进行治疗，以求改善其血压升高的症状。可以引起高血压的疾病有很多，其中有肾脏病变、内分泌疾病、睡眠呼吸暂停综合征等。现代研究已经证实，睡眠呼吸暂停综合征与高血压的发病有着密切的联系。睡眠呼吸暂停综合征患者在夜间睡眠中，呈现低氧、复氧交替状态，会促进醛固酮肾素系统的激活，提高醛固酮肾素水平，从而使血压上升。对于此类的高血压，应综合判断，对其原发病的治疗尤其重要。下文举一例以探幽。

尹某，男，58 岁，主因"血压升高 3 年"于 2008 年 7 月 8 日初诊。患者 3 年前无明显诱因出现头胀痛，测血压 135/90mmHg，服用复发降压片控制。1 年前血压控制不佳，调整为口服苯磺酸氨氯地平片，2.5mg 1 次/日，血压稳定在 130/80mmHg 左右。两个月来血压波动较大，遂将苯磺酸氨氯地平片加量至每日 5mg，但血压仍在 140～150/90mmHg。患者就诊时症见患者血压升高，头痛，心烦，急躁，乏力，睡眠欠佳，眠中打鼾，入睡难，睡眠不实，近一周对花露水过敏，涂后起皮疹。左手臂及双大腿内侧可见红色皮疹。纳可，小便短赤，大便可。形体肥胖，舌暗红，苔薄黄腻，脉左手弦滑，右手弦。既往 2005 年于当地医院行睡眠呼吸监测，诊断为"睡眠呼吸暂停综合征"，血氧饱和度最低 80%。西医诊断为"①高血压 2 级；②睡眠呼吸暂停综合征"。中医诊断为"头痛"，辨证属肝阳上亢、气津两伤，治以平肝潜阳、燥湿化痰为法。书方如下：菊花 10g，夏枯草 20g，金蝉花 12g，天麻 12g，钩藤（后下）15g，胆南星 8g，僵蚕 10g，炒黄芩 10g，竹沥半夏 12g，竹茹 12g，茯苓 30g，茵陈 12g，厚朴花 12g，炒枳实 15g，西瓜翠衣 20g，荷梗 10g，太子参 12g，石斛 12g，豨莶草 20g，益母草 15g，14 剂，水煎服，每日 1 剂，每日 2 次。另嘱患者苯磺酸氨氯地平用量减至 2.5mg 1 次/日。

初诊思辨 本案中患者以"血压升高 3 年"为主诉，结合患者睡眠呼吸暂停综合征病史，考虑患者血压与睡眠呼吸暂停有相关性。结合症状、舌脉，均为肝阳上亢表现，因肝阳偏盛，风阳内动，气血上冲，故而头痛，心烦，急躁。形体肥胖，脉滑提示痰湿内困。患者伴见心烦、乏力、小便短赤等症，就诊时正值盛暑，考虑患者有暑热伤气阴之象，应从调气生津之法入手给予治疗。本案属虚实夹杂证，然实证更加突显，所以平肝潜阳、燥湿化痰为本方主要治则，结合时令及伴随症状，应予适量益气生津之品。

方中夏枯草、菊花、天麻、钩藤、金蝉花皆旨在平肝潜阳。黄芩、半夏、竹茹、茯苓、茵陈、枳实、厚朴花，仿蒿芩清胆汤之意，以清热利湿，化痰开窍。合胆南星、僵蚕加强化痰开窍之功。对于气津两伤之证，另予清暑益气汤加减，益气生津，清暑除热。肝阳上亢为实证，常常伴有肝肾阴虚，以豨莶草培补肝肾，以增上诸药平肝之效。患者舌质偏暗，恐有瘀血之变，益母草活血兼利水，其性寒，活血化瘀滞，促进皮疹的消退，亦可通过利小便将体内热邪导出。

二诊（2008 年 7 月 26 日）：服药后，血压稳定在 130/85mmHg。头痛、睡眠、小便短赤有改善，日间困倦及睡眠中打鼾稍有好转。现头沉闷，口苦。大便日行 3 次，便稀，自觉与晚上吹风扇有关。面色浮红，舌质红，苔薄黄，脉弦细。书方如下：上方去菊花、枳实、益母草，加炒白术 15g，郁金 12g，补骨脂 15g，豆蔻（后下）10g，竹沥汁 30ml 为引，14 剂，水煎服，每日 1 剂，每日 2 次。

二诊思辨 患者诸症好转，应继予前方。前方以清肝潜阳为主，过于寒凉。本次就诊舌黄仍有热象，考虑大便稀溏，用药不宜寒凉，保留部分清肝降火药味，去菊花、枳实、益母草之属。头昏蒙沉闷症状明显，属于痰湿上蒙的表现，加炒白术，取半夏白术天麻汤之意，辅之以郁金，燥湿健脾，祛邪安正。炒白术又可改善大便稀溏，与补骨脂、豆蔻同时使用，以涩肠止泻。

现代医学证实呼吸暂停综合征是导致高血压的重要因素。对于患有睡眠呼吸暂停综合征的人群，预防高血压是十分必要的。对于已经出现血压升高的患者，睡眠呼吸暂停应作为治疗的重要着手点。此类人群常常体型肥胖，痰湿症状显著，结合高血压的类型，通过燥湿化痰、平肝潜阳，以期标本同治。

医案十一　治久病高血压，不宜拘于一法

临床中高血压患者初病多属肝肾阴虚，虚火上炎，病情迁延日久则证型复杂，主兼证互见，且易变生他病，诊治棘手，易顾此失彼。若方药量小，不足以疗患者疾苦，若方大药杂，药物之间相互掣肘，且损伤脾胃。故予综合疗法，汤剂、代茶饮、熏洗方并用，各司其职，每获良效。下文举一例以探幽。

赵某，女，46岁，主因"间断头晕发作13年"，于2008年2月19日就诊。患者13年前无明显诱因出现间断头晕伴困倦乏力，时时欲寐，血压波动在150~180/90~110mmHg，诊断为"高血压病"。后间断口服降压0号、硝苯地平控释片，症状稍有缓解，但血压仍在130~180/90~110mmHg。患者就诊时症见头晕阵作，头目发沉，偶有头痛，以左侧为著，颈部僵硬，上肢沉重，体胖，白天困乏无力，口干喜饮，口黏口苦，少痰，胸部满闷隐痛，善太息，腰酸乏力，下肢冷痛喜温，屈伸不利，近三日发现双小腿肿胀，按之凹陷性水肿。舌体略胖大，舌质暗，苔薄白，脉右弦滑，左细弦尺弱，小便频且清长，色黄，经量较多，有血块。现口服硝苯地平控释片，1片/日，氯沙坦钾片，1片/日，阿司匹林肠溶片，1片/日。既往于1997年行胆囊切除术；2006诊断为"脑干血栓、2型糖尿病、腰椎间盘突出症、腰椎骶椎化"。患者有高血压家族史。辅助检查示颈部血管超声示"颈椎动脉狭窄"；心脏彩超示"心脏肥大"；尿常规示尿糖（＋＋＋）。西医诊断为

"高血压"。中医诊断为"眩晕",辨证属肝肾阴虚,虚火上炎。治以滋补肾中阴阳、潜阳降火为法。书方如下:炙鳖甲(先煎)15g,生龙牡(先煎)各30g,天麻12g,炒蒺藜12g,夏枯草30g,僵蚕10g,炒杜仲12g,锁阳12g,怀牛膝12g,竹节参12g,炒麦冬12g,黄精12g,胆南星8g,桑寄生18g,桃杏仁各9g,14剂,水煎服,每日1剂,每日2次。茶饮方:墨旱莲12g,女贞子15g,荷叶15g,菊花12g,白芍12g,豨莶草20g,益母草15g,玉米须30g,14剂,水煎代茶饮,日1剂。痹消散(苦参、透骨草、伸筋草、鸡血藤、川芎、皂角刺、藏红花、苏合香)用沸水冲泡,蒸汽熏蒸足部,待水温适宜时,浸泡双脚。

初诊思辨 案中患者长期高血压乃因肝肾阴精不足,肝风内动,虚火上越,风动热扰而致,因此有腰酸、胁肋部隐痛、口苦、头晕阵作,口干喜饮等症状。肾中藏一身阴阳,"无阴则阳无以生,无阳则阴无以化",肾阴亏损日久必阴损及阳,则见肾阳虚衰,故有乏力、腰酸、下肢冷痛、水肿等症状,皆因肾失温煦、蒸腾气化失职。"风""火""痰""气""瘀"常相因为病,风火相煽,耗灼津液,炼而为痰,痰浊上扰,故见头重如裹,颈部僵硬、上肢沉重。痰壅则气机郁滞,故见胸部满闷,善太息。痰壅气郁日久,则成瘀血之证,故见偏头痛,行经有血块。外风宜散,内风宜息,治疗当以滋补肾中阴阳、潜阳降火为本,以达息风之功;同时不忘行气化痰、活血化瘀。方中炙鳖甲、生龙牡滋阴潜阳、镇肝息风为治本之要;炒刺蒺藜、夏枯草、天麻、僵蚕合用平肝降火;炒杜仲、锁阳、桑寄生温补肾阳,怀牛膝补益肝肾,同时引上炎之火下行;竹节参、麦冬、黄精合用养阴清肺,肺气清肃则可镇制肝阳上亢;胆南星清热化痰;桃杏仁合用活血化瘀、降气导滞。

代茶饮方以二至丸补益肝肾;荷叶、菊花清泄肝火,加用白芍泻火不伤阴;豨莶草祛风湿利关节;益母草合玉米须利水消肿,是对汤剂功效的补充,其用药气味薄,药力缓。患者高血压日久,病根深重,予代茶饮频频服之,可使药力持久发挥作用,而易起沉疴。且水湿之邪不易速去,须频服茶饮缓缓化之,此为"以缓治缓"之理。

肾中阴阳亏损,下焦不得温养濡润,营卫皆虚,风寒湿气杂至则成痹证,如《济生方》云痹证"皆因体虚,腠理空疏,受风寒湿气而成痹也"。故患者下肢冷痛,屈伸不利。欲去痹痛,风药、辛热药必不可少,但此类药与患者风火上扰之证相悖，故另辟蹊径，以痹消散祛风燥湿止痛、理气活血，从外而治，经皮肤腠理，直达病所。

二诊（2008年3月11日）：血压明显下降，近一周维持在140/85～90mmHg。患者起初未服煎剂，只用痹消散3日后水肿即消，下肢冷痛缓解。口服药物后，头晕、头痛、头重如裹、肩颈沉重、腰酸怕冷、神疲乏力、口干、口黏口苦、胸闷隐痛太息等症均减。偶头顶两侧麻木，髋及骶尾骨仍冷痛，小便频改善，色由黄浊转清，但大便偏溏。舌体胖，质暗滞，舌尖红，苔薄白。脉细弦尺弱。书方如下：上方去麦冬、桃仁、杏仁，怀牛膝改川牛膝，加葛根15g、淫羊藿15g，14剂，水煎服，每日1剂，每日2次。茶饮方：豨莶草改30g，14剂，水煎代茶饮，每日1剂。

二诊思辨 服药后患者诸症减轻，血压明显下降，效不更方，患者髋及骶尾骨仍冷痛为肾失温煦，故加淫羊藿增强温补肾阳之力；头部麻木为气血不能上荣，故加葛根以升阳通脉；因患者大便稀溏，故去具有滑利之性的麦冬、桃仁、杏仁，怀牛膝改为川牛膝，茶饮方加大豨莶草药量以助利湿，更有降血压之功。

该患者患病初始为肝肾阴虚之眩晕病，但由于病情迁延而致病机复杂，成阴阳两虚之证，且兼有痹证。临证之时不能偏执眩晕一端，亦不能急于求成，主次兼顾而用方繁杂。中医治法灵活多变，不仅有汤药，亦有针刺、艾灸、推拿、药浴等治法，针对此类患者，须从不同方向切入，层层递进，采用杂合以治，方能最大化缓解患者之苦。

医案十二 健脾息风疗眩晕案

眩晕是由于情志不遂、饮食不节、病后体虚、年高肾亏、瘀血内阻等引起的以头晕、眼花为主要临床表现的一类病证。眩即眼花，晕即头晕，两者常同时并见，故统称为"眩晕"。眩晕病位虽在清窍，但与肝、脾、肾三脏密切相关。如肝阴不足，肝郁化火，致肝阳上亢；脾失健运，清阳不升或痰湿中阻，均可见眩晕；肾主藏精，肾精不足，清窍失养可致眩晕。《黄帝内经》谓"诸风掉眩，皆属于肝"，后世医家多从肝论治眩晕病，但临床辨证岂可拘泥于一端，现附一则医案，论辨治的多样性。

屈某，女，48岁，主因"眩晕2年6个月"于2009年1月14日初诊。患者2007年2月某日凌晨4点突发眩晕，自感天旋地转，平卧时亦有眩晕感。行头颅CT及磁共振成像（MRI）、耳鼻喉检查均未见异常。患者就诊时症见头晕，不能睁眼，睡眠时会有后半夜晕醒，纳可，二便调，舌质红，苔薄黄腻，脉沉弱。血压：128/96mmHg。既往史：高血压10年，现服苯磺酸氨氯地平片（络活喜）5mg，1次/日，盐酸贝那普利片（洛丁新）10mg，1次/日，动脉硬化性肾损害，尿蛋白（+++），形体丰腴。月经史：闭经5～6年。西医诊断为"高血压"。中医诊断为"眩晕"，辨证属风痰上扰，治以健脾升清、化痰息风为法。书方如下：钩藤15g，蝉蜕10g，炒刺蒺藜12g，葛根15g，天麻10g，姜半夏9g，茯苓30g，胆南星8g，僵蚕10g，生白术15g，生谷麦芽各30g，炒神曲12g，炒枳实15g，生龙牡（先煎）各30g，怀牛膝12g，生姜2片为引，14剂，水煎服，每日1剂，每日2次。

初诊思辨　患者自述仅有眩晕，其他症状不甚明显，查其舌脉，可知中焦有湿热之象，其眩晕乃风痰上扰清窍所致。方中天麻、姜半夏、生白术、生姜、茯苓，取半夏白术天麻汤之意，李东垣在《脾胃论》中说："足太阴痰厥头痛，非半夏不能疗；眼黑头眩，虚风内作，非天麻不能除。"故合而为君。此方出自《医学心悟》，用治风痰上扰之证。此处用姜制半夏，一则制半夏之毒，一则增强半夏燥湿化痰之功。方加钩藤、刺蒺藜、僵蚕、蝉蜕，取其清肝息风之功，增强半夏白术天麻汤息风之力。风痰之所以上扰清窍，乃因中焦湿热，脾失健运，清阳不升，浊阴自不下降。方中姜半夏、白术、茯苓、胆南星、枳实，方取导痰汤之意，健运脾胃，清化湿热。僵蚕、蝉蜕、姜半夏、炒枳实，取升降散之意，用于方中升脾胃清阳，降浊阴之痰。方中生谷麦芽、神曲乃路老临床用于升脾胃清阳之药对，此处与升降散合用，有相辅相成之妙。清阳既升，浊阴焉有不降之理，眩晕焉有不除之理？风痰上扰恐引动气血上冲脑窍，眩晕难止，故加葛根、生龙牡、怀牛膝，引气血下行。

二诊（2009年3月19日）：患者服用上方治疗2个月，自觉头晕症状明显减轻，现晨起或下午仍有头晕，多为一过性，无视物旋转，无恶心，偶有头痛，颈部僵硬，急躁易怒，烦躁，夜寐可，纳可，二便调。舌淡暗苔白，有裂纹，脉沉细滑。上方去葛根、生谷麦芽、神曲，加蔓荆子 10g、藁本 6g、当归 12g、炒白芍 15g，姜半夏增至 12g。

二诊思辨 患者服上方眩晕症状明显好转，现急躁易怒、烦躁、颈部僵硬，乃因过用升清之药引动肝火上行，故减去葛根、生谷麦芽、神曲，加蔓荆子、藁本、当归合方中钩藤、刺蒺藜，清热平肝、活血通络，炒白芍滋补肝阴，收敛肝经浮游之火。脉沉细滑，仍有痰象，加重姜半夏用量燥湿化痰。

三诊（2009 年 7 月 9 日）：患者连服上方，仍感头痛，以头顶及枕部为著，伴头晕，偶有干呕，头晕呈阵发性，视物眩晕，自汗，急躁，时有气短、胸闷、纳可，夜寐可，二便调。书方如下：菊花 12g，荷叶 12g，炒刺蒺藜 12g，生黄芪 18g，当归 12g，炒山药 15g，姜半夏 12g，茯苓 30g，制何首乌 12g，墨旱莲 12g，女贞子 15g，枸杞子 10g，山茱萸 12g，知母 10g，怀牛膝 12g，珍珠母（先煎）30g，14 剂，水煎服，每日 1 剂，每日 2 次。

三诊思辨 时值盛夏，暑邪当令，暑热之邪易上犯清窍，故用菊花、荷叶疏散风热，清利头目。患者偶干呕、胸闷、头晕视物旋转，恰合《金匮要略》谓："卒呕吐，心下痞，膈间有水，眩悸者，小半夏加茯苓汤主之。"故方中加姜半夏、茯苓化饮止眩。加黄芪补益脾肺之气，助小半夏加茯苓汤化饮之力，又恐黄芪升阳引动气血上行，加知母以监制之。患者年龄已至七七，《黄帝内经》曰"女子……七七，任脉虚，太冲脉衰少，天癸竭"，肝肾本已不足，现患者头痛、自汗、急躁之证，俱是肝肾阴亏，肝阳上亢之象，故方中加山药、制何首乌、墨旱莲、女贞子、枸杞子、山茱萸、怀牛膝、刺蒺藜、珍珠母、当归，补益肝肾、平肝潜阳、兼活血通络止痛。

四诊（2009 年 9 月 10 日）：服药后仍头痛伴头晕，头痛以头后及头两侧明显，急躁好转，有时气短，头晕时间较前缩短，发作次数未减，头晕发作时不能睁眼，颈部僵硬不适，纳寐可，大便日 1 次，舌质红，苔薄黄腻，脉沉细。书方如下：荆芥穗 10g，蝉蜕 12g，柴胡 12g，葛根 18g，蔓荆子 9g，炒刺蒺藜 12g，黄芩 12g，天麻 12g，藁本 8g，姜半夏 12g，茯苓 30g，炒苍术 15g，升麻 10g，炒苦杏仁 9g，炒薏苡仁 30g，炒紫苏子 12g，珍珠母（先煎）30g，竹沥汁 30ml 为引，14 剂，水煎服，每日 1 剂，每日 2 次。服上方后诸症平稳。

四诊思辨 三诊时因考虑患者已年过半百，《素问·阴阳应象大论》谓"年四十，而阴气自半也"，且患者诸证似有肝肾阴虚、肝阳上亢之象，故立方从补益肝肾、平肝潜阳入手。但服用上方后效不佳，再审四诊诸症，虽有头部两侧头晕头痛明显，但并无明显肝肾阴虚、阳亢于上之证，而仍是中焦湿热、风痰上扰之象。今仍守前方用半夏白术天麻汤化裁，方中以苍术易白术加强燥湿化痰之力，合蝉蜕、刺蒺藜、珍珠母化痰息风。杏仁、紫苏子、薏苡仁宣上启下，降气化痰，使湿浊从下而解。观其舌象仍有热象，加竹沥汁清化热痰。现头痛后部及两侧明显，故方中加蔓荆子、藁本为太阳引经药使，柴胡、黄芩为少阳引经药使，颈部僵硬不适，加荆芥穗、葛根、升麻升脾胃清阳之气，舒筋解痉。

中医学认为，眩晕可由风、火、痰、虚引起，故有"无风不作眩""无痰不作眩""无虚不作眩"之说。肝为风木之脏，喜条达，主升主动。若忧郁恼怒，可致肝气郁滞不疏，郁久化火，火热内灼，损伤肝阴而使肝阳独亢，阳亢至极而生风，上扰清窍，发为眩晕，即"无风不作眩"，治疗此症应以平肝息风为主。脾胃同居中州，主运化，升清而降浊，若饮食失节，过食肥甘，会使脾胃运化失常而聚湿生痰，痰浊中阻，浊阴上犯，蒙蔽清阳，发为眩晕，即"无痰不作眩"，治疗应以化湿祛痰息风为主。脾为后天之本，气血生化之源，思虑劳倦或饮食不节，可损伤脾胃，或因脾胃素虚，皆能导致气血不足，气虚清阳不升，使脑失濡养，而发为眩晕。肾为先天之本，主藏精生髓，脑为髓海，房劳过度，或有遗精滑泄之疾，或年老体衰，肾精耗伤，脑髓不足，也为眩晕之因，即"无虚不作眩"。临床眩晕病机复杂多样，总以风、痰、虚为主，但常相兼为患，临证时不可拘泥于一端，见眩晕而有先入为主之想法，若"诸风掉眩，皆属于肝"，勿执肝肾亏虚、肝阳上亢之说，应审症求因辨明病机，方能执简驭繁，效如桴鼓。

第三节　心律失常医案

医案十三　房颤当重"虚"与"痰"

心房颤动（简称：房颤）是一种常见的心律失常，主要表现为心跳频率不规则地快速颤动。中医学虽无此名称，但据其临床表现可归为"心悸"范畴，张仲景在《伤寒论》中首先确立了心悸病名，如《伤寒论》177条说："伤寒脉结代，心动悸，炙甘草汤主之。"认为其病机多以本虚为主。《伤寒明理论》指出："心悸之由，不越二种：一者气虚也，二者停饮也。"路老辨治亦认为其本在虚，但随着时代的变迁，饮食结构发生变化，嗜食肥甘厚味、辛辣者增多，并损伤脾胃，使中州失运，痰浊内生，内扰心神导致本病发生。因此痰浊亦是本病的重要因素，故治疗时强调在补虚的同时加强祛湿化痰，其效甚佳。下文举一例以探幽。

牛某，男，40岁，主因"间断发作心悸5年"于2006年9月12日初诊。患者于5年前无明显诱因发作心悸，在北京某医院诊断为"①心房颤动；②阵发性室上性心动过速"，行射频消融术，术后阵发性室上性心动过速消失，仍有房颤发作，口服盐酸普罗帕酮片150mg 3次/日。患者就诊时症见偶发左胸前疼痛，持续几分钟至十几分钟自行缓解，劳累后出现心悸，晨起头晕口干，倦怠，两踝出瘀斑，饮食可，易口腔溃疡，眠不佳，小便有排不净感，大便不畅快。体形偏胖，面色晦暗，舌稍胖质红苔薄黄，脉沉细无力。既往史：曾患亚急性甲状腺炎，现甲状腺功能正常。辅助检查：心电图示"阵发性心房颤动"，心脏彩超示"左心房大"，多导睡眠呼吸检测报告示"睡眠呼吸暂停低通气综合征（阻塞型）"。西医诊断为"心房颤动"。中医诊断为"心悸"，辨证属气虚血瘀、痰热闭阻，治以补气宁心、活血通络、化痰清热为法。书方如下：炙甘草10g，太子参8g，茯苓20g，竹沥半夏10g，炒枳实15g，竹茹10g，石菖蒲12g，炒柏子仁15g，远志12g，三七粉（冲服）5g，黄连3g，炒酸枣仁15g，五爪龙18g，素馨花12g，玫瑰花

10g，赤白芍各 10g，麦冬 12g，苦参 10g，21 剂，水煎服，每日 1 剂，每日 2 次。

初诊思辨　患者心悸数年，现代医学屡治无效，遂求中医治疗。《丹溪心法·惊悸怔忡》曰："惊悸病本为心虚，在惊为痰，在悸为饮。"患者久病，心气亏虚为本，气虚推动无力，血液运行不畅阻而成瘀，表现为左前胸疼痛，两脚踝瘀血；气虚导致津液气化失常停而成痰饮，症见头晕、倦怠；痰瘀胶结，阻滞日久，产生郁热变证，热之为邪，易灼伤津液，但见口干；痰热上扰心神，心神不宁，则见心悸、失眠之症。观其舌脉诸证，舌体胖质红苔薄黄，提示脾虚内有郁热。脉沉细而无力，为气血虚亏之象。综合症状、舌脉等判断，本患者属虚实夹杂、本虚标实证，辨证为气虚血瘀，痰热闭阻；治宜扶正祛邪并用，补气宁心，活血通络，化痰清热。方中炙甘草、太子参、麦冬，取炙甘草汤之意，以益气滋阴，通阳复脉，宁心定悸，加之路老常用特色药物五爪龙以增强补气之效。脾为生痰之源，中州脾失健运，则痰浊内生，痰阻日久会导致郁热内生，方中茯苓、半夏、竹茹、枳实、黄连、甘草，取黄连温胆汤之意，茯苓健脾利湿，以杜痰湿之源，且能宁心安神；半夏降逆化痰，竹茹其性甘寒，善清化痰热，二者合石菖蒲化痰畅中，使脾气健则痰无以生；黄连以清心火；酸枣仁、柏子仁、远志安神定志；白芍和营敛阴；三七善活血止痛。素馨花其性味甘、平，归肝经，具有疏肝解郁之功，始载于《南方草木状》，云："耶悉茗花、茉莉花，皆胡人自西国移植于南海，南人怜其芳香，竞植之。"素馨花常用于治疗肝郁气痛，心胃气痛，下痢腹痛。路老用素馨花疏肝理气，以清肝火，治疗口腔溃疡每获良效，苦参清热利尿，现代研究证实苦参具有稳定心率的作用。全方诸药合用，气血双补，痰热共治，标本兼顾，使心神得养，惊悸自除。

二诊（2006 年 12 月 12 日）：患者服药效可，停药近 1 个月，症状平稳。但仍于平卧位或左侧卧位偶有胸闷、心悸，心烦，纳可，眠一般，小便可，大便干，每日 1 次。舌胖质暗红、苔薄白，脉沉细。效不更方，上方加减：去远志，加丹参 12g，21 剂，水煎服，每日 1 剂，每日 2 次。

二诊思辨　患者服药效可，效不更方，仍以原方为底，患者仍然偶有心悸、胸闷，表明仍有心气不足，治疗仍重点在补心气；心烦，舌暗红，大便干，提示郁热内扰，当清心除烦，故易远志为丹参，其性苦寒，入心经，善活血凉血。

三诊（2007年2月27日）：上药服完后，病情平稳，自行停服中药。现患者劳累郁怒易引发心悸，初起时，心脏突然剧跳，速率加快，房颤时常呃逆，胸闷而痛，半小时后，房颤而止，双下肢外侧灼烧感，纳可，睡眠不佳，小便淋漓而频，色偏黄，大便偏干。舌体微胖，色红暗，苔薄黄，脉沉弦小滑。形体丰腴，为痰湿之质，睡中鼾声，应防心脏骤停，治以宽胸涤痰，和胃降逆。书方如下：西洋参（先煎）10g，太子参12g，厚朴12g，竹沥半夏10g，瓜蒌20g，黄连6g，石菖蒲10g，郁金10g，茯苓20g，炒苦杏仁9g，炒薏苡仁20g，葶苈子（包煎）15g，炒三仙各12g，鸡内金12g，醋香附10g，炙甘草6g，21剂，水煎服，每日1剂，每日2次。

三诊思辨 患者因停服中药而致病情反复，肝气不疏，气机上逆，横逆犯胃而致呃逆，肝郁化热，热扰心神，则见心悸、失眠；小便黄、大便干，皆为湿热内蕴所致。故本次辨证当以痰热内扰为主，治当以化痰浊，清内热为主，方中黄连、竹沥半夏、瓜蒌，取小陷胸汤之意，清化痰热，宽胸散结，且半夏用竹沥制之，加强其清化痰热之功。太子参、茯苓、炙甘草，取四君子之意，健脾运，化湿浊，杜痰湿之源。西洋参性甘凉，善补气阴，太子参性甘平，善补脾肺之气，两参共用，增强补气养阴之效；方中石菖蒲辛温，芳香开窍，辟秽化浊；郁金辛苦气寒，行气解郁；炒苦杏仁、薏苡仁，启上而渗下，使痰湿从小便而解；炒三仙和鸡内金消食化滞，理气和胃降逆。全方用药心肝脾同调，清消补兼施，使内热清，痰浊化，脾运健，心自安。全方用药更是体现了路老重视"调脾胃、顾润燥"的思想理论。

房颤是心律失常中常见的一种，现代医学在治疗时多用胺碘酮、普罗帕酮等药物转复心律，或以电转复、射频消融治疗等非药物治疗方法，效果不甚稳定，而且对人体的损伤明显。中医学虽无此病名，但对以心悸为主要表现的疾病的病因、病理因素等却早有记载，如宋代严用和在《济生方》中说"夫怔忡者，此心血不足也。盖心主于血，血乃心之主，心乃形之君，血富则心君自安矣"，明确指出怔忡乃心血不足所致。唐代大医家孙思邈在《千金方》中说："病苦悸恐不乐，心腹痛难以言，心如寒，恍惚，名曰心虚寒也。"朱丹溪在《丹溪心法》提出惊悸病本为心虚，在惊为痰，在悸为饮，认为心悸与痰扰心神有关。王清任则明确指出血瘀致心悸，在《医林改错血府逐瘀汤所治症目》中谓"心跳心忙用归脾安神等方不效，用此方百发百中"。路老承前贤之大成，又善于从中焦着手，采用益气健脾，化湿祛浊之法治疗。心之所主者血，心之搏动者气，而气血之化源在脾胃。今中州虚弱，气血无以为化，水谷之物壅滞中焦而为痰浊，上犯心肺。心气本虚，更加痰浊之侵，而有惊悸不安之症。当今之法，唯有溯本求源，健运脾胃。中州健运，水谷得化，气血得充，痰浊自消，使心内有所养，而外无所侵，方保无虞。

医案十四 治心悸不忘祛湿化浊

心悸者，心中悸动，惊慌不安，甚则不能自主为主要表现的一种病证，常伴胸闷、气短、眩晕、喘促、晕厥等症。主要由气血阴阳亏虚，或痰饮瘀血阻滞所致。国医大师路志正认为，随着社会的发展和生活水平的提高，人们的饮食结构也发生了变化，嗜食肥甘厚味、炙煿辛辣者增多，加之运动减少，日久损伤脾胃，湿浊内生，因此湿浊之邪是本病的重要病理因素，故治疗时强调不忘祛湿化浊，其效甚佳，兹举医案一例如下。

雷某，男，58岁，主因"阵发性心悸4个月"于2006年08月29日初诊。患者4个月前出现阵发性心悸，于5月、6月、8月各发一次，长则4~5个小时，短则2~3个小时，发作时伴汗出，头晕，心前区憋闷。患者就诊时症见无明显不适，无头晕，纳寐可，二便调。平素高血压，常服降压药。形体微胖，舌暗红，苔薄黄腻，脉沉涩，时结代。辅助检查：血尿酸438mmol/L，甘油三酯（TG）2.34mmol/L，高密度脂蛋白胆固醇（HDL）0.71mmol/L。西医诊断为"心律失常"。中医诊断为"心悸"，辨证属湿浊阻滞、脾气虚弱、兼有血滞，治以祛湿化浊、益气健脾、佐以和血为法。书方如下：五爪龙18g，西洋参（先煎）10g，麦冬12g，黄精12g，五味子3g，藿荷梗（后下）各10g，厚朴12g，炒苦杏仁10g，葶苈子（包煎）15g，生炒薏苡仁各20g，焦楂曲各12g，茯苓30g，炒白术12g，泽泻15g，泽兰12g，醋延胡索10g，川楝子10g，7剂，水煎服，每日1剂，每日2次。

初诊思辨 观患者舌象，其舌暗红，薄黄腻，提示湿浊之象，其脉沉涩，时结代，提示脾气虚弱，气虚血滞。湿浊阴邪，上扰心胸，则导致心悸、心前区憋闷。脾气虚弱，气血不足，故发作时头晕、汗出。病以脾气虚弱、气血不足为本，湿浊阻滞、兼有血滞为标，证属湿浊阻滞，脾气虚弱，兼有血滞，故而以祛湿化浊，益气健脾，佐以和血为主要治则。方中藿荷梗、厚朴、茯苓、杏仁、生薏苡仁、泽泻，取藿朴夏苓汤之意，宣通气机，祛湿化浊。方中荷梗苦降，善理气宽中，藿梗辛散，善芳化宣透以疏表湿，二者并用以合脾胃之升降，健运中焦以化湿；藿香、厚朴芳香化湿；用杏仁开泄肺气于上，使肺气宣降，则水道自调，湿邪自去；茯苓、薏苡仁、泽泻淡渗利湿于下，使水道畅通，则湿有去路。西洋参、茯苓、甘草、炒白术取四君子汤之意，可益气健脾；焦楂曲健脾；麦冬、黄精、五味子取生脉散之意，益气养阴宁心；五爪龙有补气之功，且补而不燥，与西洋参同用以补气；泽兰、葶苈子化痰祛湿；延胡索、川楝子取金铃子散理气和血之意。总观全方，以藿朴夏苓汤祛湿化浊，使湿邪得去，并以四君子汤、生脉散以资补脾气，脾健湿邪自去。如此，湿浊尽去，则心无贼邪之扰，自有安宁之时。

二诊：药后诸症平稳，变化不明显，无其他不适，舌暗红，苔中根稍黄润，脉同前。宗前方进退，书方如下：上方去五味子、藿荷梗、焦楂曲、泽兰，加当归12g，川芎10g，益母草12g，车前草15g，14剂，水煎服，每日1剂，每日2次。

二诊思辨 诸症如前，观其舌脉诸症，痰湿略减，气虚血滞之象仍有，治须缓图。故守前方，去五味子、藿荷梗、焦楂曲、泽兰，加当归养血和血，川芎、益母草行气活血，车前草祛湿清热。

三诊：心悸未发作，无不适症状，气色明润，纳可，眠可，二便调，舌暗红，苔薄白，根微黄，脉沉涩。治宗前法。书方如下：五爪龙20g，西洋参（先煎）10g，黄精12g，藿荷梗（后下）各10g，厚朴花12g，竹沥半夏10g，桃杏仁各9g，郁金12g，当归12g，川芎9g，炒柏子仁12g，生谷麦芽各20g，焦楂曲各12g，茯苓20g，炒白术12g，炒枳实15g，紫石英（先煎）20g，7剂，水煎服，每日1剂，每日2次。

三诊思辨 患者诸症平稳，据其舌脉，湿热已除大半，故仍注重益气健脾并祛湿，宗前两次处方，加以性味甘温之紫石英，既可降逆气，又可安神宁心，且不损中阳，半夏与茯苓、厚朴花同用，健脾化湿和中；枳实、白术相合，取枳术丸之意，合生谷麦芽以健脾运湿。全方祛湿化浊，更以健脾，则湿浊尽去。

早在《黄帝内经》中已认识到心悸的病因有宗气外泄、经脉不通、突受惊恐、复感外邪等，并对心悸脉象的变化有深刻认识。汉代张仲景在《伤寒论》及《金匮要略》中以惊悸、心动悸、心下悸为病证名，认为其主要病因有惊扰、水饮、虚损及汗后受邪等，记载了心悸时所表现出的结、代、促脉及其区别，提出了基本治则及炙甘草汤等治疗心悸的常用方剂。心悸在西医上相当于各种原因引起的心律失常，主要病因有体质虚弱、脾胃损伤、情志损伤等。路老认为随着人们生活水平的提高，饮食结构的改变，现代人常常暴饮暴食，过食肥甘油腻、辛辣寒凉，如此损伤脾胃，再加上久坐少动，就会导致脾胃虚弱不能运化水谷之气，湿浊内停。湿为阴邪，其性重浊黏滞，上蒙于心则生心悸，故在治疗心悸时，路老强调不忘祛湿化浊，湿浊已去，神明清净，心无阴邪之扰，自无悸动之患。

医案十五　汤茶并举治早搏

早搏，又称期前收缩、期外收缩，是异位起搏点过早发出冲动引起的心脏搏动，为最常见的心律失常之一。早搏常见于各种器质性心脏病，也可见于正常人，按起源部位可分为窦性、房性、房室交界性和室性四种，其中以室性最多见。早搏属中医学中心悸范畴，《伤寒论》首创疗"心动悸，脉结代"之炙甘草汤，后世治早搏多宗其法。然中医治病遣方，并非仅煎煮之汤剂可用，中药代茶饮亦是一种简便灵验的服药方法。路老认为心脉之通畅需阳气之温煦推动，若心阳独亢，心神失于清明，可致心悸、烦躁不安、不寐之症，故亦需心阴之清凉宁静。心之阴阳调和，才可使心搏有力，节律一致，速率适中，脉管收缩有度。故在治疗气阴两虚之心悸时需益气养阴佐以清化，且临证勿拘泥于一法，宜灵活变通，可茶饮与汤药同用，频频服之，缓缓疗疾，二者相辅相成，则益气养心、安神复脉之功倍。兹举一例如下。

李某，男，57岁，主因"心悸1个月"于2007年6月19日初诊。患者于2007年5月22日单位体检查动态心电图示："室性早搏11 800个，房性早搏1 200个"。5月30日某大型三甲医院心脏彩超示："左心室大，左心房大，EF 44%"。6月2日在当地医院就诊，进行输液及口服药物治疗。患者就诊时症见自觉心悸时作，伴胸闷、气短，易疲劳，汗出，烦躁易怒。纳可，眠安。大便正常，溲黄味重。面色萎黄无泽，舌体偏瘦，质紫暗，苔薄黄略腻，脉细弦尺弱。血压：130/80mmHg。既往于1980年体检示"小三阳"，无心肌炎、高血压病史。青霉素过敏史。父亲已故，母亲冠心病。西医诊断为"频发性室性期前收缩"。中医诊断为"心悸"，辨证属气阴两虚、湿热内蕴，治以益气养阴、清热利湿为法。书方如下：南沙参15g，麦冬10g，五味子5g，西洋参（先煎）10g，茵陈12g，枇杷叶12g，炒神曲12g，石斛12g，半枝莲18g，生谷麦芽各20g，虎杖15g，牡丹皮12g，土茯苓20g，砂仁（后下）10g，生炒薏苡仁各20g，香附10g，川牛膝12g，14剂，水煎服，每日1剂，每日2次。

初诊思辨 心气不足，血行无力，则心脉失于濡养，而见心悸、胸闷、气短、易疲劳诸症。心在液为汗，气虚失于固摄则汗出多。情绪烦躁易怒、舌体偏瘦、质紫暗、脉细，为心阴亏虚、虚热内扰之象。再据其溲黄味重、舌苔薄黄略腻之症，可知有湿热内蕴之象。故辨证为气阴两虚、湿热内蕴，治以益气养阴佐以清热利湿。方中南沙参、西洋参、麦冬、五味子，取生脉散之意，此方一温一润一敛，有益气养阴之功。炒神曲、生谷麦芽及生炒薏苡仁皆为健脾良品，升发脾胃之气，辅以枇杷叶以降肺气，砂仁、香附疏肝理气，诸药合用使气机调畅，气化则湿亦化，湿化则热无所附。再以石斛、牡丹皮滋阴退虚热；茵陈、半枝莲利湿解热毒；土茯苓、川牛膝清热利尿，使热从小便而解。全方在益气养阴之时不忘清热利湿，使心之气血充盈、通畅，邪去正安，阴阳调和，才可使心搏有力，节律一致。

二诊：服药后症状有所改善，胸闷、气短、心悸、疲劳感稍减轻，仍易汗，烦躁易怒，纳眠可，二便调。面色少华，口唇紫暗，舌体偏瘦，质紫暗，苔薄黄少津。左脉细弦尺弱，右脉弦略大，结代。既见效机，上方加减：去虎杖、牡丹皮、半枝莲、香附，加莲子心6g，炒柏子仁18g，胆南星

8g，首乌藤 15g，川牛膝改怀牛膝，14 剂，水煎服，每日 1 剂，每日 2 次。茶饮方：太子参 18g，天冬 12g，浮小麦 30g，炒酸枣仁 15g，知母 10g，鸡内金 12g，莲子 10g，玉米须 20g，石斛 12g，炙甘草 10g，生龙牡各 30g，14 剂，水煎代茶饮，每日 1 剂。

二诊思辨 患者症状稍有好转，但舌体偏瘦，苔薄黄少津，且疲劳易汗、烦躁，提示仍有气阴两虚、心神失养之证。小便已调，故去虎杖、牡丹皮、半枝莲，恐辛温之香附助火伤阴，亦去之，而加清心、养心之莲子心、炒柏子仁、首乌藤安神养志，胆南星清热利湿。心阴亏虚，日久易损及肝肾，川牛膝改怀牛膝以补肝肾之阴。全方益气滋阴，养心复脉，更以茶饮方加强益气养阴、镇心安神之功。

茶饮方又称药茶，即以中草药代茶冲泡，频频服之，轻灵精巧，甘淡平和，可长期服用，缓图其效。太子参、天冬、知母、石斛滋阴益气，酸枣仁、莲子安神养志，生龙骨、生牡蛎、浮小麦镇心安神、敛阴止汗，鸡内金健脾消食，玉米须利水消肿，炙甘草补中益气。此处代茶饮方与汤剂均有益气、养阴、安神之品，二者互资互用，可增强彼此之功效。且茶饮方饮用方便，口感甘淡，徐饮频服，可使药味更缓慢持久地发挥作用。

三诊：药后症状缓解，胸闷、气短、心悸明显减轻，仍稍感疲乏，汗多，视物昏蒙不清，烦躁易怒，睡眠可，纳可，二便调。舌体瘦，舌尖红，少苔，脉细弦结代。症状见好，治宗上法，加重益气养阴、镇心安神之品。书方如下：红参（先煎）10g，麦冬 12g，五味子 10g，黄精 12g，桂枝 6g，赤白芍各 12g，石斛 12g，生山药 15g，佛手 9g，炙鳖甲（先煎）15g，炙甘草 10g，生谷麦芽各 20g，生龙牡（先煎）各 30g，紫石英（先煎）20g，21 剂，水煎服，每日 1 剂，每日 2 次。茶饮方：太子参 18g，天冬 12g，浮小麦 30g，炒酸枣仁 15g，知母 10g，鸡内金 12g，莲子 15g，玉米须 20g，石斛 12g，炙甘草 10g，生龙牡各 30g，西洋参 10g，21 剂，水煎代茶饮，每日 1 剂。

三诊思辨 此方仍以生脉散为主，改西洋参、南沙参为红参，加重麦冬、五味子用量，以增强补益心气、养阴生津之效。桂枝、白芍、炙甘草合为桂枝汤之意，调和营卫，敛阴止汗。黄精、山药益肺健脾，补气养阴；炙鳖甲为血肉有情之品，善滋阴潜阳，清退虚热。生谷麦芽健运脾气；佛手理气和胃，配伍麦冬、芍药等养阴药，以防过燥。重用生龙牡、紫石英以增强镇心安神之功。茶饮方较前方增加一味西洋参，则补气养阴之力愈甚，辅助汤剂益气养心，重镇安神，如此脉律得复，心悸亦安。

《素问·三部九候论》说"参伍不调者病"。心悸为临床常见病症，分为虚实两方面，虚者为气血阴阳亏损、心神失养所致，实者多由痰火扰心、水饮凌心及瘀血阻脉而致，虚实之间又可互相转化。路老治疗气阴两虚之早搏，在主以中药汤剂益气养阴之时，还辅以茶饮方增助药力，可谓心思巧妙。中药代茶饮是一种传统剂型，相较于煎煮烦琐、味道苦涩之汤剂，茶饮以其饮服方便，口感甘淡更易于被人们接受，且药效持久，吸收完全，配合汤剂，相得益彰。吾辈临证之时思维要开阔，遣方用药要灵活，中医治疗不止汤剂一法，对于病证复杂、难以速效者，可结合茶饮方缓治收功。其他诸如导引、吐纳、针灸、膏摩等治疗手段，亦可随证选用。

医案十六 年老久病之房颤治验

房颤一病，尚不易治，年老精衰，久病迁延，难上加难。临床中常见房颤患者随年纪渐长，病情愈重，多因玩忽不治，或前医不能辨正邪之轻重，肆意用药，补泻失当，病情迁延而致，使得正气益虚，邪气益盛。此时若明察老人精气衰减之势，明辨虚实，合理补泻，定能取得良效。

谷某，女，80岁，主因"心悸气短20年，加重5个月"于2006年1月17日初诊。患者20年前诊断为"阵发性房颤"，后心悸气短反复发作，时轻时重。近5个月加重。患者就诊时症见心悸气短（心室率80次/min）阴雨天加重，胃脘部下沉感，餐后心悸，口苦口干夜重，胃嘈杂、腹胀、纳少眠差，咳嗽遗尿、大便干如羊屎。患者体丰，面色白而少泽。舌胖大中裂，舌边紫暗瘀斑，苔白少津。脉左虚弦，按之无力，尺弱，右沉弦尺弱。既往有冠心病20年，高血压病6年，脊柱侧弯。辅助检查：心脏彩超提示"左心室肥厚，左室舒张功能减退，三尖瓣反流"。西医诊断为"心房颤动"。中医诊断为"心悸"，辨证属气阴两虚、兼夹痰瘀，治以补气养阴、化痰祛瘀为法。书方如下：五爪龙18g，西洋参（先煎）10g，黄精10g，玉竹10g，茯苓 18g，姜半夏 9g，炒白术 12g，郁金 10g，炒枳实 12g，胆南星 9g，石菖蒲 10g，焦楂曲各 12g，丹参 12g，川芎 6g，旋覆花（包煎）9g，柏子仁 15g，紫石英（先煎）15g，竹沥汁 20ml 为引，7 剂，水煎服，每日 1 剂，每日 2 次。

初诊思辨 患者年已八旬，脏腑气血呈衰减之势，心悸气短，乃因气血亏虚，不能濡养心脉而致，咳嗽遗尿为肺肾气虚，失于固摄所致；患者体丰，阴雨天心悸较重，胃脘部下沉感，腹胀，纳少，舌体胖大皆因脾虚湿盛，痰湿阻滞，餐后心悸是因进食后中气偏司运化，养心之力不足而致；脾虚则水谷多化为痰湿而非津液，故濡润失职，则见口干，胃中嘈杂，便干；心阴不足，阴虚火旺，故有口苦；胸中为气血之地，病久必成瘀血之证，故见舌有瘀斑。此患者为明显的虚实夹杂之证，治当补气养阴，化痰祛瘀。

方中五爪龙、西洋参补气而不燥烈，与玉竹、黄精同用，取生脉饮之意，补气养阴以治本。清代费伯雄言："治痰大法，湿则宜燥，火则宜清，风则宜散，寒则宜温，气则宜顺，食则宜消。"方中茯苓、姜半夏、白术、郁金、竹沥汁、枳实取温胆汤之义，酌加石菖蒲、胆南星、旋覆花，合用健脾燥湿、清热理气而除痰湿；焦山楂、焦神曲消食健脾而化痰；丹参、川芎、郁金同用，兼血中之气药和气中之血药，可行气活血消瘀；紫石英、柏子仁安神以改善睡眠。

二诊：服药后心悸气短，腹胀，胃脘部重坠感均减轻，近一周房颤发作 3 次，仍眠差，口干多饮，近日烦急躁，胸闷，口腔溃疡、口内灼热，下肢酸痛，行走乏力，大便日行 1 次，成形软便。舌胖大暗红，苔薄黄干。脉左沉弦小滑、右沉弦尺弱。心率 80 次 /min。血压：105 ~ 150/50 ~ 70mmHg。上方去炒白术，加苦参 6g，葶苈子（包煎）12g，五爪龙改为 15g，14 剂，水煎服，每日 1 剂，每日 2 次。

二诊思辨 既见效机，上方进退。患者口干，口腔溃疡，口内灼热，苔薄黄干，提示心火较旺，故应酌减补益药，增清泄心火药，故去炒白术，减五爪龙之量，加苦参清热。患者胸闷，考虑虚火煎灼津液，痰浊留滞胸膈而致，当清化胸中痰热，加葶苈子清泄痰热。

三诊：诉近三周房颤仅发作 3 次，口腔溃疡、口中灼热、胸闷已消，口干缓解，但因春节期间劳倦过度，又增侧卧胸痛，心中空坠感，易疲惫，口黏腻，咽痒，皮肤干燥瘙痒，眠差，大便稍干，1～2日一行。舌胖、紫暗有瘀斑，苔薄黄。脉左虚弦，右沉弦无力。血压：130/70mmHg。书方如下：炙甘草10g，麦冬12g，西洋参（先煎）10g，南沙参15g，五味子6g，黄精12g，炒柏子仁15g，生地黄10g，阿胶珠（烊化）8g，火麻仁10g，桂枝8g，炒白芍12g，佛手12g，紫石英（先煎）20g，生龙牡（先煎）各30g，7剂，水煎服，每日1剂，每日2次。

三诊思辨　患者心悸进一步好转，但因春节期间劳倦过度，劳倦伤脾，致气血亏虚更甚，所以心中空坠；不荣则痛，故侧卧胸痛。张仲景炙甘草汤主治血亏气虚之心悸，与本证型相符，故可用之，但考虑患者久虚，恐虚不受补，且初诊稍用补益药便热证加重，故炙甘草仅用10g以缓缓补益，并去大补之人参，改为补气较弱兼能滋阴之西洋参，合用南沙参、黄精、麦冬、五味子，补气生津，养阴润肺。炙甘草汤方中兼有桂枝汤方，其调和营卫则皮肤瘙痒自除；患者睡眠仍无明显改善，故加生龙牡重镇安神。

四诊：患者诉近1周已无明显心悸、心中空坠感，精神状态较前好转，近日入睡改善，嘱遵前方加减巩固疗效。

房颤是老年人最常见的心律失常之一，除造成身体不适外，还会影响血流动力学，造成栓塞及心功能恶化等，须及时控制。中医讲"因人制宜"，案中病人年事已高，病程已久，要注意到其脏器自然衰败问题，因此补益不可缺少；但又有痰湿瘀血阻滞，故治疗还应虚实兼顾。同时老年患者脾胃亦虚弱，药物吸收能力差，不论所患何病，用药时都应注意顾及脾胃的纳化功能。

第四节　心衰疾病医案

医案十七　五脏同调疗心衰

《黄帝内经》言"心者，君主之官"，又言"主不明，则十二官危，使道闭塞而不通，形乃大伤"。心病常易波及他脏，致证型复杂，症状多变，而心衰作为心脏疾病的终末期阶段，更是如此，因此在治疗过程中当细细审度，顾及他脏病变，方能事半功倍。

张某，男，65岁，主因"心悸气短6年"于2011年5月10日初诊。患者6年前因心悸气短入院治疗，行超声心动图示："全心扩大，二尖瓣、三尖瓣关闭不全"，诊断为"①扩张型心肌病；②心功能不全"。6年来，心衰反复发作，曾多次住院治疗，病情进行性加重。素有气短，乏力，活动后加重，不能平卧，睡眠时须右侧位，咳嗽痰多，且痰中带血，心烦易怒，腹胀胸闷，服用强心利尿剂效果差，遂求中医诊治。患者就诊时症见精神差，面色白，双颧泛红，双下肢浮肿，每天服用利尿剂，舌质暗红，苔薄白，脉沉细小数。西医诊断为"①扩张型心肌病；②心功能不全"。中医诊断为"心衰"，辨证属气阴不足、痰湿阻滞，治以补气养阴、化痰祛湿为法。书方如下：西洋参10g，炒麦冬12g，玉竹10g，黛蛤散（包煎）12g，葶苈子（包煎）15g，炙枇杷叶12g，炒苦杏仁9g，炒薏苡仁30g，川贝母10g，厚朴12g，旋覆花（包煎）10g，炒枳壳12g，炒紫苏子12g，炙甘草8g，丹参15g，炒白芍12g，竹沥汁30ml，14剂，水煎服，每日1剂，每日2次。

初诊思辨 观其诸证，乏力、气短，劳累后加重，兼有双颧泛红，提示气阴两虚；胸闷、腹胀、不能平卧当为脾胃失运，痰湿形成，阻滞胸膈胃脘气机而致；湿浊流于下焦，下肢则见凹陷性水肿；双颧泛红，心烦易怒，咳痰带血，是因肺已受邪，不耐克伐，木火刑金而致。方中西洋参、炒麦冬、玉竹取生脉散之意，西洋参甘凉，补气养阴，清热生津；麦冬甘寒养阴清热，润肺生津，益气养阴之功益彰；黛蛤散中之青黛清肺、肝之热，凉血解毒，海蛤壳清泻肺热、化稠痰，合用共奏清肝利肺，凉血化痰之功；葶苈子、旋覆花泻肺平喘，杏仁、薏苡仁意在启上而利下，合用共治肺脾肾，水道通畅，则邪自去；枇杷叶、川贝母、杏仁化痰止咳，痰湿之物重浊黏滞，随气而化，故以枳壳、紫苏子宽胸理气，以助化解痰湿，厚朴兼肃降肺气与脾胃之气，而平喘、除腹胀；丹参清心除烦，兼能活血，以顾及病久生瘀血之变，芍药补血滋阴，使所补之气有所依附；炙甘草调和诸药。

二诊（2011年5月24日）：药后心悸气短乏力症减，阴天亦不感觉胸闷，心率由每分90次降至83次，咳嗽咳痰减少，咳血止，腹胀亦消失，间断服用利尿剂，浮肿减轻，睡眠较前改善，二便调，舌质暗红，脉沉滑。此为心气渐复，肺气渐平之象，宗上方加减。上方去西洋参，改红参 10g，葶苈子改 20g，去枳壳改炒枳实 12g，炙甘草改 12g，14 剂，水煎服，每日 1 剂，每日 2 次。

二诊思辨 服上方诸证好转，效不更方，肺热已十去其九，故增强补益气血，行气化湿之作用，易凉润之西洋参为温补气血之红参，易枳壳为枳实，加强行气化湿之功，加大葶苈子用量以增化痰和强心之效。

三诊（2011 年 6 月 8 日）：诉服药后气短乏力略减，心烦已消，餐后轻微腹胀，晚上能平卧入睡，但有时夜间气短，心率又至每分 90 次，两天服用 1 次利尿剂（不用时尿少），面色萎黄，舌质暗，苔薄白，脉沉弦滑数。书方如下：红参 12g，炒麦冬 12g，玉竹 10g，当归 12g，地骨皮 10g，桑白皮 12g，葶苈子（包煎）20g，炒苦杏仁 9g，炒薏苡仁 30g，厚朴花 12g，生谷麦芽各 30g，建曲 12g，竹沥半夏 12g，炒枳壳 15g，桂枝 8g，炙甘草 12g，生姜 1 片，14 剂，水煎服，每日 1 剂，每日 2 次。

三诊思辨 此时患者仍有脾胃气虚之象，故食积不化，加入建曲消食化积，生谷、麦芽升发脾胃之气，以助脾升胃降，加生姜以温中；常夜间气短，心率增快，乃因阴气较盛，阳气不足，濡养心脉失职而致，故以桂枝甘草汤温养心阳。咳痰带血已止，故去清热凉血之黛蛤散，易为地骨皮、桑白皮清泄余火；心烦已消，故去丹参、芍药，改为兼有补血活血之功的当归。

四诊（2011 年 6 月 22 日）：药后气短、乏力明显好转，心率 82 次 / min，腹胀止，晚上未再出现气短，利尿剂 2 日 1 次，浮肿已不明显，舌质暗，苔薄白，脉沉细。病情稳定，当宗前法继续治疗，嘱其仍以上方加减间断服用以巩固疗效。随访三月病情稳定。

心衰患者心中阳气不足，推动无力，致脉中气血瘀滞，而心中阳气由脾气所化，心气不足，必见脾胃失于运化，故须调理中焦；津液化为水饮痰湿留于全身各处，若欲除之，还须从水液通道着手，治理肺、脾、肾三脏；肝主疏泄，调节肝脏有助于脾胃运化，亦有助于肺气肃降、百脉畅达，若能识此，必获良效。

医案十八　治心衰应辨标本、权缓急

心力衰竭（简称：心衰）为多种慢性心脏病发展而来，久病引发脏腑虚衰导致，常常伴有实证，在不同的发病阶段而各有侧重。感冒是心衰的重要诱发因素，对于外感期出现心衰急性加重的患者，当以解除外感表证作为控制心衰发展之首务。下文举一例以探赜索隐。

赵某，男，65岁，主因"胸闷气短7年，加重1年，伴见咳嗽5个月"于2009年10月13日初诊。患者2002年开始出现胸闷、气短，于北京某医院就诊，诊断为"冠心病"，并给予扩冠等药物治疗，病情无明显缓解。半年后突发急性胸痛、汗出，武警总医院诊断为"急性心肌梗死（右下壁）"，给予介入治疗后，胸痛缓解。2005年后逐渐出现活动后气短，诊断为"心力衰竭"，给予强心、利尿等治疗，病情得以暂时缓解，之后"心衰"症状进行性加重，药物治疗效果不明显，近一年明显加重。5个月前因感冒后出现咳嗽、喘息、痰多、色白等症状，经消炎、止咳、平喘治疗后效果不明显。患者就诊时症见因感冒致胸闷、气短、汗出，活动后加重，咳嗽声音重浊，喘息，痰多，色白质黏，咯出不爽，夜间加重，四肢不温，下肢浮肿，周身畏寒，身体燥热，纳差，眠可，小便稍黄，大便不成形，2～3次/日。面色白，晦暗无泽，虚肿皮肤起湿疹已褪，留有色素沉着，口唇发绀，舌体稍胖，质紫暗，舌下络脉迂回、紫暗，苔薄白，脉沉细弱结涩。西医诊断为"①心功能不全；②冠心病"。中医诊断为"①喘病；②水肿"，辨证属阴虚肺热、肺气上逆、脾肾两虚，治以清燥润肺、宣肺降逆、健脾益肾为法。书方如下：南沙参15g，西洋参10g，炒麦冬12g，枇杷叶12g，苦桔梗10g，炒苦杏仁9g，玉蝴蝶12g，炙百部12g，葶苈子15g，炒薏苡仁30g，炒白术15g，炒山药15g，淫羊藿15g，紫河车10g，紫石英30g，炙甘草8g，竹沥汁30ml，14剂，水煎服，每日1剂，每日2次。

初诊思辨　观其诸证，身体燥热，痰多，黏稠，色白，咯出不爽，提示肺中燥热。纳差，大便不成形，四肢不温，下肢浮肿，周身怕冷，当为脾肾两虚所致。参其舌脉，舌体稍胖，质紫暗，舌下络脉迂回、紫暗，苔薄白腻，脉沉细弱结涩，提示脾气虚、肾阳虚。合而观之，此人肺中燥热、肺宣不降，脾肾亏虚，故治当清燥润肺，宣肺降逆，健脾益肾。

全方以滋阴养肺，清热降逆为主，兼以培补脾肾。本案患者虽有心衰之病症，但由外感引发，且外感症状较重，已明显影响患者的生活质量，因此，对于本例心衰的治疗既要治本以安正，又要治表以祛邪。南沙参、西洋参、炒麦冬滋阴清肺，养阴生津，治疗肺热之症；枇杷叶、苦桔梗、炒苦杏仁、炙百部以降逆肺气，宣肺止咳化痰，四药同用，升降并调，辛散之中寓以清泄；玉蝴蝶苦甘性凉，善清肺利咽；葶苈子力专泄水，治疗心衰水肿，又可泄肺中之浊；薏苡仁、白术健脾祛湿，淫羊藿、紫河车、紫石英温肾中之阳，以上五药培补脾肾，以固先后天之本；山药平补肺脾肾，甘草调和诸药；竹沥汁清热豁痰，为引经药。全方肺脾肾同调，虚实并重，清中有补。

二诊（2009年11月8日）：服中药14剂，胸闷气短、咳喘、四肢畏寒等减轻，大便逐渐成形，日1次。后服他药后出现腹胀，大便稀。刻下症见胸闷气短，喘息，夜间加重，咳嗽，咽痒，有痰，卧时喉间痰鸣，易咯出，易急躁，双下肢无力，轻度浮肿，口干不欲饮。纳呆，腹胀，入睡困难，每周口服利尿药一次。大便溏，日2~3次。形体肥胖，面白少泽，舌体胖，质暗红，苔黄少津，脉弦滑，重按少力。书方如下：五爪龙30g，西洋参10g，炒白术15g，茯苓30g，炒苍术12g，姜半夏10g，泽泻15g，炒苦杏仁9g，炒薏苡仁30g，炮姜10g，炙百部12g，前胡12g，葶苈子12g，防己18g，椒目3g，建曲12g，紫石英30g，生姜1片，14剂，水煎服，每日1剂，每日2次。茶饮方：青果10g，功劳叶15g，桔梗10g，炒苦杏仁9g，炒薏苡仁30g，蝉蜕10g，桂白芍15g，甘草6g，7剂，水煎代茶饮，每日1剂。

二诊思辨 舌脉症并参，仍有气虚，以五爪龙益气养血。苔黄少津，考虑患者仍有些许热象，给予西洋参清热益气生津。水肿、纳呆、便溏提示脾虚湿盛，水湿内停，以白术、茯苓、泽泻、薏苡仁健脾祛湿，炮姜温中止泻。咳嗽咽痒，考虑仍有轻微外感，辅以百部、前胡、杏仁止咳，半夏燥湿化痰，建曲消积行气导滞。防己、椒目、葶苈子为己椒苈黄丸减大黄而来，用以攻逐水饮，改善心衰水肿。茶饮方重在利咽宣肺，复其气机之升降。

心衰的病位在心，与肺脾肾密切相关，病机特点是本虚标实。感冒是心衰的常见诱因之一。在此案例中，初诊时患者表现为脾肺肾功能虚损而兼有外感，并且心衰的发作主要与感冒的发生有关，遵循"急则治其标，缓则治其本"的治疗原则，初诊处方以清宣润肺为主，着重治疗外感症状，兼以培补脾肾。复诊时外感症状减轻，则其脏腑功能虚损成为主要病机，处方重在调理脾肾功能。

医案十九　健脾保肺治心衰

心衰的发病常因禀赋不足、外感内伤、年老体衰等因素，导致脏腑虚损，心气虚弱，阴血亏虚，或心阳不振，气血推动无力，久之则血瘀阻滞，进而累及肺脾诸脏，致水液运化输布障碍，水湿泛溢。此病病位在心，常累及肺脾。路老治疗心衰常善从脾肺着手，重补后天之本，使气血生化有源；泻肺内水饮，宣肃有常，心衰得消。

薛某，男，71 岁，主因"胸闷 5 年，加重伴气短 2 个月"于 2011 年 9 月 5 日初诊。患者自述 5 年前因胸闷、憋气就诊于三甲医院，行冠脉造影明确诊断为"冠心病"，并植入支架 4 枚（具体不详），此后一直服用坚持扩冠、降脂、抗凝等药物治疗，胸闷时有发作。2011 年 7 月 12 日，突感胸闷、心悸加重，且伴呼吸困难，尤以活动后明显，行走 100 米时即觉乏力不适，入医院冠心病监护病房（CCU）治疗。给予抗凝、抗血小板、扩冠、降脂及对症治疗 9 天。出院后仍乏力明显，活动后心悸，遂求中医治疗。就诊时症见胸闷、气短、倦怠乏力明显，活动时心悸，平卧时憋气，面暗唇紫，口淡不喜饮，纳可，眠欠佳，二便调，舌暗红，苔薄白，脉沉弦滑。辅助检查入院心脏超声示"左心房 48mm，左心室 69mm，LVEF 25%，左心房室扩大，节段性室壁运动异常，左心室收缩功能减低，肺动脉高压，心尖部附壁血栓形成"；出院时超声心动图示"LVEF 33%"；胸片示"两肺淤血，肺门阴影增大，未见实变，左室增大"。西医诊断为"①冠心病；②陈旧性心肌梗死；③ PCI 术后；④室壁瘤；⑤心功能Ⅳ级（NYHA 分级）"，中医诊断为"心水病"，辨证属脾虚湿盛、痰湿壅肺、水饮凌心，治以化湿健脾、泻肺平喘、益气活血为法。书方如下：生黄芪 30g，桑白皮 10g，太子参 20g，生白术 10g，枳实 12g，茯苓 30g，葶苈子（包煎）30g，炒苦杏仁 15g，炒薏苡仁 30g，川芎 12g，炒神曲 10g，14 剂，水煎服，每日 1 剂，每日 2 次。

初诊思辨　患者因心肌梗死后出现心力衰竭，观其脉证，结合病史，本病病位在心，累及肺脾，属于本虚标实，心气不足，无力推动血脉运行；脾虚不能运化水湿；肺失肃降，气机上逆，以致水湿停聚，形成心衰。辨证属脾虚湿盛，水饮凌心。《素问·痹论》记载："心痹者，脉不通，烦则心下鼓，暴上气而喘……"故治宜化湿健脾，泻肺平喘，益气活血。

方中所投太子参益气健脾，白术健脾燥湿，茯苓健脾渗湿且具宁心之效，太子参、生白术、茯苓合用，功在益气健脾，健运中州，使气血生化有源；水饮性寒属阴，得阴则聚，得阳则化，方中黄芪甘温，善补脾肺之气，气血充足，脉行有力，则水液无以停聚。葶苈子苦寒行散，泻肺平喘，行水消肿，善泻肺中水饮而治胸胁胀满，不得卧；桑白皮泻肺中水气而平喘；炒苦杏仁，具苦降之性，降上逆之肺气，三者合用，宣降肺气，利水逐饮，使肺气宣降有常，水饮得除。炒薏苡仁利水渗湿，与苦杏仁合用，一上一下，使邪从水解。川芎，血中之气药，其有上升之性，可引药上达胸中，活血化瘀；炒神曲，消食健脾。《素问·调经论》曰："血气者，喜温而恶寒，寒则泣（滞）不能流，温则消而去之……"全方从脾肺而治，补泻同施，标本兼治，心气得充，痰湿得化，使水道通利，气机宣降如常，而心衰得愈。

二诊（2011 年 9 月 19 日）：自述双下肢无力减轻，活动耐力增加，但睡眠仍欠佳，舌质淡暗，苔薄白，脉弦滑。既见微效，上方加炒酸枣仁 30g，首乌藤 30g，麦冬 20g，7 剂，水煎服，每日 1 剂，每日 2 次。

二诊思辨　诸症好转，然睡眠欠佳，当为气血亏虚，血不养心所致，故加酸枣仁、首乌藤以安神助眠，麦冬滋养心阴。《灵枢》认为："心者，五脏六腑之大主也，精神之所舍也。"《素问·灵兰秘典论》云："心者，君主之官也，神明出焉。"从中可知，心神安则精神乃治，眠佳；神不安，精神受扰，则失眠不寐。心为五脏六腑之大主，心神安定，则病易治。因此，安心神在心系疾病治疗中起着关键作用。

三诊（2011 年 9 月 26 日）：睡眠好转，乏力明显好转，平卧时已无憋气，口淡喜饮，纳可，二便调，舌淡暗紫，苔薄白，脉弦滑。上方加赤芍 12g，葛根 20g，14 剂，水煎服，每日 1 剂，每日 2 次。

三诊思辨 诸症好转，治疗仍守原方方义，重在健脾利水并泻肺平喘，但舌紫暗，《金匮要略》提出"血不利则为水"，《血证论》云"水病则累血，血病则累气"，本例患者仍有血瘀未行，故加赤芍，赤芍善入血分，能散血分之瘀滞。葛根其性甘、平，轻清升散，善鼓舞胃气升腾，患者久病胃气虚弱，故以葛根鼓舞胃气升发，健运中州，中州健运，则气血充盛，乏力诸证自消。

慢性心力衰竭是多种疾病的终末期表现，属中医学"心水""喘证""水肿"等范畴。《素问·逆调论》记载："夫不得卧，卧则喘者，是水气之客也。"《金匮要略·水气病脉证并治》云："心水者，其身重而少气，不得卧。"其病本于心，但常累及他脏，本例患者主要在心肺脾三脏的功能失调，心有旧疾，血脉瘀阻不同，加之脾虚而致水液代谢失常，水饮停聚于肺，水饮凌心，而致心衰发作。患者来诊时以痰浊水饮停聚为主，心肺同居上焦，心肺息息相关，心病日久，必影响肺的宣发肃降、通调水道的功能，"上焦不治则传中焦，胃与脾也"，心与脾属于"火生土""母与子"的关系，心阳旺盛，则脾阳得助，心衰引起心阳亏虚不能温运脾土，脾不运化，会影响脾的运化、升清等功能。正如《类经·藏象类》所述："上焦不治，则水泛高原；中焦不治，则水留中脘；下焦不治，则水乱二便。"路老在本例患者治疗过程，全方用药重在泻实补虚，健脾以杜生痰之源，泻肺以清痰湿，痰湿得解，则心衰自复。

医案二十　培土筑坝御水泛，循本易法疗心衰

心衰其病，病源不一，病机繁杂，中医多根据其主要临床表现以"心悸""水肿""鼓胀""支饮"论治。本文所述病例，系风湿性心脏病（简称：风心病）所致之心衰，风心病中医无明确病名，多以痹证诸外邪入里侵袭心包而论之，诸邪内扰，其标在心，心阳受损则水液泛滥，侵袭诸脏。然追本溯源，乃正气亏虚所致，脾为后天之本，盘踞中州，气血津液皆化生于此，正气之实质亦系于此。故治病必求于本，筑脾土之堤坝以培其本，据证之变

而易其法，忖度缓急，兼顾标本，御水泛而疗心衰。下文举验案一则。

患者肖某，女，53 岁，主因"心悸胸闷 20 余年，加重 1 周"于 1988 年 9 月 23 日初诊。患者从 1984 年开始患风湿性心脏病，于 1985 年 11 月、1987 年 3 月两次因风心病加重而住院，每经强心利尿、抗感染等治疗好转。1988 年起心悸加重。患者就诊时症见心悸气短，咳逆倚息，不能平卧，口唇青紫，下肢浮肿，睡眠欠佳，脘腹胀满，腹部膨隆，青筋暴露，气短乏力，大便时溏，小便短少，舌质淡红，舌苔白，脉结代。入院查体：神志清楚，营养较差，精神欠佳，查体合作，无头颈畸形，瞳孔对光反射存在，球结膜略黄。咽部无充血，口唇青紫，面部呈二尖瓣面容，颈静脉充盈，气管居中，胸廓对称，双肺呼吸音粗，心界向两侧扩大，心率 80 次 /min，心律绝对不齐，强弱不等，二尖瓣区闻及双期杂音，腹部膨隆，两下肢青紫，凹陷性水肿（＋），生理反射存在，病理反射未引出，肛门生殖器未查。辅助检查：心电图示"心房颤动，偶发室性早搏，ST 改变为洋地黄效应"；放射性核素检查示"风心病，心力衰竭，不除外心包积液"；腹部超声示"①肝大，瘀血肝，②腹水。"西医诊断为"①风湿性心脏病（二尖瓣狭窄，主动脉瓣关闭不全）；②慢性心功能不全急性加重；③心房颤动"。入院予西药对症治疗、中药辨证施治，病情未见好转，症状基本同前，发病危通知。于 1988 年 9 月 23 日请路老至病房会诊，经诊察病情后，路老认为中医辨病属"水肿""鼓胀"之范畴，兼支饮之证候，辨证属瘀水互结、气阴两虚，病性为本虚标实。然初诊时患者病机若此，却突显浊气上逆、水气凌心之危候，急则治其标，治以降气除满、利水宁心为法。书方如下：太子参 15g，桂枝 3g，木防己 10g，石菖蒲 10g，茯苓皮 30g，茯苓 30g，生石膏（先煎）20g，葶苈子（包煎）12g，生山药 15g，半边莲 15g，桃仁 10g，炒苦杏仁 10g，桑白皮 12g，生谷芽 20g，生麦芽 20g，6 剂，水煎服，每日 1 剂，每日 2 次，另予蝼蛄粉 3g，分 2 次温开水冲服。

初诊思辨 患者风心病病史，中医无明确病名，辨治以痹证日久风湿邪气入心论之。痹证日久，邪气耗伤周身气阴，在心则心脉失养而生心悸，在肺则相傅失职而生咳喘，在脾则健运失司而生痰饮。脾胃后天之本，其属土，脾虚则痰湿内生，日久成水饮走窜周身。患者风心病风湿之邪困心，心阳虚衰，无力攘邪，故水饮结于心下，形成支饮，上迫于肺，《金匮要略》

所云："咳逆倚息，短气不得卧，其形如肿"，心阳虚衰，血脉运行乏力，日久则生瘀血。瘀水互结，呈二邪并进之势。患者临床虽水肿、鼓胀之病特征明显，但究其本，为后天之本失养，内生支饮所致。审其病机可知瘀水互结为标，气阴两虚为本，治当标本兼治，祛邪与补虚并进。初诊时患者病危，稍显水气凌心之危候，故处方以木防己汤为主以消支饮。《金匮要略》云："膈间支饮，其人喘满，心下痞坚，面色黧黑，其脉沉紧，得之数十日，医吐下之不愈，木防己汤主之。"审其症状，诸症出入无差，予木防己汤化裁。

方中木防己辛温，能散留饮结气，又主肺气喘满；石膏辛甘微寒，主心下逆气，清肺定喘；人参甘美，治喘消咳饮，补心肺不足，考虑患者湿邪盛故易为太子参，补虚而不助湿；桂枝辛热，通血脉，开结气，宣导诸气；诸药合用，通、补、利兼施，又加茯苓皮、半边莲利水消肿。更以葶苈大枣泻肺汤助上方消饮除满，恐大枣味甘滋腻故去之，加桑白皮泻肺平喘，加杏仁、桃仁止咳平喘。独予蝼蛄粉一味增强利水消肿之功，如《太平圣惠方》所述"治水病肿满喘促，不得眠卧"。治标之余不忘顾本，其气阴两虚之候乃脾虚所致，故加山药补益肺脾，加谷麦芽健脾开胃，加石菖蒲化湿和胃，旨在培土筑坝以御水饮外溢。

二诊（1988年10月12日）：患者诉心悸、气短、喘促较前明显减轻，夜间可平卧稍许，仍腹胀，腹部膨隆，青筋怒张，咳嗽少量白黏痰，痰中带有血丝一次，全身乏力，尿少，左胸部疼痛，舌质紫暗，苔薄白，脉沉细涩。支饮之候缓解，辨证仍以瘀水互结为标，气阴两虚为本，治以祛邪为主，佐以扶正，法以活血利水为主，辅以益气养阴。书方如下：太子参15g，麦冬12g，枇杷叶12g，桑白皮10g，丹参18g，桃仁10g，炒苦杏仁10g，炙鳖甲（先煎）15g，醋莪术10g，地龙12g，车前子（包煎）18g，生山药20g，泽泻10g，川牛膝9g，葶苈子（包煎）30g，6剂，每日1剂，水煎服，每日2次，另予蝼蛄粉6g，每日分3次温开水冲服。

二诊思辨　患者服上方后心悸、气短、喘促、倚息难卧诸症减轻，见痰中带血丝，此为胸中水饮邪气渐去，肺阴耗伤之征；其胸胁疼痛，腹部膨隆，青筋怒张，舌质紫暗，乃瘀水互结于胸腹之候。此时患者支饮消弭殆尽，仍留余邪，但鼓胀突出，故以化瘀利水为法消其鼓胀，兼养阴清肺法弥补亏耗之肺阴。处方以《证治准绳》所载调营饮为主方，活血化瘀、行气利水，消胸腹互结之瘀水，取莪术、地龙、桃仁、川牛膝、桑白皮、泽泻、车前子、葶苈子化裁合而为方，化瘀、利水二法并驱，仍予蝼蛄粉一味巩固利水消肿已建之功，加炙鳖甲软坚散结、滋阴潜阳以顾护阴津。太子参、麦冬、枇杷叶、炒苦杏仁取清燥救肺汤之意，止咳化痰平喘，滋补亏耗之肺阴。诸法之余勿忘培土，予山药巩固中州，中气既健，脾运自复。

三、四诊时患者诸症减轻，遵循效不更方原则，仍以上方化裁。五诊（1988年10月29日）：患者诉尿量增多，可达1 300ml/日，腹胀大减。

仍予原方不易，巩固疗效，加用外敷方：浙贝母30g，桃仁30g，炒苦杏仁30g，姜黄20g，红花1.5g，鸡内金30g，生穿山甲20g，炒白芥子20g，芒硝40g，血竭6g，葱白（捣烂）15g，阿魏（烊化）30g。前10味药材共为极细末，以温水化成糊状，后将捣烂的葱白泥、烊化后的阿魏液倒入药粉中拌匀，摊于三层纱布上，按肝之大小，恒温贴于肝之部位。

五诊思辨 患者诸症大减，正气渐复，故益其攘邪之功，加予外敷处方恒温贴于肝之部位。以化痰、活血、散结、消癥诸药合用，由皮腠入脏腑，祛瘀水、消癥瘕，以奏化痰软坚，柔肝健脾，振奋中州，畅达气机，恢复元阳之效。

六诊（1988年11月23日）：患者服药并温敷后全身舒畅，精神振奋，唯偶有心悸，干咳少痰，腹胀消失，腹部膨隆减轻、变软，夜间已能平卧，纳食渐增，准予出院，门诊随诊调理。

本案为风心病继发心衰之疑难重症，虚实夹杂，病机烦冗多变。路老接诊时患者危候尽显，诸邪并盛，五脏皆危，路老细察病机，扼其纲要，以标本兼治、攻补并施为总则贯穿整个病程，善予古方、单方、验方、外敷方，只要对病人有益，大胆借用而不惜。患者病情多变，路老施治亦法随证变、法主方从，法虽各异，其本则一，循其本而易其法，重视脾胃后天之本在风心病继发心衰中的重要作用，所予诸方，毋论攻补，皆不忘培补中州，亦是路老"持中央，运四旁"学术思想临证运用之体现。

医案二十一 温阳利水、肃肺平喘治顽固性心力衰竭

心衰是以心悸、气喘、肢体水肿为主症的一种病症，《黄帝内经》中虽无"心衰"病名，但对其临床症状和体征均有论述，根据其临床表现可归属于"心水""支饮"等范畴，张仲景创制的真武汤、葶苈大枣泻肺汤等经方，至今仍是临床较常用的方剂。对于本病的病因病机，历代医家多认为其病位在心而不止于心，涉及肺、脾、肾诸脏，病性虚实夹杂，虚主要表现为阳气不足，以心肾两脏为主，实则为水饮、瘀血相兼为患。关于发病机制，多数认为气（阳）虚是根本，水饮、瘀血为关键。而路老认为，本病多因感受寒邪而起，日积月累，日久伤及肾阳，肾阳衰微，不能温煦心阳、脾阳所致。同时路老认为，本病以肾阳衰微，寒水凌心射肺为多见，治宜从肺肾入手，肺为气之主，肾为气之根，基础固则命门自牢，标本兼顾，方选真武汤合葶苈大枣泻肺汤加减。现附一验案浅析如下。

黄某，女，51岁，因"肢体水肿15年，气喘、咳嗽5年，加重1月"于2003年12月16日初诊。患者15年前因双下肢轻度水肿、乏力，在某医院确诊为"风湿性心脏病"，予地高辛、氢氯噻嗪等药治疗，病情尚稳定。近5年病情日渐加重，每遇冬季寒冷天气发病，渐至全身水肿，咳嗽，气促，不能平卧，动则喘甚，每年需住院治疗。1个月前因受寒病情再次加重，肢体重度水肿，严重呼吸困难，咳吐大量泡沫稀痰，不能平卧，再次住院，西医诊断为"①风湿性心脏病；②二尖瓣狭窄并关闭不全；③心功能Ⅳ级；④淤血性肝硬化"。经治1个月，病情未能控制，并下病危通知。患者就诊时症见全身重度水肿，大腿及下肢俱肿，腹大如鼓，两颧暗红晦滞（二尖瓣面容），唇甲发绀，极度呼吸困难，张口抬肩，不能平卧，咳吐大量泡沫样稀痰，语声低微、断续，畏寒肢冷，额上豆大汗珠，手足冰冷至肘膝，大便3日未行。舌淡紫、苔白滑，脉沉细欲绝、至数难明。西医诊断为"①风湿性心脏病；②二尖瓣狭窄并关闭不全；③心功能Ⅳ级；④淤血性肝硬化"，中医诊断为"心水病"，辨证属肾阳虚衰、寒水凌心射肺，治以温阳利水、泻肺平喘为法。此证恐有阴阳离决之虞，急宜温阳利水，泻肺平喘，以求挽救于万一。方以真武汤合葶苈大枣泻肺汤加减，书方如下：制附子

（先煎）10g，茯苓 20g，生白术 15g，白芍 12g，干姜 10g，炒葶苈子（包煎）15g，炒苦杏仁 10g，桂枝 10g，人参（另煎）15g，五味子 3g，炙甘草 10g，大枣 5 枚，3 剂，水煎服，每日 1 剂，早、中、晚分 3 次温服。

初诊思辨 根据本案患者临床表现，可知其病机为肾阳衰微，脾阳不足，寒水内停，凌心射肺，将有气阴虚脱，阴阳离决之变证。病症既危重又复杂，治宜标本同治。心力衰竭最主要的病理产物是水饮、瘀血，水为阴邪，其本在肾，其制在脾，其标在肺。肾阳衰微，火不生土，脾阳必虚，土不制水，则寒水内停，心阳亦不得温煦，则中焦饮邪上犯，凌心射肺，治宜温肾阳，健脾土，利水道，方中制附子、茯苓、生白术、白芍、干姜，乃取真武汤温（肾）阳利水，加人参、炙甘草两味，亦寓有附子理中汤、四逆汤温补脾肾阳气之意。茯苓、桂枝、白术、炙甘草，乃苓桂术甘汤健脾阳。寒水内停，凌心射肺，肺气宣发肃降失职，肺气上逆则呼吸困难，张口抬肩，不能平卧，肺失宣降，通调水道不利，则水饮停聚为患，留于肺窍则咳吐大量泡沫样清稀痰；溢于肌肤则全身水肿。炒葶苈子、大枣，乃葶苈大枣泻肺汤化裁，取其泻肺平喘、下气利水之意，方加炒杏仁更增其效。桂枝、炙甘草，亦寓桂枝甘草汤温心阳，震慑寒水，制其上泛心胸之深意。语声低微、断续，畏寒肢冷，额上豆大汗珠，手足冰冷至肘膝，脉沉细欲绝，乃有阴阳离决之势，方中人参、五味子、桂枝、白芍、干姜、炙甘草、大枣，为生脉饮合桂枝汤化裁，取其燮理阴阳、益气回阳救脱之功。

二诊（2003 年 12 月 20 日）：服用上方后小便量渐增，水肿稍减，手足较前温暖，额上汗出止，唯口干明显。既见效机，仍宗上法。原方去干姜，易生姜 10g，加益母草 20g 以增强活血利水之效；加麦冬 10g 与人参、五味子合为生脉饮，补益心之气阴，并防止利水伤阴，再进 5 剂，以巩固疗效。

二诊思辨 干姜守而不走，生姜散而不守，上方易干姜为生姜，乃取其辛散以行水气之意。血不利则为水，水饮内停亦可致血行不畅，今患者水肿较著，观其面色、舌苔亦有血瘀之象，故加益母草活血利水。利水之品可耗气伤阴，今加麦冬，乃取生脉饮益气养阴之意。

三诊（2003 年 12 月 29 日）：药后诸症悉减，安静时咳喘基本消失，仍动则喘甚，小便量多，大便日一行。此后宗上方略有增删，共服 30 余剂，水肿大减，腹水尽消，已能平卧，仅下肢微肿，遂带药出院，回家调养。1

年后其丈夫告知，回家后遵医嘱，继续服上方，维持病情稳定，已能做轻微家务。

路老调治此案辨证精心，立法严谨，药随证转，机圆法活，药简力宏。组方灵活化裁，经方时方相互为用，将真武汤、葶苈大枣泻肺汤、附子理中汤、四逆汤、苓桂术甘汤、桂枝甘草汤、生脉饮、桂枝汤等熔于一炉，可谓是"八仙过海，各显神通"，诸方相辅相成，共奏温肾阳、健脾土、煦心阳、利水湿、敛气阴、纳元阳之功，故疗效卓著。

第五节　神志疾病医案

医案二十二　调肝胆以利枢机，和阴阳以疗失眠

中医学中，各种诱因引发的失眠皆归于"不寐"范畴。睡眠是人体阴阳消长的一个过程，与阴阳跷二脉之平衡密切相关，失眠病机源于此，或阴虚不能纳阳，或阳盛不能入阴。人体阴阳气血来源于水谷精微，上承于心，则心神得养，寤寐得安，如《景岳全书·不寐》所云："盖寐本于阴，神其主也，神安则寐，神不安则不寐。"心主神志，肝主情志，若情志不舒，思虑过度，则肝失疏泄，继而肝郁化火，扰神于上，胆腑主决断，亦受累而扰心神，寤寐难安。若病情迁延日久，则进一步耗伤心血，甚则损伤脾运、耗伤肾之阴阳，致使心肾失交、五脏俱虚。肝胆位于中焦，与人体上下枢机通畅关系密切，肝胆气机调达对阴、阳跷脉之平衡的影响至关重要。因此，治疗失眠时应注重调和肝胆之疏泄，以调节阴阳跷二脉之平衡，下文举一例以探幽。

李某，女，55岁，主因"失眠反复发作10年"于2010年4月15日初诊。患者近10年来反复失眠。患者就诊时症见眠浅，易惊醒，伴夜尿频数，每晚4次，心烦易怒，口苦，时呃逆，时咽干咽痛，有痰难咯出，鼻腔

干燥，畏风寒，双下肢关节酸痛，纳一般，每纳冷物则胃脘胀满，大便不成形，黏腻不爽。面色少华，舌暗淡，苔白稍腻，脉滑数弦。既往有高血压病，高脂血症。西医诊断为"失眠"，中医诊断为"不寐"，辨证属肝胆失和，治以调肝胆、和阴阳为法。书方如下：太子参15g，柴胡15g，黄芩8g，黄连10g，生姜6g，前胡12g，桔梗10g，炒苦杏仁9g，炒薏苡仁30g，竹茹12g，煅瓦楞子（先煎）15g，炒三仙各12g，胆南星10g，炒紫苏子12g，炙甘草8g，生龙牡各30g，14剂，水煎服，每日1剂，每日2次。

初诊思辨 患者10年来反复失眠，眠浅，易惊醒，细察病症，究其机理，患者心烦易怒，口苦，咽干，时呃逆，纳食一般，故证属少阳，病在肝胆，情绪易怒，枢机不利，肝胆失疏泄之功，日久郁而化火，上扰心神，故失眠。又肝胆郁邪而乘犯脾土，脾虚而痰湿内生，故其人大便黏腻不爽，面色少华，舌苔白腻。气机乱而痰湿之邪并内郁之火共扰心神，致使心神耗伤加剧，故失眠迁延难愈。同理，肺脏亦受肝胆内邪而宣降失司，痰饮内蕴，继而肺阴受损，卫外不固，故有痰而难咯出，鼻腔干燥，畏风寒。病程日久，损伤肝肾，故见夜尿频数，双下肢关节酸痛。审其病候，肝胆失和为主要病机，致使枢机不利、阴阳失衡，故诸脏受损且心神受损尤甚。治法以调肝胆、和阴阳为主，肝胆、阴阳调和，则余脏诸症自消。

方中以太子参、柴胡、黄芩、炙甘草、生姜为主方，取小柴胡汤之意，其中柴胡、黄芩和解少阳、调和肝胆、疏泄郁热，太子参、炙甘草扶正气、祛邪实，生姜和胃降逆，此方乃仲景方药之精华，使肝胆调和而诸脏受益。又取黄连、竹茹、胆南星、生姜，仿黄连温胆汤之意，清利胆火、燥湿化痰、降逆除烦。两方合用，加生龙牡以重镇安神，如此肝胆和谧，痰火消弭，心神得安。虑其痰湿顽固难化，予前胡、桔梗、炒苦杏仁、炒苏子以宣肺降气化痰，又予炒薏苡仁利水渗湿，诸药并用，宣上启下，通调水道。脾运益健则痰湿速去，故予炒三仙、煅瓦楞子以消食健脾、制酸护胃。全方以调肝胆、和阴阳为主，兼以重镇安神、宣肺化痰、健脾和胃之药，贯彻调和枢机，诸脏受泽的治则，治疗失眠的同时兼顾各脏虚实。

二诊（2010年5月20日）：患者服药后睡眠改善，睡眠时间延长，偶易醒，双肩关节及背部酸痛，畏风寒甚，食后胃脘胀满及呃逆诸症减轻，心烦易怒，痰多难咯出、大便黏滞不爽亦见改善，矢气增多，夜尿减少，舌暗红，苔白腻，脉缓弦滑，面色萎黄。上方减桔梗、紫苏子、胆南星，加苍术12g、醋香附10g、桂枝10g、赤白芍各12g、鹿衔草15g，另加生姜1片为引，14剂，水煎服，每日1剂，每日2次。

二诊思辨 服上方患者心神失养、痰浊壅肺、脾虚湿滞之候均减轻。然痰湿之邪清泄殆尽而余邪留恋，遇风寒外邪而相互搏结，侵犯肩背皮腠，阻滞经脉，故双肩关节及背部酸痛，畏风寒甚，且有阴阳不调之象。全方治则大体同前，仍以小柴胡汤为主方，以调和肝胆，旨在通利枢机，平衡阴阳。原方去桔梗、苏子、胆南星，加苍术、醋香附、桂枝、赤白芍、鹿衔草。苍术温散之性，善散寒湿之邪，且有健脾之功；醋香附苦、辛，善理气止痛之功；桂枝辛散温通，以调畅经脉。赤白芍同用寓意有二：一者赤芍善入血分，以活血散瘀，白芍其性阴柔，用于诸温燥之药中以缓其过于燥烈；二者，与桂枝相合，取辛甘化阳之意，以调和阴阳。鹿衔草以甘温之性，善祛风除湿。全方和而不滞，温而不燥，阴阳平调，以达调和肝胆、宁心安神、祛风除湿之效。另加生姜一片为引，加强温中散寒，调和阴阳之功。患者服药两月余，诸症好转。

失眠是临床中常见的疾病，主要以不易入睡，睡后易醒，醒后不能再睡，时睡时醒，或彻夜难眠为其特点，并常伴有白天精神不振，反应迟钝，体倦乏力，甚则心烦懊恼，严重者可影响身心健康及工作、学习和生活。历代医家认为失眠与阴阳跷脉有关，《灵枢·大惑论》云："夫卫气者，昼日常行于阳，夜行于阴，故阳气尽则卧，阴气尽则寤。"又云"黄帝曰：病而不得卧者，何气使然？岐伯曰：卫气不得入于阴，常留于阳。留于阳则阳气满，阳气满则阳跷盛，不得入于阴则阴气虚，故目不瞑矣。"说明了失眠与阴阳跷脉之间的关系，李时珍的《奇经八脉考》一书中亦多次论述了阴阳跷二脉与目不瞑之关系，故失眠的病机总属阴阳跷失调。肝胆主周身疏泄、一身之枢机，肝胆失和则阴阳跷脉亦会失调。因此，每审失眠患者病机之时，应先察其阴阳跷之平衡，所谓治病必求于本，次察脏腑之病机。在治疗失眠时亦主以调整阴阳跷二脉，如此则疗效显著，不失精专之治。

医案二十三 从脾论治发作性睡病

发作性睡病属于中医的多寐病范畴。《灵枢》有曰："夫卫气者，昼日常行于阳，夜行于阴，故阳气尽则卧，阴气尽则寤。"故阴阳者，寤寐之本也，阳入于阴则寐，阳出于阴则寤。多寐者，病机多为阳气受阻，久留于阴也。路老认为本病虽在阴阳之分，但其本多与脾相关。脾者运化水谷之气，化生营卫，脾之运化有常，营卫生化有源，如此则营卫交汇，阴阳消长，寤寐有常也。故脾病则营卫亦病，或脾虚不能升阳，或痰湿困阻清阳，阳留于阴，轻清之气上达头面，故而见多寐。中医学亦有"脾困人则困"之说，路老认为脾主思，思家应多从脾论治，临床上亦多从此论治。

许某，女，21岁。主因"多寐3年，加重2～3天"于2009年7月16日初诊。患者自幼易困倦，3年前无明显诱因，困倦感较前加重，多寐，有时站立或与人交谈时不自觉睡5～10分钟，最多一天睡十余小时。患者就诊时症见双手心及前心发热，急躁易怒，需安静休息30分钟方可缓解，腰腹酸痛，多梦，睡眠中四肢抽动，月经周期不正常，近期2个月未来月经，形体丰腴，舌质红暗，舌尖赤，苔薄黄，脉弦滑。既往有高血脂、低血压史。西医诊断"发作性睡病"。中医诊断"多寐病"，辨证属脾虚痰湿、内有郁热，治以健运脾气、祛湿化痰、清解郁热为法。书方如下：炒白术15g，茯苓30g，砂仁（后下）10g，姜半夏12g，炒三仙各12g，石菖蒲12g，郁金12g，炒酸枣仁15g，炒白芥子12g，炒紫苏子12g，车前子（包煎）15g，炒栀子6g，淡豆豉8g，炒白芍15g，木瓜12g，生龙牡（后下）各30g，14剂，水煎服，每日1剂，每日2次。加味保和丸，每次1袋，每日2次，温水送服。

初诊思辨 患者为青年女性，年至三七，正当气血旺盛之时，然其幼年即有易困之症，提示先天脾气虚弱已有时日。今参验舌脉诸证，苔薄黄，脉弦滑，提示痰湿之象，其舌质红暗，舌尖赤，是为痰湿生热，郁热内扰，综舌脉断为脾虚痰湿，内有郁热所致。观其症，形体丰腴、闭经、腰腹酸痛是痰湿阻滞所致，双手及心前区发热、急躁易怒，提示内有郁热之象。综合判断，此人当脾气虚弱，而致中州失运，痰湿内生，阳留于阴，不能上达清窍，神明不清，而有此证，然痰湿内蕴日久，又有郁而化热之象，故治时当须健运脾气、祛湿化痰、清解郁热。方中炒白术、茯苓、砂仁、半夏，取香砂六君汤之意。白术培中宫，茯苓清治节，胃气既治，病安从来；然拨乱反正，又不能无为而治，必举行气之品以辅之，则补品不致腻而不行，故易陈皮为紫苏子以利肺金之逆气，半夏以疏脾土之湿气，而痰湿可除也；砂仁以通脾肾之元气，膹郁可开。白芥子、车前子合用增祛湿化痰之功。石菖蒲、郁金取菖蒲郁金汤之意，菖蒲辛开苦燥温通，芳香走窜，不但有开窍醒神之功，且兼具化湿、豁痰辟秽之效；郁金，辛、苦、寒，归肝、心、肺经，行气解郁，清心凉血；二者合用以达清解郁热、开窍醒神之功。栀子、淡豆豉取栀子豉汤之意，此方出自《伤寒论》，本用以治疗"虚烦不得眠"，此人虽为多寐，但痰湿蕴久化热，故有烦躁易怒、心前发热等症，栀子味苦性寒，泄热除烦，降中有宣；淡豆豉体轻气寒，升散调中，宣中有降，二药相合，共奏清解郁热之功。白芍柔肝养阴，木瓜舒筋和胃化湿，二者相伍以安四肢之动。龙骨、牡蛎重镇潜降以安神，合菖蒲、郁金，一开一降，达开合阴阳之功。炒三仙健脾消食，以助纳化。全方合香砂六君子汤、菖蒲郁金汤、栀子豉汤之意，共奏健脾祛湿化痰，清解郁热，调和阴阳之效。

二诊（2009年8月13日）：药后14剂困倦感、四肢抽搐较前减轻，饭后尤其是食米饭后思睡，气短，手足心热减，心烦易怒，纳食可，大便调，小便黄，舌尖红，苔黄微腻，脉沉滑，既见微效，前方加减，上方去炒三仙、车前子，加虎杖15g，六一散（包煎）20g，14剂，水煎服，每日1剂，每日2次。

二诊思辨 患者服上方诸证好转，然从饭后思睡，气短，心烦热等来判断，断为湿热之证未除。思时令正值长夏之际，暑湿之气熏蒸于天地之间，治病更当因时制宜，内有痰湿内热之证，外有时令湿热之气，二者相合更加难解难分，故更当增清热除湿之力，夏季湿热之气，当首选六一散，引湿热从小便而出，故于前方加六一散以清利湿热，另去炒三仙、车前子，加虎杖增清热利湿之力。三因制宜是路老临床常用的治疗原则，路老强调治病当因人制宜，病虽有同，但人之体质各有差异，治疗迥异；路老亦强调治病更当因地制宜，南方多湿热，北方多干燥，治各当不同；路老还注重治病因时制宜，当据四时寒热之不同，选寒热温凉之药性，顺应时令之变。故唯有因人、因地、因时制宜辨证施治，方药方能更贴合病情。

发作性睡病属中医"嗜眠""多寐"范畴。中医学早在《黄帝内经》中就有相关记述，如《灵枢·大惑论》中"人之多卧者，何气使然……此人肠胃大而皮肤湿，而分肉不解焉……夫卫气者，昼日常行于阳，夜行于阴，故阳气尽则卧，阴气尽则寤……留于阴也久，其气不清，则欲瞑，故多卧矣"，指出阳气受阻，久留于阴而致多寐。《脾胃论》中"脾胃之虚，怠惰嗜卧"，指出了脾气虚弱与多寐病的关系。《丹溪心法》中"脾胃受湿，沉困无力，怠惰好卧"，认为湿邪困阻可导致多寐嗜卧。《杂病源流犀烛·不寐多寐源流》提出"体重或浮而多寐，湿胜也……食方已即困倦欲卧，脾气弱……俗名饭醉……四肢怠惰而多寐，气弱也"，对脾气虚弱和湿邪困阻导致的多寐进行了鉴别。多寐一病总由清阳之气不升，阳气受阻，久留于阴而致。然其所由皆在脾也，一则脾气虚弱不能升清，清阳无以出上窍，而致多寐；一则脾虚内生痰湿，痰湿困阻清阳之气，阳阻阴中，而见多寐。故治多寐一病，当立足于脾，首当健运脾气，中气一健，升降有常，则阳出于阴而上荣清窍，又当祛湿化痰，痰湿一去，浊阴下降而阴不阻阳。如此则清阳出上窍，浊阴出下窍，阴阳各行其道，开合有度，交合有常，神明清灵，多寐自愈。

医案二十四 郁证需精气神同调

郁证是临床常见病症，病因常由情志不舒、气机郁滞所致，早在《黄帝内经》中就有相关记述，如《素问·六元正纪大论》中说："郁之甚者，治之奈何……木郁达之，火郁发之，土郁夺之，金郁泄之，水郁折之……"然其致病常易波及五脏，日久渐呈虚损病症。正如《类证治裁》言："七情内起之郁，始而伤气，继必及血，终乃成劳。"故郁证治疗当从精气神入手，兹附一则验案如下。

陈某，男，24 岁，主因"记忆力差，困乏，嗜睡，头痛 9 年"于 2005 年 4 月 23 日初诊。患者 9 年前开始出现记忆力差，困乏，嗜睡，头痛，曾以"鼻窦炎"治疗未效，后又以"抑郁症"治疗，服抗抑郁药 2 年，记忆力明显减弱，反应慢。患者就诊时症见畏寒，耳鸣，乏力困倦，视物模糊，记忆力差，腿软，腰酸，纳眠可，二便可。舌体胖，舌尖红，苔薄白，有瘀点，右脉沉迟而弦。西医诊断为"抑郁症"。中医诊断为"郁证"，辨证为精气神衰，治以益气补精化神为法。书方如下：太子参15g，炒白术12g，茯苓18g，炒山药15g，炒枳实12g，黄精12g，枸杞12g，当归10g，麦冬12g，紫河车12g，淫羊藿12g，生龙牡（先煎）各20g，炒柏子仁15g，怀牛膝12g，桂枝8g，赤白芍各12g，金雀根18g，密蒙花10g，僵蚕8g，17剂，水煎服，每日1剂，每日2次。

初诊思辨　患者虽是壮年之时，然长期情志抑郁，渐呈五脏虚损诸证。患者畏寒、舌胖、乏力困倦，乃是脾肺气虚之象，方中太子参、茯苓、炒白术、炒山药、炒枳实，即四君子汤合枳术丸之意，旨在益气健脾，培土生金，补益宗气。耳鸣，视物模糊，记忆力差，乃是精血不足之象，故加黄精、枸杞子、当归、麦冬，既可补益精血，又能生津润肺，以达金水相生之妙。《素问·生气通天论》曰："阳气者，精则养神，柔则养筋"，患者乏力困倦乃是阳气不充养神机之象，方中紫河车、淫羊藿，补精益气养血化生神机。腰酸腿软，下焦真阴不足，加怀牛膝，滋补肝肾，益精填髓。久病多虚多瘀，故患者舌有瘀点，桂枝、赤白芍、金雀根，一则调和营卫以疗虚、一则活血通脉以疗瘀。密蒙花、僵蚕祛风明目疗视物模糊。全方共凑益气补精化神之功。

二诊（2005年5月24日）：服药20余剂，腰酸有减，视物较前清。仍有困倦乏力，腿软，久站后右足跟麻木，说话时舌体不灵活，耳鸣，记忆力差。偶见气短，无心慌。纳眠可，二便调。舌体微胖，质淡，舌边尖有味蕾如小米状，苔薄黄，脉沉迟而涩。书方如下：上方去太子参、密蒙花、僵蚕、炒枳实，加炙黄芪18g、龟鹿二仙胶（烊化）各10g、炒三仙各12g、醋香附10g、紫石英（先煎）18g，14剂，水煎服，每日1剂，每日2次。

二诊思辨　服上方视物较前清，故去密蒙花、僵蚕，但虚损之证，非一日可解，应专于培补缓缓图治，方能见效。故去太子参、炒枳实，方加善于补益胸中大气之炙黄芪，龟鹿二仙胶、枸杞子，即龟鹿二仙汤补益精气神之意，患者心气不足、心神失守，故舌体不灵活，《本草经集注》记载："紫石英，补心气不足，定惊悸，安魂魄，填下焦。"炒三仙、香附理气健脾助运，以防二仙胶滋腻碍胃，紫石英损伤脾胃。患者以上方加减调治3年余，精神状态转佳，记忆力明显增强。

郁证之所成，病起总由情志内伤、气机郁滞。肺主一身之气，肺气健则宗气盛；肺者相傅之官，助心行血化生精气，濡养四肢百骸；肺藏魄，两精相搏谓之神，并精而出入者，谓之魄。故气机郁滞可致肺气不利，进而导致人体精气神衰惫，渐成五脏虚损之病症，临床郁证治疗从精气神入手，三宝同调，郁证当疗。

医案二十五 善用经方治抑郁

经方一脉，由《汤液经法》发展而来，至仲景《伤寒杂病论》臻于完善，其组方严谨，用药精当，屡有效验，后世尤为推崇，其含义亦从经验之方升华为经典之方。经方治病，讲求方证对应，有是证用是方，"但见一证便是，不必悉具"。临证须审察病机，无失气宜，又当触类旁通，知常达变。处方或一成不变，恪守原方，或随证化裁，加减进退，或数方合用，多法并施。兹举活用经方治抑郁症一例如下。

陈某，男，30岁，主因"情绪低落、失眠6年余"于2011年10月5日诊。患者6年前无明显诱因出现失眠，入睡困难，情绪低落，烦躁易怒，多梦易醒，记忆力减退，对周围事物失去信心和兴趣，精神萎靡，懒散，头晕，反应迟钝，耳鸣，耳痒，曾多方求医，被诊断为轻度抑郁症。患者就诊时上症仍存，并见阵发心悸，左上胸刺痛，口臭，口苦，纳差，呃逆，胃脘痞满，易饥饿，大便溏结不调，腋窝背部发热，但体温不高，手脚麻木，股髋关节有响声，但不影响活动，性功能减退。面色浮红，不嗜烟酒。舌偏红，苔薄黄，脉弦滑。^{13}C-呼气试验（＋），胃镜示："反流性食管炎，浅表性胃炎，脂肪肝"。西医诊断为"抑郁症"，中医诊断为"郁证"，辨证属肝胃不和、气郁化火、湿热内蕴，治以疏肝和胃、清泻肝胆、清热利湿为法。书方如下：青蒿15g，黄芩10g，黄连10g，姜半夏12g，炒枳壳12g，陈皮12g，干姜12g，龙胆草10g，虎杖15g，白芍15g，菊花10g，荷叶12g，煅瓦楞子20g，珍珠母（先煎）30g，川牛膝15g，14剂，水煎服，每日1剂，每日2次。

初诊思辨 《丹溪心法·六郁》有云："气血冲和，万病不生，一有佛郁，诸病生焉。"人之情志总属于肝，肝主疏泄，其象木，以条达为顺，若肝失疏泄，则情志异常，而见情绪低落，对周围事物失去信心和兴趣，精神萎靡，懒散诸证。肝气不舒，郁而化火，上扰心神，则失眠、多梦、心悸；肝气郁滞，横逆犯胃，阻碍脾胃之运化升降，则生纳差、呃逆、口臭、胃脘痞满、大便溏结不调之症。中州失健，水湿不化，郁久成热，湿遏热郁，蕴于肝胆，则见口苦、耳鸣等症。此时当清泻肝胆，疏肝理气，和胃消痞。

方中青蒿、黄芩、陈皮、半夏、枳壳取蒿芩清胆汤之意，可清胆利湿，和胃化痰，分消湿热。此方出自清代俞根初所著的《通俗伤寒论》："若受湿遏热郁，则三焦之气机不畅，胆中之相火乃炽，故以蒿、芩、竹茹为君，以清泻胆火。胆火炽，必犯胃而液郁为痰，故臣以枳壳、二陈，和胃化痰。"青蒿配黄芩内清少阳湿热，且可透邪外出；陈皮、枳壳、半夏疏肝理气，燥湿化痰。因无恶心、呕吐、小便不利之象，故弃竹茹、碧玉散。黄连、黄芩、半夏、干姜合为半夏泻心汤，为仲景所创治疗"心下痞"的代表方，主辛开苦降，寒热平调，可调畅中上焦气机，健脾和胃，清热燥湿，消痞散结，以复脾升胃降之机。菊花清肝泻火，白芍柔肝敛阴，陈皮疏肝理气，折肝之刚强以顺其条达之性。荷叶、枳壳升清降浊，以畅中焦。龙胆草、珍珠母皆是清肝泄热之品，且龙胆草可清热燥湿，珍珠母可重镇安神。虎杖入肝胆经，合川牛膝既可利湿热，又可活血。

二诊（2011 年 10 月 19 日）：服上药 14 剂后，失眠较前改善，纳食增加，但继服后症状未见减轻，仍头痛头晕，有时心烦急躁，健忘，夜寐可至 7 小时，但经常梦多，有时做噩梦，口苦，纳食后腹胀，大便难解，心情不畅，自觉心理压力大，性功能减退。舌质红，苔微黄，脉弦数。书方如下：柴胡 15g，黄芩 12g，炒枳实 15g，大黄炭 3g，姜半夏 12g，干姜 10g，黄连 10g，炒栀子 8g，淡豆豉 10g，莲子心 6g，麦冬 12g，预知子 12g，甘草 6g，14 剂，水煎服，每日 1 剂，每日 2 次。

二诊思辨 患者服上方症状稍减，但食后腹胀，大便不畅，心烦急躁，情绪不佳，失眠多梦，观其舌脉提示有阳明腑实、热扰胸膈之象，故以和解攻里、清宣郁热之法调之。肝胆郁热不解，内传阳明，致腑气不通，方中柴胡、黄芩、枳实、半夏、大黄合为大柴胡汤，可和解少阳，内泻热结。柴胡、黄芩疏解肝胆，清泻郁热；枳实、大黄行气通腑，泻热破结。因腑实不重，故用少量大黄炭以求微利。仍合半夏泻心汤调理升降，以消痞满。肝气郁结，久而化火，邪热上扰胸膈，致心神不宁，郁郁微烦。方中炒栀子、淡豆豉为栀子豉汤方，栀子味苦性寒，清透郁热，解郁除烦；淡豆豉气味轻薄，解表除烦，宣发郁热，二药相合，宣中有降，降中有宣，为清宣胸中郁热之良方。更添莲子心、麦冬以助清泻心火、除烦安神之功。枳实合柴胡取四逆散之意，以解肝之郁，伍预知子以增强疏肝理气之效。

经方治病，若辨证准确，选方精当，则效如桴鼓。路老自幼研习中医经典，独立应诊八十余载，坚持辨证论治，四诊合参，深谙经方运用之道，知犯何逆，随证治之，每获良效。抑郁症多因肝失疏泄、脾失健运、心失所养所致，治疗以理气解郁、补气健脾、养心安神为法，然临床病机复杂多变，不可以一法概之，尚需仔细揣摩，知常达变。本例患者有肝气郁滞，气郁化火，少阳湿热之象，后邪气内传，而见阳明腑实、热扰胸膈之证，所用经方有蒿芩清胆汤、半夏泻心汤、大柴胡汤、栀子豉汤、四逆散，并加以进退化裁，灵活变通，师古不泥，恰中病机，以起沉疴。

医案二十六 "调营卫，燮升降"治不寐案

不寐，亦称"目不瞑""不得卧"等，《灵枢·大惑论》载"卫气不得入于阴，常留于阳，留于阳则阳气满，阳气满则阳跷盛，不得入于阴则阴气虚，故目不瞑矣。"提出了"阴阳不交"乃其基本病机。《灵枢·营卫生会》云："营卫之行，不失其常，故昼精而夜瞑。"路老在继承前人经验的基础上认为，对于不寐之症当责之于营卫失和，阴阳失交所致。其病性乃虚实夹杂，实者乃气机升降乖戾，气血津液运行不畅而酿生痰湿、瘀血等病理产物，其阻于脉道亦可致营卫不和；虚者乃正气虚弱，营卫乏源所致。因此，路老在辨治本病时提出了以"调营卫，燮升降"为主线，兼以扶正补虚的治则思想，临床疗效显著。

某女，56岁，主因"失眠10余年"于2009年12月6日初诊。患者入睡困难，眠浅易醒，每晚睡3～4小时，有时彻夜难眠，经服多种安眠类中西药物，疗效不满意。患者平素易感冒，就诊时症见咳嗽，恶风畏寒，神疲乏力，头部昏沉，双目干涩，纳差，嗳气，胃脘胀满、隐痛、嘈杂，大便溏薄，日行1～2次，小便频数，夜尿4～5次。观其形：形体偏胖，面色晦暗，口唇色暗。舌体胖，质暗红，满布裂纹，苔白腻花剥，脉沉弦细。西医诊断为"失眠"，中医诊断为"不寐"，辨证属营卫失和、升降乖戾、心神不宁，故当固卫和营，升清降浊以宁心安神。书方如下：五爪龙30g，生黄芪12g，防风12g，炒酸枣仁20g，石斛12g，山药15g，白芍15g，炒苦杏仁9g，炒薏苡仁30g，炒苍术15g，厚朴花12g，鸡内金12g，娑罗子10g，醋香附12g，合欢皮15g，生龙牡（先煎）各30g，竹沥汁30ml为引，14剂，水煎服，每日1剂，每日2次。茶饮方：浮小麦30g，百合15g，炒山药15g，生炒薏苡仁各30g，竹节参15g，合欢皮15g，绿萼梅12g，紫石英（先煎）30g，7剂，水煎代茶频饮，两日1剂。

初诊思辨 患者中老年女性，平素正气虚弱，卫阳无力抗邪于外，营阴不足而不能敛阳而致阴阳失交，加之痰湿内郁致清阳不升，浊阴不降而上扰心神故见不寐。营卫不和则腠理不固，故平素易于感冒，咳嗽，恶风寒。脾胃为气血生化之源，脾气虚弱故见神疲乏力；脾主运化，主升清，脾失健运则湿浊内生，清阳不升则头部昏沉、大便溏薄；胃主受纳，主降浊，胃失和降故见纳差、胃脘胀痛等；痰湿久郁易化热伤阴，故见双目干涩。肝失疏泄，气机郁滞故见嗳气频作。气为血之帅，气滞则血瘀，故见颜面、口唇发暗。上述诸症皆乃一身气机升降失常，气血津液运行不畅所致。营卫虚弱，外邪侵袭而致太阳膀胱固摄失约，故见小便频数，夜尿增多。结合舌脉，综合分析，初诊所见乃营卫失和，升降乖戾所致，故治宜调营卫以固卫阳、滋营阴，燮升降以祛痰湿、行气血。

方选玉屏风散以益气固表，加以素有南黄芪之称的"五爪龙"，其意在攻补兼施，既可增强补气之力，亦有健脾利湿之功。加入石斛、山药之属意在滋阴润燥，且有滋阴不恋邪之功；合欢皮、炒酸枣仁滋营阴，养肝血，与白芍相合养肝体以助肝用。法三仁汤之意取杏仁以宣上，且其亦可宣肺止咳，薏苡仁畅中健脾利湿。仿平胃散之旨燥湿化痰，加鸡内金以健脾和胃。

方中娑罗子与香附相配，疏肝理气，燮理升降，气行则湿祛，气行则血行。同时，路老伍以生龙牡，意在重镇安神，平肝潜阳以助阴阳相交。路老在此基础上，以茶饮方增强益气养阴、理气安神之效，方中竹节参既可益气补虚，亦可散瘀祛痰；配以绿萼梅疏肝理气，醒脾和中；伍以紫石英可加强重镇安神之力。纵观初诊所治，路老以"调营卫、燮升降"为主线，是故卫阳得固，营阴得和，痰湿得消，气血得畅，则阴阳自和，睡眠得安。

二诊（2010年1月9日）：服药24剂，睡眠好转，头部昏沉、神疲乏力减轻。就诊时诉恶风畏寒，脘腹稍胀，大便溏软。舌暗红，边有齿痕，舌面多裂纹，苔淡白腻花剥，脉弦细滑。上方去山药、香附、竹沥汁，加竹沥半夏10g、炒枳实15g、生姜2片，14剂，水煎服，每日1剂，每日2次。

二诊思辨　服上方后，睡眠好转，效不更方，结合二诊所见，痰湿内蕴，升降失常之象更加突出，故治宜增强理气化痰之力。路老在原方基础上，去山药、香附等，加竹沥半夏、炒枳实，二药相合，升清阳而降浊邪，与生姜相伍，和胃降逆，意在燮理中焦气机升降。

三诊（2010年1月23日）：诸证缓解，晚上入睡5~6小时，夜尿2~3次，尿有余沥。今冬感冒咳嗽未发作，仍有背冷畏寒，纳可，口干，大便溏薄，有时腹胀肠鸣。舌淡暗，边有齿痕，舌面有裂纹，苔白稍腻花剥，脉弦小滑、双寸略大。四诊合参，三诊所见其卫阳不固，痰湿瘀滞之象仍在，且气阴两虚之象已显。故治以益气固表，祛痰行血，滋营养阴。书方如下：生黄芪20g，炒防风12g，葛根15g，蔓荆子10g，炒苦杏仁9g，炒薏苡仁30g，炒枳壳12g，厚朴花12g，炒苍术15g，茯苓30g，丹参15g，川芎10g，知母12g，炒白芍15g，枸杞子12g，山茱萸15g，首乌藤15g，炒柏子仁30g，生龙牡（先煎）各30g，生姜1片，21剂，水煎服，每日1剂，每日2次。

三诊思辨　三诊时患者痰湿之象较前缓解，然背冷恶寒之表虚不固之象仍较明显。叶天士在《临证指南医案》中言："太阳脉行，由背抵腰，外来风寒，先伤阳经"，由此可知三诊时患者太阳经气不利，气虚不固乃其关键病机之一。太阳卫表不固，邪气循经入腑，则太阳膀胱腑气化不利，故见尿有余沥。结合其大便溏薄、舌质淡暗等表现，可知三诊所见乃太阳经气不利，营卫失调，痰湿瘀阻所致，且亦有气阴两虚的表现。故其治当继以调营卫而固阳滋阴，燮升降而祛湿行血，方可收功。

路老继法玉屏风散合三仁汤之意，益气固表，祛湿化痰。方中加入葛根、蔓荆子之风药，一者可疏通太阳经气，固护卫阳；另一方面，风能胜湿，其亦有祛湿之功。枳壳、厚朴花、炒苍术、茯苓四药相伍即合平胃散之意，与杏仁、薏苡仁相合，燮理上下气机以行气化湿，亦有健运脾土之效。路老在此基础上，加入丹参、川芎以活血化瘀。湿热、瘀血等久留体内易化热伤阴，故路老选白芍以养肝体以助肝用；枸杞子、山茱萸以滋补营阴；首乌藤与柏子仁相合可养心安神；伍以生龙牡亦可潜阳敛神，有调和阴阳之效。全方补中有散，发中有收，使气足阳生，湿祛血行，营阴得养则阴阳相交，不寐得缓。

四诊（2010年3月20日）：睡眠改善，晚上可睡6小时，夜尿1～2次。今冬至春感冒咳嗽无发作，稍有畏寒乏力，精神较佳，面色转润，唇暗好转，纳食可，心下稍有痞闷。舌淡暗，浅齿痕，有裂纹，苔黄白相间稍腻、花剥，脉弦小滑。四诊合参，虑其乃痰湿渐祛、升降未复而致寒热错杂，阴阳失和。故治以辛开苦降，运脾化湿，养阴清热以善后。书方如下：竹沥半夏10g，黄连10g，黄芩10g，炮姜8g，太子参12g，炒苦杏仁9g，炒薏苡仁30g，甘松6g，南沙参15g，玉竹12g，藿苏梗（后下）各12g，茵陈12g，黛蛤散（包煎）12g，枇杷叶12g，娑罗子12g，炒枳壳12g，生龙牡（先煎）各30g，炙甘草8g，竹沥水30ml为引，14剂，水煎服，每日1剂，每日2次。5个月后回访，睡眠如常。

四诊思辨 四诊时患者营卫失和、卫气不固之象已明显改善，脾虚痰湿虽渐祛，然气机升降未复，故见乏力、脘痞之症；痰湿久留而化热伤阴，故见舌面有裂纹，呈花剥苔。四诊合参，虑其四诊，虽卫表得固，然痰湿久留体内后导致脾运不及、升降无权、营阴受损。因此，当以辛开苦降之法而复气机升降之职；以化湿养阴之道而复阴阳相交之旨。

在选方用药上，路老以半夏泻心汤为主方，取其辛开苦降，寒热平调之旨。仍法三仁汤之意，将杏仁与薏苡仁相配祛湿化痰，上下分消；配以茵陈和黛蛤散以疏肝泄热、调畅气机。加入南沙参以益气化痰，与玉竹相合益胃生津之效倍增。甘松有开郁醒脾之功，与藿梗、苏梗相合，既可行气，亦可化湿；与枇杷叶、娑罗子、枳壳等降气之品相合，升降相因，共复一身气机升降之职。同时，路老加以生龙牡重镇安神，潜阳入阴，以助阴阳相交而入眠。全方以燮理升降、运脾化湿、清热滋阴为主线，寒热并用，是故气机升降得复，脾土运化有权则阴阳二气得以交感互藏，阳能入阴则睡眠改善。

不寐的基本治则无外乎调和阴阳，使阳能入阴，则不寐得解。在治疗上路老提倡以"调营卫，燮升降"为主线。卫阳得固，营阴得资则阳能入阴；升降相因，气血得畅则心神得安，不寐得解。同时，《黄帝内经》有言："邪之所凑，其气必虚"，因此"益气养阴以扶正"亦是治疗本病之要点。本案患者病程较长，素体虚弱，易于外感，营卫失和，邪气内留体内以致气血津液运行不畅，气机升降乖戾，故阴阳失和，阳不入阴而见不寐之症。初诊和二诊时路老以固表和营、升清降浊法为主，方选玉屏风散合三仁汤化裁，加炒酸枣仁、生龙牡等以扶正固表，化湿降浊，兼以安神而扭转病势。三诊营卫不和、表虚不固之象较为突出，故继以益气固卫、化湿行血为主，兼以滋阴和营。四诊时，卫阳得固，然体内气机升降失常，气阴两虚之象更显，故终以燮理升降、运脾化湿、清热滋阴为主线，以半夏泻心汤合三仁汤加减善其后。纵观本案治疗，条理清晰，标本兼顾，圆机活法，是路老治疗失眠的宝贵经验。

第六节　其他心系医案

医案二十七　祛风湿、养气阴合治"风心病"之心悸

心悸是临床中常见的症状，可见于多种疾病过程中，其中慢性风湿性心脏病常出现心悸症状，以二尖瓣狭窄为例，常伴有呼吸困难、咳嗽、咯痰等临床表现。中医学认为，慢性风湿性心脏病属痹证范畴，乃风湿邪气蕴结日久入心所致，痹证日久，邪气耗伤周身气阴，在心则心脉失养而生心悸，在肺则相傅失职而生咳喘，在脾则健运失司而生痰饮。故治疗慢性风湿性心脏

病所致心悸，不应独以益气养阴为法，因其同余脏之损耗皆由风湿邪气蕴结日久所致，故祛除风湿邪气同样是治疗之要则。慢性风湿性心脏病病候延绵，宜祛风湿、养气阴二法合用，临证变通。下文举隅一例以探幽。

刘某，女，45岁，主因"阵发心悸、气短20年"初诊。患者20年前出现阵发心悸，气短，当地医院确诊为"慢性风湿性心脏病，二尖瓣狭窄"。平时药物控制，2003年在某大型三甲医院置换人工心脏机械瓣膜，长期口服华法林抗凝。患者就诊时症见阵发心悸，气短，活动后加重，肩颈疼痛，右足跟疼痛，右手麻木，双膝双肘关节疼痛，易疲倦，睡眠质量差，多梦，咽痒，咳嗽，咯痰，牙龈易出血，双眼干涩，小便调。既往有风湿性关节炎病史30余年，慢性咽炎病史30年，舌暗稍胖，边有齿痕，苔薄黄，脉细。西医诊断为"①慢性风湿性心脏病；②二尖瓣狭窄"。中医诊断为"心悸"，辨证属风湿痹阻、气阴两虚，治以祛风除湿、益气养阴为法。书方如下：西洋参（先煎）10g，天麦冬各10g，五味子6g，生炙黄芪各12g，防己12g，炒白术12g，桂枝6g，桑枝12g，炒薏苡仁30g，黄柏6g，姜半夏10g，炒苦杏仁9g，炒三仙各12g，炙甘草6g，生姜1片为引，14剂，水煎服，每日1剂，每日2次。

诊疗思辨 此例患者既往有风湿性关节炎病史30余年，中医学认为此病属"痹证"范畴，由风湿邪气杂合而致，痹阻经脉，阻滞气血运行，此患者所现肩颈疼痛、足跟疼、双膝关节疼等均系痹证表现。又因其确诊为二尖瓣狭窄，为慢性风湿性心脏病，中医学认为此乃痹证风湿邪气入心所致，耗气伤阴，则生心悸，其属痹证日久而继发之心悸。风湿邪气共犯肺脾，亦耗伤气阴、阻遏气机。考虑其慢性咽炎病史30余年，故咽痒、咳嗽、咳痰，乃肺气阴两虚的表现。又观其舌脉，其舌暗稍胖且有齿痕，说明脾虚湿盛；而其脉细，乃湿邪为患之表现。综上所述，在治疗慢性风湿性心脏病继发之心悸时，应兼顾其痹证诸病候，标本兼治。辨证为风湿痹阻，气阴两虚证；治法以祛风除湿合益气养阴二法并重。

方中防己、生炙黄芪、白术、炙甘草合用为防己黄芪汤，专擅益气祛风、健脾利水之功，合桂枝、桑枝、炒薏苡仁，共奏祛风湿、蠲痹阻之效，方中黄芪生炙同用，利湿、益气并重。西洋参、麦冬、五味子取生脉饮之意，此方兼具温、润、敛三法，是益气复脉、养阴生津之要方，恐人参温燥或伤肺阴，故易为西洋参，又加天冬增益上方功效，兼润肺止咳之功。炙甘草、桂枝、西洋参、生姜、麦冬，取炙甘草汤之意，此方有益气养阴，通脉温阳之功，可用于阴血阳气虚弱，心脉失养之证。炙甘草汤与生脉饮均有益气养阴之功，但炙甘草汤偏于温补，生脉饮偏于清补，两方合用，温阳益气之中养阴润燥。湿久困脾，中州失运，痰饮内生，上犯肺金而现咽痒、咳痰之症，予姜半夏、炒苦杏仁祛痰止咳，予炒三仙旨在消食健脾，巩固中州。以上方调理数月后患者诸症缓解。

慢性风湿性心脏病多伴有心悸的临床表现，在治疗此类心悸病症时，应同时考虑其基础疾病慢性风湿性心脏病的中医辨治。中医学中，慢性风湿性心脏病属于"痹证"范畴中风湿邪气内侵入心的特殊变证，其引发的心悸病根据病程变化特点通常证属气阴两虚，治疗以"祛风湿、养气阴"二法并重。根据中医学标本兼治的治疗原则，此类心悸病症原发的慢性风湿性心脏病宜遵循痹证风寒湿邪气夹杂的病机特点，以祛风除湿为要，合益气养阴之法，增益攘邪之功。

医案二十八　宣化湿热疗心肌炎案

心肌炎指心肌中局限性或弥漫性的炎性病变，可呈急性、亚急性、慢性病程，临床以发热、疲乏、多汗、心慌、气急、心前区闷痛等为表现。属中医学"风温""心悸""怔忡""胸痹"等范畴。路老认为本病多因感受温热或湿浊之邪，致瘀血痹阻心脉而成，病机总与太阴、少阴相关，兹附一则验案如下：

王某，男，25岁，主因"胸闷憋气，肩胛疼痛1周"于2010年6月19日初诊。患者两年前感冒后患心肌炎，经治疗后平稳。就诊1周前因喝两瓶冰镇啤酒，后出现胸闷、憋气，肩胛骨疼痛，经休息后症状缓解。患者就诊时症见胸闷、憋气，静息时亦有发作，口干思饮，急躁易怒，早泄，睡眠不规律，食欲好，小便黄，有不尽感，大便黏滞。舌质红，舌尖赤，舌苔黄腻，脉沉弦滑。西医诊断为"心肌炎"，中医诊断为"胸痹心痛病"，辨证属湿热中阻，治以宣化湿热为法。书方如下：藿苏梗（后下）各12g，佩兰（后下）12g，枇杷叶12g，炒苦杏仁9g，炒薏苡仁30g，厚朴花12g，草豆蔻（后下）10g，砂仁（后下）10g，半夏12g，茵陈10g，六一散（包煎）30g，通草10g，炒苍术10g，黄柏10g，川牛膝12g，益智仁（后下）9g，生姜1片为引，14剂，水煎服，每日1剂，每日2次。

初诊思辨 患者就诊时正处暑热之际，天暑下迫，地湿上蒸，人处其中，最易感受暑湿之邪，且《温热论》言："酒客里湿素盛，外邪入里，里湿为合，在阳旺之躯胃湿恒多，在阴盛之体脾湿亦不少，然其化热则一。"纵观患者上述诸证，其中焦湿热之象明矣。方中藿香梗、紫苏梗、佩兰、枇杷叶、炒苦杏仁、炒薏苡仁、砂仁、草豆蔻、厚朴花、半夏、通草、滑石，取三仁汤合藿朴夏苓汤之意，旨在宣上、畅中、渗下、理气和中、宣化湿热；患者急躁易怒、早泄乃肝经湿热循经下注宗筋所致，故加茵陈、苍术、黄柏、牛膝、薏苡仁取四妙散之意，清利肝经湿热，益智仁固精缩尿止泄；湿热病禁汗、禁下、禁润，法在通阳，通阳不在温，而在利小便，方中通草、六一散、炒薏苡仁淡渗利湿，使湿邪从小便而去，湿去则热孤矣。

二诊（2010年7月2日）：患者服药后诸症平稳，仍觉口干欲饮，入睡难，纳可，喜冷饮，大便日行1次，质黏不爽，小便黄，舌质紫暗，尖边红，苔中根厚腻，脉沉滑小数。宗上法佐入解毒之品，上方去佩兰、枇杷叶、益智仁、黄柏，加石菖蒲12g、细木通10g、泽泻15g、茯苓30g、郁金12g，14剂，水煎服，日1剂，每日2次。加味保和丸6g，每日2次，白水送服。

二诊思辨 患者服上方后，诸证平稳，减去固精止泄之益智仁，详观诸证其中焦湿热之机犹在，且有化毒之象，故上方减去理气化湿之佩兰、枇杷叶及苦寒伤阴之黄柏，加石菖蒲、细木通（味苦淡，性微寒，无毒）即甘露消毒丹之意，旨在清热燥湿解毒，郁金活血通脉，加味保和丸、泽泻、茯苓增强益气健脾祛湿之力。

心肌炎病位主要在心，总与太阴、少阴相关。如《温热论》言"温邪上受，首先犯肺，逆传心包"，胃为阳明燥土，脾为太阴湿土，中焦病变多从湿热而化，心与脾胃母子相生，子病犯母，湿热之毒上扰心神痹阻心脉而致此证。本案宣化湿热，从中焦论治心肌炎，以期能有抛砖引玉之效。

医案二十九 调营卫、温经脉疗病毒性心肌炎继发混合性发绀案

病毒性心肌炎是多发的心肌炎类别，现代医学认为该疾病是由病毒感染所导致的局限性或弥漫性心肌炎性改变，部分临床类型预后不佳，可引发心力衰竭，进一步导致体循环障碍，出现混合性发绀的临床表现。而中医学根据其临床表现，认为该疾病属"血痹"范畴。《金匮要略》有云："血痹阴阳俱微，寸口关上微，尺中小紧，外证身体不仁，如风痹状"，据脉象，其证多属营阴卫阳俱虚、寒邪凝滞经脉之候，治当以此为纲。

胡某，女，45岁，主因"皮肤遇冷青紫20余年，四肢麻木10余年"于2007年8月18日初诊。患者20年前无明显诱因出现皮肤青紫，累及头面部、躯干及四肢，每遇冷或气候潮湿时出现，范围、部位变化不定，不高出皮肤，不痛不痒，未经治疗，病情延续至今。10余年前无明显诱因出现下肢麻木疼痛，遇寒加重，继而出现上肢麻木，经医院检查，诊为"①腰椎间盘突出症；②颈椎间盘突出症；③胸椎侧弯"，未予重视。曾因痛经注射盐酸哌替啶（杜冷丁）6年，现已戒除。患者自诉既往于1984年曾患病毒性心肌炎，现已愈。患者就诊时症见四肢麻木疼痛，皮肤遇冷青紫，面色潮红，纳可，睡眠差，二便调。性情急躁易怒，经来腹痛，痛经3日，有血块，量多，舌暗红，体胖边有齿痕，苔薄白，脉沉细。西医诊断为"混合性发绀"。中医诊断为"血痹"，辨证属营卫不和，寒凝经脉，兼气滞血瘀，治以调和营卫，温阳通脉，辅以理气活血为法。书方如下：五爪龙18g，西洋参（先煎）10g，桂枝8g，赤白芍各12g，当归12g，炒白芥子10g，豨莶草15g，鹿角胶（烊化）8g，川芎9g，首乌藤18g，炮姜8g，麻黄3g，炒枳壳12g，甲珠10g，桃仁9g，炙甘草8g，忍冬藤18g，生姜2片，大枣2枚为引，14剂，水煎服，每日1剂，每日2次。

初诊思辨 患者23年前曾患病毒性心肌炎，自诉经治疗后痊愈，未见其详细病原学检验结果及心功能检查结果，病史不详。患者20年前无明显诱因出现全身皮肤青紫，部位不定，遇冷或气候潮湿时出现，审其病史，该临床表现属病毒性心肌炎继发混合性发绀，又知其10年前出现下肢麻木疼痛，继而上肢麻木，结合诸症，临证从中医学之"血痹"辨治。患者卫外

受寒邪，疾病迁延日久，营卫俱损，寒凝经脉，故四肢麻木疼痛，皮肤遇冷青紫。其人性情急躁易怒，经来腹痛，有血块，系气滞血瘀的表现。综上，辨病为血痹，证属营卫不和、寒凝经脉，兼气滞血瘀之候，治以调和营卫，温阳通脉为主，辅以理气活血之法。

方中桂枝、白芍、大枣、生姜合用有"南黄芪"之称之五爪龙，共奏黄芪桂枝五物汤之效，此方为仲景先师治疗血痹之主方，五爪龙仿黄芪之功却祛邪而不伤正，补而不燥，诸药合用，散寒邪而不伤营卫之气，调和营卫，正邪兼顾，因其四肢麻木不仁，加忍冬藤、豨莶草以通络蠲痹，又加首乌藤通络之余以安寤寐。方中鹿角胶、白芥子、炮姜、麻黄、炙甘草取阳和汤之意温阳补血、散寒通滞，加甲珠襄助散寒通络之功。方中当归、赤芍、川芎、枳壳、桃仁取膈下逐瘀汤之意理气活血、祛瘀通经。诸方化裁合用，另加西洋参滋养阴津，消诸药辛散温热之弊，兼顾补益正气之功。上方以调营卫、温经脉为要，攻补兼施，祛邪而不伤正气、温通而不损阴津。

二诊（2007年9月8日）：服药后脸部青色减，色较前明亮，四肢麻木疼痛缓解，皮肤青紫色变浅，紫斑较前稍减少。腰酸，下蹲时左腿麻木疼痛。服药后大便日行2～3次便溏，经来痛甚，较前为稍加，量可，已无血块，痛经由3日减为1～2日。纳可，眠差，入睡难，入睡后能睡4小时，小便正常。舌体胖，边有齿痕，质紫暗，苔薄白。脉沉弦而细。处方：上方去豨莶草，忍冬藤，桂枝改10g，加炒白术15g、炒薏苡仁30g，14剂，水煎服，每日1剂，每日2次。

二诊思辨 服上方后诸症减轻，遵循效不更方原则，巩固疗效，以原方稍加化裁予之。患者经行腹痛感加重而时间缩短，血量正常且无血块，此系瘀血去而内寒留恋之候，因其四肢麻木疼痛症消，故去上方之豨莶草、忍冬藤寒凉之品，增益桂枝剂量以增强上方温经散寒之功。患者服药后便溏，此系脾虚所致，乃邪气渐去、正气虚损之象，故加白术、薏苡仁，二者皆炒制以增强健脾祛湿之功。患者服上方半年余，诸症缓解。

本案患者临证有明显混合性发绀的表现，结合其既往病毒性心肌炎病史，可知其病源。中医学以"血痹"论治该疾病，结合《金匮要略》经典所述，其属营卫不和、寒凝经脉之典型证候，治疗遵循调和营卫、温阳通脉之法，察其余症，兼而治之。

第一章

内科杂病医案

第一节 脾胃疾病医案

医案三十 燮理气机治胃胀

胃胀即胃脘胀痛不舒,以自觉心下痞塞,胸膈胀满,触之无形,按之柔软,压之无痛等为表现的一种疾病,属于中医学中的"痞满",亦称"胃痞"。《黄帝内经》言:"饮入于胃,游溢精气,上输于脾;脾气散精,上归于肺;通调水道,下输膀胱。水精四布,五经并行,合于四时五脏阴阳。"脾胃居于中州,水谷纳运相得,气机升降相因,阴阳燥湿相济,脾失健运,则胃纳失常,浊气不降,而生膜胀。肺为华盖,主治节,宣降气机,通调水道,若肺气虚损,肃降不及,可致中焦积滞,痞满不舒。故临证当察病机,除痞消满之时,需协调气机升降,补益肺脾之气。

黄某,男,36岁,主因"胃脘部堵闷8年,加重2年"于2010年8月28日就诊。患者8年前因喝啤酒、暴饮暴食复加心情不好等原因,出现胃脘部堵闷、发胀,饭后加重。曾服多潘立酮片、香砂六君子丸等效果不佳,故求中医治疗。近两年因情绪的影响及受寒,上述症状有加重趋势,体重减少20斤。患者就诊时症见胃脘部闷堵,恶心,经常低热,体温早餐后为37.5℃左右,每到夏季出现乏力、食欲欠佳,恶心呕吐,便后有脱肛,服补中益气丸加覆盆子、五味子,胃憋胀更明显。平时怕冷、怕风,自汗,打喷嚏,常流清涕,时有咳嗽,睡眠梦多,大便日行1次,成形,舌质红,体胖,苔白腻,脉沉弦滑。西医诊断为"功能性消化不良",中医诊断为"痞满",辨证属肺脾气虚、胃失和降、痰湿中阻,治以补肺健脾、和胃降逆、祛湿化痰为法。书方如下:生黄芪15g,西洋参(先煎)10g,炒白术12g,炒苍术15g,厚朴花12g,青蒿15g,炒黄芩12g,竹沥半夏12g,炒苦杏仁9g,炒薏苡仁30g,五爪龙30g,胆南星10g,藿梗12g,苏梗12g,枇杷叶12g,代赭石(先煎)15g,婆罗子12g,泽泻15g,炙甘草8g,生姜2片为引,7剂,水煎服,每日1剂,每日2次。

初诊思辨 《黄帝内经》有云："饮食自倍，肠胃乃伤"，由于暴饮暴食，脾胃受损，升降失常故出现胃脘闷堵、恶心呕吐。乏力、纳差、脱肛为脾气虚弱、中气下陷之象。平时怕冷、怕风、自汗、打喷嚏、常流清涕、时有咳嗽，当为肺气虚弱、宣降失常、营卫不固而致。中气不足，或营卫不和，均可致低热。梦多，舌苔白腻，脉沉弦滑，乃是水湿不化、痰湿内扰之象。故治当补益肺脾之气，升清降浊，和胃降逆，祛湿化痰。生黄芪、西洋参、炒白术、五爪龙补肺健脾，益气除湿，升提肺脾之气，调和营卫之机，且补气不化燥，祛湿不伤阴。脾失健运，肺失宣降，则水液不化，酿湿生痰，阻于中焦。苍术、藿梗、苏梗、厚朴花、半夏、茯苓、杏仁、薏苡仁、泽泻、生姜、甘草为平胃散与藿朴夏苓汤之合方，燥湿运脾，行气和胃，宣畅气机，以复脾胃之升降，化湿祛浊。枇杷叶、代赭石和胃降逆，化痰止咳。痰湿中阻，易犯少阳，故以青蒿、黄芩清胆利湿，娑罗子疏肝和胃。诸药合用，升清降浊，和胃降逆，复中焦升降之职。

二诊（2010 年 9 月 11 日）：药后一周，胃脘胀闷、堵塞感减轻，一周后因惊吓，复加轻微感冒，胃脘胀闷感如前。就诊时见胃脘胀满，进食后加重，头沉困重，精神恍惚，不能集中，怕风、怕冷，睡眠梦多，午休时常有惊惕。舌质暗淡，体胖，苔白腻，脉沉细小数。书方如下：西洋参（先煎）12g，茯苓 30g，炒白术 12g，紫苏叶（后下）12g，桔梗 10g，炒苦杏仁 9g，炒薏苡仁 30g，葛根 15g，炒刺蒺藜 12g，天麻 12g，炒苍术 15g，荷叶 12g，炒三仙各 12g，柴胡 12g，黄连 10g，娑罗子 10g，炙甘草 8g，生姜 1片，大枣 2 枚为引，14 剂，水煎服，每日 1 剂，每日 2 次。

二诊思辨 患者服药后病症减轻，然因外感而致症状反复。胃胀饭后尤甚，头沉困重，怕冷怕风，观其舌脉，可知仍有脾气虚弱，卫表不和，湿浊内阻之象，故治时当以宣肺健脾、和胃畅中为要。方中西洋参、茯苓、白术、黄连、甘草、柴胡，取升阳益胃汤之意，其中四君子汤益气健脾以培其本；黄连清热燥湿以泻阴火；柴胡疏肝理气，升散清阳，土得木疏方能升降如常而不壅滞。紫苏叶、桔梗、杏仁，宣肺解表，以通水之上源；薏苡仁淡渗利湿，以启水之下源，二者相合，宣上启下，使湿浊从小便而解；苍术、荷叶、炒三仙健脾化湿，以畅中焦；葛根、刺蒺藜、天麻，升阳祛风以养头目；娑罗子甘温，善理气和中。经一月调理，诸症好转。

《黄帝内经》言："出入废，则神机化灭；升降息，则气立孤危。故非出入，则无以生长壮老已；非升降，则无以生长化收藏。"患者起病是由于暴饮暴食复加情志不畅，致中焦气机阻滞，饮食不化，后因失治误治而见肺气不足之象。脾为土脏，为肺金之母，脾胃虚弱，升降失和，则母病及子，治当补益肺脾，理气和胃。脾气健则能升清，胃气和则可降浊，肺气充则宣降协调，升降之机不失其常，气机通调，胃腑通畅，则诸症自消。

医案三十一　养阴活血理气法治胃脘痛案

胃为"太仓"，功在腐熟水谷，"水谷之海"与脾同居中州。胃为阳明燥土，属阳，喜润恶燥，其气以降为顺。中焦枢纽失调，阴液亏虚，胃失濡润和降，气不降反上逆，血行艰涩，则会出现阴亏、气滞、血瘀，导致胃脘痛发生。治疗上要复胃气之和降，益胃阴，清胃热，调气机，也要重活血。

曹某，男，79岁，主因"饭后胃脘烧灼感1年"于2009年9月3日初诊。患者曾于2006年、2008年两次胃镜检查结果均显示浅表性萎缩性胃炎，做胃镜后，胃脘烧灼感且牵及后背有发热感，颈部不适，双手关节疼痛，经治疗无效。2009年3月第3次做胃镜检查结果显示慢性浅表性胃炎伴糜烂。患者就诊时症见饭后胃脘胀痛，胃中辣烧灼感，伴汗出，饮食减少，呃逆，双下肢发僵，腰部发热，精神可，眠不佳，需服镇静药物，小便可，大便干，排便困难，日一行。舌质红，体正常，苔黄腻，脉象沉细弦。有胃胀伴便秘20年；有肠息肉病史，2008年已行肠息肉切除术；高血压7年；对磺胺类药物过敏。西医诊断为"慢性胃炎"。中医诊断为"胃脘痛"，辨证属胃阴亏虚、肝气瘀滞，治以益胃养阴、疏肝理气、活血止痛为法。书方如下：太子参12g，玉竹12g，麦冬10g，炒白扁豆12g，煅瓦楞子15g，白及10g，炒白芍18g，仙鹤草15g，丹参15g，檀香9g，砂仁（后下）6g，乳香3g，没药3g，醋延胡索12g，川楝子10g，甘草8g，香橼14g，7剂，水煎服，每日1剂，每日2次。并予茶饮方：川贝母10g，煅瓦楞子15g，百合15g，绿萼梅10g，玫瑰花12g，甘草5g，7剂，水煎代茶饮，每日1剂。

初诊思辨 纵观此患者，先有胃胀伴便秘 20 年，而后才有胃脘烧灼感，肠胃以通为顺，而大便之排出需要阴液之滑润，胃胀便秘说明肠胃气滞且阴液亏失。长期如此，复加年事已高，则胃之阴液亏失严重，故出现烧灼之感。何以饭后出现此症？胃者主受纳腐熟食物，食物之腐熟需胃之阴液的参与，而今之际，阴液亏失严重，唯阳独亢。阴盛则寒，阳盛则热，故出现烧灼之症。胃喜润恶燥，今阴液亏损失其濡润，和降且腐熟之功能减弱，则现饮食减少、呃逆、饭后胃脘胀痛。再者从舌脉来看：红舌者既可为实热，也可为阴液亏乏，虚火上炎之阴虚。患病日久，气机阻滞，血流艰涩，瘀血乃成，血滞则阴伤，故在久病胃阴虚的患者治疗中要兼用活血之法。综上，治疗当益胃养阴清热，疏肝理气，活血止痛。

方以太子参、麦冬、甘草取麦门冬汤之意，主效为养阴益胃生津，清热润燥，加甘而微寒之玉竹以养胃阴，清胃热；百合滋阴；白芍柔肝养阴，以润为降，合甘草为芍药甘草汤，缓急止痛；香橼理上焦之气，气机调畅，则脾胃升降有常，也可助血液运行正常。川楝子疏肝行气止痛，与白芍、香橼同用，意在肝胃同治，既疏肝气之条达，又柔肝养血；檀香辛散温通，既能调膈上诸气，又能理气止痛；炒白扁豆、砂仁醒脾化湿行气，丹参活血化瘀，乳香、没药活血行气，理气之剂配活血之品，皆因气行则血行，血行则瘀无以生。《丹溪心法》云"吞酸者，湿热郁积于肝而出，伏于肺胃之间"，故用煅瓦楞子，制酸止痛；白及可敛疮生肌，对于胃脘之糜烂有治疗作用；仙鹤草可止血，且有补虚之功。全方用药以清润为主以益胃生津，同时疏肝理气，活血止痛并用，使阴液得复，气机调畅，气血运行有常，病终得愈。茶饮方组成主要用清润理气之品，亦功在润肺滋阴，活血理气。

二诊（2009 年 9 月 11 日）：药后胃脘烧灼感减轻，排便已不困难，仍有汗出、纳差之症，继以上方加炒麦芽 15g，炒山楂 15g，炒神曲 15g，三药合用，消食导滞，健脾和胃以加强胃纳之功。

本病属中医学胃痛、嘈杂，患者久病，脾失升清，胃失降浊，中焦气机不利，运化功能失调。叶桂亦曰："气郁化热，陈腐黏凝胶聚……热必生痰，气阻痰滞。"如吴瑭《温病条辨·中焦篇》提出"胃为之腑，体阳而用阴"，并认为"十二经皆禀气于胃，胃阴复而气降得食，则十二经之阴皆可复矣。"叶桂提出"阳明阳土，得阴自安"，强调了滋养胃阴的重要性，胃阴能够润养脏腑、腐熟水谷、通降胃气等。胃阴虚者，以补阴为主，遵循"虚则润养"的原则。路老在治疗本病用药以清养之品为主，同时注重理气活血同用，气机调畅，胃阴得滋，血瘀得去，诸证得除。

医案三十二 肝脾同调治疗浅表性胃炎案

浅表性胃炎是一种慢性胃黏膜浅表性炎症，常伴有不同程度的消化不良症状，进食后上腹部不适，隐隐作痛，可伴嗳气、恶心、泛酸，偶有呕吐，一般症状轻微，有的甚至无明显症状，可在胃镜检查时发现。本病属中医学"胃脘痛""痞证"等范畴，气机升降失调则出现胃痛、痞满反酸等症状。肝主疏泄，脾胃升降有赖肝气的正常疏泄。《素问·宝命全形论》曰："土得木而达"，若肝气不舒，横逆犯脾，则中焦升降失序，气机郁滞则痛。从肝脾同调之法入手，使肝气条达，同时兼以健运脾胃，气机调畅则诸症皆消。

刘某，女，47岁，主因"胃脘痛反复发作10年，加重3天"于2009年11月19日初诊。患者10年前因受凉及进食后不消化出现胃脘痛，4年前曾做胃镜示"浅表性胃炎"，未行系统治疗，偶尔服用中药汤剂，每因情绪波动、遇寒冷天气或进食水果等寒凉之品则诱发胃痛。患者就诊时症见胃脘胀痛，痛处不定，时有泛酸，情绪不良时泛酸胃痛症状明显，有时晨起咽痛，平素易乏力，头昏如裹，嗜睡，纳差，寐可，大便不成形，2～3日一行。形体消瘦，面色萎黄，舌体胖，淡暗，苔薄白，脉左沉细，右细弦。既往史：年幼时有支气管炎，地中海贫血，血红蛋白：9.8g/L，子宫肌瘤病史。家族史：母亲患有地中海贫血病史。辅助检查：头颅MRI示"腔隙性脑梗死"。西医诊断为"慢性浅表性胃炎"。中医诊断为"胃痛"，辨证属脾胃气虚、湿阻中焦、肝气郁滞，治以健脾化湿、疏肝理气为法。书方如下：藿苏梗各12g，佩兰10g，厚朴花12g，清半夏10g，茯苓30g，炒苦杏仁9g，炒薏苡仁30g，郁金12g，预知子12g，茵陈12g，枇杷叶12g，黄连10g，广木香（后下）10g，炒枳实15g，甘草6g，14剂，水煎服，每日1剂，每日2次。

初诊思辨 诸症合参，结合舌脉，患者体瘦面黄，乏力，便溏，舌体胖，脾虚症状明显。胃脘疼痛的发作与情绪波动和受寒食冷有关，脉象沉弦，考虑素中阳不足，肝气不调加重了中焦本虚之证，故治当疏肝健脾。脾属土，主运化，喜燥恶湿。脾胃虚弱，水湿运化无力，痰湿上蒙清窍，清阳不升，故而头昏如裹，嗜睡。本方以藿朴夏苓汤为主方化裁而成，宣通气机，健脾祛湿。藿香梗、紫苏梗、厚朴花行气宽中，半夏辛燥，脾胃痰湿，茯苓培土健运中焦，炒苦杏仁与炒薏苡仁宣利水湿，使邪从小便而解。本案患者肝气不舒之证明显，肝失疏泄，中焦气机困阻，当升不升，当降不降，不通而痛。在健运脾胃，化湿去浊的基础上，合以预知子、郁金疏解肝气，使肝气条达，不致克伐脾土。枇杷叶力专下气，黄连清热利湿，力属中焦，配以木香、枳实行气，缓解呕吐吞酸，改善胃炎症状。

二诊（2009 年 12 月 3 日）：药后胃脘痛有所缓解，食欲改善，大便仍有不成形，2 天 1 次，睡眠不实，易醒，腰酸痛，胃脘隐痛，近 2 日头晕，左侧头痛。舌体胖，苔黄腻，脉弦细。即见微效，继予前方，加干姜 10g、甘松 15g，14 剂，水煎服，每日 1 剂，每日 2 次。

二诊思辨 服上方诸症均见好转，而唯见胃脘隐痛，大便不成形，结合舌脉，其舌体胖，苔黄腻，脉弦细，提示仍有脾虚湿盛及肝郁之象，故继予前方，在上方基础上加干姜、甘松。此患者起病乃因受凉而致，遇冷或食冷而加重，上方温阳之力略显不足，故加辛热者干姜以温散中焦寒邪，甘松理气调畅气机，使补而不滞。诸症改善，前方奏效，故而在前方的基础上，稍加调整，以加强温中散寒、解肝郁的作用。

肝主疏泄，脾主运化。肝木疏泄正常，脾胃方可升降有序，水谷乃化；脾土健运，气血充盈，肝体得以滋养，疏泄得利。叶天士在《临证指南医案·胃脘痛》中载："宿病冲气胃痛，今饱食动怒，痛发呕吐，是肝木侵犯胃土，浊气上踞。胀痛不休，逆乱不已……"指出脾胃之病不仅与脾胃本身有关，更与肝木相关，盖木有疏土之功。因此在治疗此类疾病时可肝脾同调，祛邪兼扶正。

医案三十三 胃痞先图其标，后治其本

胃痞之证，病在脾胃，脾胃者"仓廪之官"，二者同居中州，一升一降，一化一纳，相辅相成，共同运化水谷，生成气血。若脾气虚衰，水湿不化，或湿浊中阻，胃失和降，可致中焦之升降纳化功能失调而见胃痞。气血生化乏源，又可并发贫血。此时当分标本缓急，先化湿浊以祛邪治标，后益脾气以扶正固本，乃能使升降相因，纳化得复，气血得充。

聂某，男，46岁，主因"胃胀、纳差1年，气短半年"于2010年11月18日初诊。患者1年前出现胃胀、纳差，食欲减退，曾在当地医院确诊为"浅表性胃炎肠化"，曾多方治疗。半年前突然气短，查血常规发现轻度贫血。患者就诊时症见胃脘胀满甚，嗳气，食欲不振，气短，睡眠质量差，易醒。小便可，大便溏，口干欲饮。舌红暗胖大、边有齿痕，苔白腻，脉弦滑。胃镜示：浅表性胃炎，血红蛋白轻度偏低。西医诊断为"①浅表性胃炎；②轻度贫血"。中医诊断为"胃痞"，辨证属湿浊中阻、胃失和降，治以芳香化浊、燥湿和胃为法。书方如下：藿苏梗各12g，厚朴花12g，炒苍术15g，炒薏苡仁30g，茵陈12g，炒三仙各12g，鸡内金12g，娑罗子10g，甘松6g，大腹皮12g，草豆蔻（后下）6g，桔梗10g，陈皮8g，甘草6g，生姜1片，14剂，水煎服，每日1剂，每日2次。

初诊思辨 胃脘胀满、纳差皆胃失和降、受纳腐熟功能失调之兆；胃失通降，湿浊阻于中焦，蓄极上逆，则见嗳气、食欲不振；舌红暗胖大，边有齿痕，苔白腻，脉弦滑更是湿浊内蕴之象；湿滞胃肠，传导失司，而致便溏；湿浊中阻，津不上承，则口干欲饮；湿浊阻于中焦，胃纳失常，脾虚不运，仓廪亏虚，气血生化乏源而见贫血；气短、眠差为气血不足之象。此为标实本虚之证，以湿浊为标，脾虚为本，然邪实未祛，恐难进补，当先祛湿浊，以畅中焦、复纳化，再予扶正固本。

方中藿苏梗、厚朴花、炒薏苡仁、草豆蔻，取藿朴夏苓汤之意，宣通气机，燥湿和胃。藿苏梗、草豆蔻、厚朴花芳香化浊、理气和胃，薏苡仁淡渗利湿，以通下焦水道，合桔梗开宣肺气，以畅水之上源。宣上、畅中、渗下并用，则湿浊俱去。苍术、厚朴花、陈皮、甘草、生姜合为平胃散，可温化

寒湿，行气和胃。苍术苦辛温燥，气味雄厚，走而不守，尤善燥湿运脾；陈皮理气化滞，合厚朴花以复脾胃之升降；炙甘草、生姜调补脾胃，和中气以助运化。脾胃失健，饮食易滞，郁而化热，炒三仙、鸡内金健运脾胃、消食化滞。气化则湿行，更以甘松、娑罗子理气和中、开郁醒脾。大腹皮下气利水，茵陈苦降利湿。

二诊（2010 年 12 月 16 日）：病史同前，经上述治疗后胃胀、嗳气、纳差、贫血已瘥。仍口干，气短，乏力，睡眠轻浅，肩背酸痛，手足麻木，食指麻木，大便无力、稀溏，小便调，夜尿多，舌红暗，胖大，边有齿痕，苔薄白，脉细滑。书方如下：党参 15g，生炙黄芪各 15g，炒苍术 15g，炒白术 12g，干姜 10g，姜半夏 12g，制附子（先煎）6g，当归 12g，炒三仙各 12g，炒白芍 15g，仙鹤草 15g，娑罗子 10g，炙甘草 8g，14 剂，水煎服，每日 1 剂，每日 2 次。

二诊思辨　患者胃痞诸症已愈，可知中焦湿浊之邪渐去。刻下乏力气短、夜尿频多、便溏、眠差等提示仍有脾气虚弱、中阳不足之象。手足麻木亦是脾虚失运，不能濡养四肢所致。脾阳虚弱，寒湿滞留可见肩背酸痛。四诊合参，可知中焦湿邪已化，而脾虚渐生他变。标实已祛，脾虚未复，故治宜温中散寒，益气运脾，补虚以固本。党参、生炙黄芪、苍白术、半夏、白芍、甘草，取升阳益胃汤之意，此方为东垣治内有脾肺之虚，兼有寒湿之侵者。方中生炙黄芪同用，既补脾之气又升脾之清阳；苍白术补脾气、温脾阳，合半夏又可燥湿化浊，以尽余邪；白芍、甘草酸甘化阴，濡润筋脉四肢。党参、白术、干姜、甘草、附子合为附子理中汤，补虚回阳，温中散寒，以复脾运。当归养血活血，温经止痛。仙鹤草其性收涩，补虚止泻，以治便溏。

三诊（2011 年 3 月 10 日）：肩背酸痛、手足麻木改善，动则气短、乏力感减轻，大便干，2 天一次，口渴多饮，夜尿多，睡眠轻浅，右胁隐隐作痛，偶有肩背酸痛，双下肢抽筋，纳可，舌红暗，胖大，边有齿痕，苔薄白，脉弦细滑。前方去苍术、附片，加火麻仁 15g、桃杏仁各 9g。变方如下：党参 15g，生炙黄芪各 15g，火麻仁 15g，炒白术 12g，干姜 10g，姜半夏 12g，桃杏仁各 9g，当归 12g，炒三仙各 12g，炒白芍 15g，仙鹤草 15g，娑罗子 10g，炙甘草 8g，14 剂，水煎服，每日 1 剂，每日 2 次。

三诊思辨　患者时隔近 3 月来诊，其间未曾更方，从便干、口渴多饮之证判断，患者当有内热津伤之象，其治当不宜过于温燥，故去苍术、附子。其气短、乏力诸症改善，既见效机，仍宗前法，而加滑润之火麻仁、桃杏仁以润肠通便、活血止痛。此后调治月余而愈。

《素问·阴阳应象大论》言"治病必求于本"，《本草纲目》又言"急则治其标，缓则治其本。"标本之说，言简义博，知易行难。此胃痞案因湿浊困于中焦，脾胃升降失司，纳运失调，而致胃痞及贫血之症。若湿邪不去，胃痞不除，胃纳不复，则气血生化乏源，恐贫血加重，故先化湿祛浊使标邪速去，脾湿渐化，纳化得复，再予补益固本，如此，可收邪去正安之功。

医案三十四　肝脾同调治腹泻案

腹泻一症，最为常见，其由脾司也，脾失运化，水谷精微不得升达而下渗，则见大便稀溏。肝有疏散升达之力，其亦有助脾运化之功，如若七情失调，木郁不舒，克伐脾土，脾失升清健运，亦可见腹泻一症。路老认为随着生活方式的改变，现在人多缺乏运动，工作压力普遍偏大，以致情志失调，气机郁滞，故腹泻病因在肝脾者最为多见。治腹泻当肝脾同调，治脾莫忘调肝，方能更合现代人腹泻之病机。

蔡某，女，47 岁，主因"腹泻 5 年余"于 2006 年 12 月 9 日初诊。患者5 年前无明显诱因出现大便稀溏，日行 5～6 次，时有腹痛，未予治疗。患者就诊时症见大便稀，每日 5～6 次，腹胀，时有腹痛，头晕，手麻，口干；时有胸闷气短，夜卧时后背痛，腰酸。双膝、双踝关节痛。近两年易于午后苔厚，纳少，时呃逆、泛酸，眠浅。体形消瘦，面色晦滞，舌体中，质红，苔薄黄；脉细弦。既往慢性胃炎、风湿病、颈椎病史。西医诊断为"慢性肠炎"，中医诊断为"腹泻"，辨证为肝脾失调、气滞血瘀，治以疏肝健脾、行气活血为法。书方如下：太子参 15g，柴胡 12g，素馨花 12g，炒白术 15g，郁金 12g，竹沥半夏 10g，炒三仙各 12g，瓦楞子粉（包煎）15g，黄连 8g，吴茱萸 3g，当归 12g，炒白芍 15g，醋延胡索 12g，鸡血藤 15g，广木香（后下）10g，炙甘草 6g，生姜 2 片为引，7 剂，水煎服，每日 1 剂，每日 2 次。

初诊思辨 患者腹泻已有 5 年有余，伴腹胀、纳少，是为脾虚之象。脾气虚弱，胃气不和，浊阴不降，则见呃逆；形体消瘦是为木型体质，肝气郁滞则见胸闷气短，肝木克土，则见时有腹痛，反酸；肝郁化火，风阳内扰，故见头晕、手麻、口干，气郁血滞，则见后背痛、膝踝关节痛，面色晦滞。综合舌脉，断为肝脾失调，气滞血瘀。故应疏肝健脾，行气活血。方中柴胡、当归、白芍、白术、甘草、生姜，取逍遥散之意，柴胡疏肝解郁，当归、白芍养血以助肝用，白术、甘草以健脾土，共达疏肝健脾之效，太子参、炒三仙以助脾运化之功，素馨花、木香以疏肝行气止痛，延胡索、鸡血藤、郁金以行气活血，半夏以和胃降逆，黄连、吴茱萸取左金丸之意，泻肝火而和胃土，合煅瓦楞子以制酸。诸药合用，以行调和肝脾，畅达气血之功。

二诊（2006 年 12 月 16 日）：腹泻好转，日 1～2 次，基本正常，右少腹仍有阵发隐痛，前几天外感咳嗽，咳则胸痛，咳痰极少，自觉上火，口干喜热饮，头晕，伴膝关节酸痛，手麻。舌质红，苔薄白，脉沉弦。书方如下：北沙参 15g，麦冬 10g，枇杷叶 12g，茵陈 12g，生石膏（先煎）30g，桃杏仁各 10g，瓜蒌 15g，黄连 6g，竹沥半夏 10g，石斛 12g，生谷麦芽各20g，枳壳 12g，芦根 30g，六一散（包煎）20g，旋覆花（包煎）9g，12 剂，水煎服，每日 1 剂，每日 2 次。

二诊思辨 前方以调和肝脾之法，效果显著，腹泻基本好转。患者起居不慎，又得外感；外邪虽除，但有痰热内阻，余热伤阴之患，故以清热化痰滋阴，佐以疏利关节为法。方中药物麦冬、石膏、半夏，取竹叶石膏汤之意，以清肺胃之余热，滋肺胃之化源；石斛滋养胃阴；芦根滋阴清热；全瓜蒌、黄连、半夏，取小陷胸汤之意，黄连清热泻火，半夏化痰开结，二药合用，辛开苦降，善治痰热内阻，更以瓜蒌荡热涤痰，宽胸散结，三药共奏清热化痰，宽胸散结之功；枇杷叶、旋覆花降肺气而化痰浊；生谷麦芽健脾消食；枳壳行气止痛。

脾胃者职司运化，分清别浊，清者上输以养机体，浊者下降以二便排出体外。若脾胃失司，清浊不分，则生腹泻之症。论其病因当分内外，外因者感受外邪，内因者情志失司，饮食劳倦。人之情志为肝所司，有疏土之功。

情志失调，肝气郁滞，肝木易于克伐脾土，而见肝脾失调之证。饮食劳倦，内伤脾胃，脾胃虚弱，又易被肝气乘犯，亦可见肝脾失调。因此，肝脾二脏失调，是其腹泻的重要病因，故其治当肝脾同调。

医案三十五　崇土抑木治久泻

五行金木水火土，生化制克，皆在其中。《外经微言》云："肝气不平，肝中之火过旺也。肝火过旺，由肝木之塞也。外闭内焚，非烁土之气，即耗心之血也。"而脾胃主长夏之令，阳气当生长，若肝木过旺，则脾首当其冲，肝木克伐脾土，致阳气失于蒸腾，水谷运化失常，而生泄泻之变。治当制其过亢，培其不足，以达平衡，兹举一案以详之。

张某，男，43岁。主因"泄泻8年"于2010年4月29日初诊。患者泄泻8年，每日4～5次，每因受凉、饮食肥腻、急躁腹泻，时有完谷不化，晨起即泻，甚者凌晨两点、四点亦可见。腹泻前时有腹痛，小腹坠胀感，泻后痛减，工作忙碌时可出现失眠，性功能减退。患者就诊时症见目胀头晕、口苦、口酸、后项部僵硬，右手尖发麻，夜睡打鼾，伴有呼吸暂停，纳可，颜面晦暗泛红。舌质紫暗，边有齿痕，时有颤抖，舌体居中，苔薄白，脉弦滑。患者嗜酒如命，日饮一斤。既往有高血压病史2年，血压最高时可达170/100mmHg，现服牛黄降压丸，但未监测血压。西医诊断为"慢性肠炎"，中医诊断为"泄泻"，辨证属肝木旺土虚，治以疏肝健脾、升阳除湿为法。书方如下：葛根20g，藿苏梗（后下）各12g，炒苦杏仁9g，炒薏苡仁30g，炒苍术15g，黄连12g，防风12g，仙鹤草18g，炒白芍20g，木香（后下）12g，乌梅炭12g，干姜6g，陈皮10g，炙甘草10g，14剂，水煎服，每日1剂，每日2次。

初诊思辨　患者泄泻8年，每日4～5次，属久泄之病。嗜酒如命，而酒为辛而大热之品，气热助阳，味辛发散，久则助长肝胆经风热，而见目胀、头晕、口苦，依据五行理论，肝木亢则克伐脾土，致脾土虚弱，脾虚则水湿不化，流走大肠而成泄泻之证，故见急躁时腹泻、腹痛，进食油腻则泄；工作繁忙时失眠、性功能减退是因过劳脾虚更甚，脾病则下流乘肾，肾主生殖失常则不举；脾虚运化不足，血不养神则失眠；清气不升，气血不荣则颈项僵硬，手尖发麻。而颜面晦暗又泛红，舌紫暗有齿痕而又兼舌颤，亦为土虚木旺之象。脾虚日久，伤及脾阳，故每每受凉则泄，兼夹完谷不化，夜间阴气渐重，而清晨属阴阳交接之时，脾阳不足者阳气无以为升，故降而成泄。方中苍术甘苦而温，可补脾燥湿，陈皮辛苦而温，健脾除湿，薏苡仁、杏仁宣上畅中以利湿，紫苏梗、藿香梗行气以助湿化；葛根、防风味辛发散，能升发蒸腾脾胃清阳之气；乌梅炒炭则涩重于酸，收敛力更甚，合仙鹤草涩肠止泻以治标；干姜、甘草守而不走，可温中健脾；黄连清泄肝热，陈皮、白术、白芍、防风取痛泻要方义，健脾泄肝，缓痛止泻。

二诊（2010年6月10日）：药后仍有腹泻，但较前明显减轻，便前小腹坠胀减轻，便后腹部舒适，仍有口苦、口黏，头晕目胀，面色发青晦暗，健忘，舌质淡，舌苔白厚腻，脉弦大。以前法增减，上方去葛根，苍术改炒苍术15g，炒白术12g，仙鹤草改15g，炒白芍改15g，干姜改10g，乌梅炭改乌梅12g，加炒三仙各12g，生龙牡各30g，生姜1片为引，14剂，水煎服，每日1剂，每日2次。

二诊思辨 患者药后诸症减轻，病机仍如前，故仍遵前法加减。葛根其性甘凉，故去之，苍术、白术同用，二药皆入脾胃经，可健脾燥湿，然白术重在补脾益气，而苍术有辛散之性，可运脾化湿，二者相合既补脾虚又健脾运，增干姜量以温脾阳，增龙牡、白芍量以平肝潜阳，滋养肝阴，白芍兼可缓诸药之燥烈。增仙鹤草，乌梅以收涩止泻。以上方加减调理半年余，腹泻基本消失。

肝脏之于脾脏，可谓"水能载舟，亦能覆舟"，肝木过盛，则脾土受克，但又克中有生，即木可疏土，肝木过弱则疏通脾土失职而致饮食积聚。故虽有肝热之象，但不可贸然伐肝，须顺应其体阴用阳之性，滋养肝阴，调畅气机。治疗泄泻健脾渗湿为大法，但亦不能忽略升阳之道，《医学起源》言"风升生"，指风药其气升浮，可升发清阳，治泄泻加入防风、葛根、升麻、柴胡之类，使阳气得升，浊阴自化，是遵脾胃行春夏升腾之令，往往能有捷效。

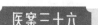

医案三十六　温脾肾、调中焦疗溃疡性结肠炎案

溃疡性结肠炎临床多见黏液脓血便，或见大便黏液、稀糊状而无脓血，可伴腹部隐痛、腹胀、肠鸣等症状。中医学认为，从症状论，溃疡性结肠炎属于"痢疾"范畴，证属虚寒之候，病位在脾肾二脏，治宜温补之法。因脾脏"喜燥而恶湿"的特性，若温补过甚则易内生湿浊而困厄脾土，又恐乱及肝脏之"贼气"而伤及它脏。故治疗该疾病时宜审其病候转变，温补脾肾与调畅中焦并重，其中后者应兼顾肝脾二脏。

张某，男，45 岁，主因"腹胀、肠鸣 2 年"于 2010 年 1 月 14 日初诊。患者于 2007 年 12 月被确诊为"口腔创伤性白色水肿"，自觉口腔肿痛，伴下唇疼痛。2008 年 2 月主因"腹胀排气，大便溏"被确诊为"溃疡性结肠炎"，在当地医院治疗，症状稍改善，仍反复发作。就诊时见腹胀肠鸣，头晕头痛，疲倦，腰酸，肢冷，情绪易急躁，纳食量多，易饥饿，喜食肥甘厚味，眠一般，夜尿频数，大便痢下赤白清稀，呈黏液状。舌体稍胖大，色红，苔薄黄，脉弦细。西医诊断为"溃疡性结肠炎"，中医诊断为"痢疾"，辨证属脾肾虚寒、胃热肠寒，治以温补脾肾、清胃涩肠为法。书方如下：太子参 12g，炒花椒 8g，当归 12g，乌梅 15g，炒白芍 15g，黄连 12g，黄芩 10g，败酱草 15g，干姜 12g，制附子（先煎）10g，广木香（后下）10g，炒白术 15g，诃子 8g，赤石脂 15g，炙甘草 10g，14 剂，水煎服，每日 1 剂，每日 2 次。

初诊思辨　患者平素情绪易急躁，肝郁火盛，乘犯脾胃，阻遏气机，致使枢机升降失司，脾不升则清窍失养，故见头晕头痛，胃不降则浊阴不行，故见腹胀肠鸣。其又饮食喜肥甘厚味，伤脾戕胃，胃强而脾弱，胃火炽盛故见口唇肿痛、消谷善饥、舌红苔黄；脾阳亏虚故见疲倦、大便痢下赤白清稀、呈黏液状。患者病情反复发作，迁延日久，损及肾阳，故见腰酸、肢冷、夜尿频数。综上诸症，病及多脏，审其病机，度其治则，因其人痢下难止，水谷精微不化，气血津液无以生。故治则首当以止痢为先，辨病为痢疾，证属脾肾虚寒、胃热肠寒，治法以温补脾肾为主，辅之以清胃涩肠之法。方中以广木香、诃子、炒白术、炒白芍、当归、太子参、炙甘草取真人养脏汤之意、温补脾肾、涩肠固脱，又以赤石脂、干姜取桃花汤之意，增益温涩止痢之功，兼顾脾肾。又取乌梅、黄连、黄芩、当归、太子参、炒花椒、干姜、制附子共奏乌梅丸之效，酸苦甘辛四味合用以清泻胃热、温涩肠道，败酱草以清胃肠久存之热毒、脓便。初诊诸药旨在以温补脾肾、清胃涩肠之法止痢，以防水谷精微随糟粕排出，而气血津液生化无源。

二诊（2010年2月25日）：自述下唇疼痛减轻，易饥亦见减轻。春节期间感冒，经治已愈。患者就诊时症见胸闷痞满，肠鸣腹胀，神疲脑鸣，乏力，易急躁，睡眠差，夜尿频，大便成形，较细。舌红，舌体胖大，苔薄黄，脉弦滑。书方如下：南沙参15g，紫苏叶（后下）10g，荆芥穗12g，黄连8g，清半夏10g，瓜蒌15g，炒苦杏仁9g，炒薏苡仁30g，厚朴花12g，旋覆花（包煎）10g，枇杷叶12g，炒枳实15g，娑罗子10g，炒三仙各12g，甘草6g，14剂，水煎服，每日1剂，每日2次。

二诊思辨 患者初诊后规律服药，大便成形，痢疾既止，其标已愈，继审其本。患者春节期间外受风寒，内伤食滞，又加之患者情绪易急躁，肝郁脾虚日久，故而痰湿内生，脉象弦滑。痰湿之邪上扰清窍故见神疲脑鸣，困阻肺脾之气故见胸闷痞满、乏力、舌体胖大，下犯肠腑故见肠鸣腹胀、大便细。结合诸症，察其病位在中焦，乃枢机失司之候，故重新辨证为痰湿内阻、肝郁脾虚证，治则以调畅中焦、通利枢机为要，治法以祛湿化痰、疏肝健脾并重。方中以黄连、半夏、瓜蒌取小陷胸汤之意，以黄连清热泻火，半夏化痰开结，瓜蒌其性苦寒，善散胸中郁结，三药相合，共奏清化痰热、宽胸散结之功。患者外感风寒初愈，邪去正虚，气阴耗伤，故予南沙参益气养阴，予荆芥穗祛肺卫之余邪。炒苦杏仁、炒薏苡仁合用宣上启下以利湿浊。紫苏叶、厚朴花合用一升一降以促脾胃之升降，通利枢机。旋覆花、枇杷叶合用以降气化痰。枳实降气通腑。又予娑罗子疏肝理气，炒三仙健脾消食。甘草调和诸药。全方以祛湿化痰、疏肝健脾之法共奏调畅中焦、通利枢机之功。

三诊（2010年3月18日）：病史同前，经上述治疗后下唇疼痛较前明显减轻，肠鸣腹胀减轻，睡眠改善，夜尿减少，3~4次/晚，但仍耳鸣，胃脘堵闷，饭后隐隐作痛，疲倦。舌红，稍胖，苔薄黄，脉弦细。书方如下：太子参12g，炒苍术15g，炒白术15g，预知子12g，橘叶15g，黄连12g，干姜 10g，厚朴花 12g，茵陈 12g，娑罗子 10g，槟榔 9g，陈皮 10g，茯苓 30g，广木香（后下）10g，炒薏苡仁 30g，甘草 8g，14 剂，水煎服，每日 1 剂，每日 2 次。

三诊思辨 经治患者痰湿之邪渐消，诸症明显好转。查其舌脉，舌红稍胖，苔薄黄，脉弦细，肝郁脾虚，枢机不利之象，病位仍属中焦。重审病机，以脾胃不和为主，肝气郁结为次，治则仍以调畅中焦为要，治法以调和脾胃、运化湿浊为主，调肝为辅。方中以太子参、炒白术、茯苓、甘草、陈皮取异功散之意健脾理气，加娑罗子、预知子、广木香疏肝理气以增益上方功效；方中以苍术、厚朴花、陈皮、甘草取平胃散之意运脾燥湿，加茵陈、槟榔、炒薏苡仁诸利湿化浊之品增益上方功效。干姜、黄连药对行辛开苦降之功，消中焦之痞满，襄助调畅中焦之治则。诸药合用，中焦畅而枢机通。患者服上方半年后诸症愈。

本案所载溃疡性结肠炎属中医学"痢疾"范畴，审其标本，脾肾阳虚之证显著，患者病久，素体虚弱，水谷精微随糟粕尽出，气血津液无以化生，若不予固摄水谷之法则素体益虚，故治则以止痢为主，温补脾肾之阳，兼以清胃涩肠之法，挽大厦于将倾之际。痢疾既止，则治病必求于本，细察病机，乃中焦肝脾失调、枢机通利失司之候，治法当肝脾同治，故调畅中焦、通利枢机，持中央以运四旁，气血津液化生有常，则百病自消。

医案三十七 升降相因疗便秘

便秘是指粪便在肠道内积滞过久，秘结不通，以致排便周期延长，或粪质干结，排出艰难，或粪质不硬，虽有便意，但排而不畅的病证。中医学中便秘有很多名称，如"大便难""脾约""大便秘结"等。其病因众多，饮食不节，情志失调，或年老体虚，外邪内侵等均可致便秘。路老认为本病病位虽在大肠，然与脾胃、肝肺密切相关。大肠之传化糟粕，需气机之推动，亦需津液之濡润。气行则津布，故便秘治疗当调气机升降，尤重脾、胃、肝、肺。

胡某，女，58 岁，主因"便秘 25 年"于 2006 年 9 月 12 日初诊。患者于 25 年前开始便秘，中西治疗无效。1992 年哈尔滨医科大附院肠镜："结肠功能性不蠕动"，超声检查："慢性胰腺炎"。患者就诊时症见胃脘腹部胀满，隐痛，喜甜食及冰激凌，面色晦滞，纳差，不喜饮水，失眠，小便可，大便 4～5 日 1 次，大便秘结。舌淡红苔薄白，脉虚弦。既往有高血压，结肠息肉，高血脂，胃下垂等病史。西医诊断为"便秘"，中医诊断"便秘"，辨证属升降失调，治以调理升降为法。书方如下：太子参 20g，生白术 30g，炒山药 15g，生谷麦芽各 20g，焦楂曲各 12g，厚朴 12g，佛手 10g，炒莱菔子 12g，炒枳实 12g，紫菀 12g，桔梗 10g，当归 12g，肉苁蓉 12g，桃杏仁各 9g，预知子 12g，白芍 12g，炙甘草 10g，14 剂，水煎服，每日 1 剂，每日 2 次。

初诊思辨　患者年近花甲，且久患便秘，其浊阴不降，清阳不升，升降失调，故久久不愈。今所见面色晦滞、失眠、胃下垂，脘腹胀满、隐痛、纳差、大便秘结等症，皆是清阳不升浊阴不降之象。方中太子参、生白术、炒山药、炙甘草、生谷麦芽、焦楂曲，方取四君子合焦三仙之意，旨在益气升清、消食健胃。其中生谷麦芽为路老常用升清阳之药对。厚朴、炒莱菔子、炒枳实，下气除满降胃气，助大肠传导糟粕。脾胃为气机升降之枢纽，今脾升胃降，则六腑传化物而不藏。紫菀、桔梗、杏仁，宣肺降气，肺与大肠相表里，肺气宣发肃降，有利于大肠传化糟粕。预知子、佛手、白芍，疏肝养阴，肝气以升为顺。今肝升肺降，人体气机周流不休。老年久秘患者素多津枯肠燥，当归、肉苁蓉、桃仁，补益精血、润肠通便，共奏调升理降之法。

二诊（2006 年 9 月 26 日）：服药后大便秘结较前好转，原大便 4～5 日 1 次，现 1～2 日 1 次，胃脘隐痛及腹部胀满均减轻。现自觉咽部有异物感，咳吐白痰，近一周双膝关节及小腿酸痛烦乱不适，纳食尚可，寐不实。小便量少，不喜饮水，舌质淡红，舌边齿痕，苔薄白，脉沉滑。上方去太子参、桃杏仁、预知子，加西洋参（先煎）10g，生何首乌 12g，炒莱菔子改 15g，炒枳实改 15g，14 剂，水煎服，每日 1 剂，每日 2 次。

二诊思辨　服上方便秘、胃胀减轻，故去桃杏仁、预知子。膝关节小腿酸痛烦乱不适，乃筋脉不得濡养所致，故用西洋参代太子参加生何首乌，养阴生津。患者咳吐白痰，增加炒莱菔子、炒枳实用量，降气化痰。

三诊（2006年10月10日）：现胃脘不适好转，大便稍干，1～2日一行，双腿酸胀疼痛不适明显，睡眠欠佳，脱发，眼干涩，眼痒，饮水少，小便量少，纳食可，舌体胖有齿痕苔薄白，质淡红，脉弦滑。便秘渐愈，腿酸难忍、脱发、眼干涩痒等症状，予9月26日方去白芍，何首乌改为20g，加炒白芍30g，南沙参12g，刺蒺藜12g，14剂，水煎服，每日1剂，每日2次。

三诊思辨 今患者所见大便干、双腿酸胀不适、脱发、眼痒干涩等当为津血不足，官窍、筋脉不得濡养之象。去酸敛收涩之白芍而用炒白芍者，盖白芍炒之以去其收涩之性，与炙甘草酸甘化阴濡养筋脉，何首乌滋补肝肾精血，南沙参养阴清肺，有金水相生之妙，白蒺藜祛风明目止痒。

四诊（2006年10月30日）：服上方后大便干、双腿酸胀不适、脱发、眼痒干涩均有所好转，效不更方，于门诊调治月余，便秘症状得到明显好转。

《黄帝内经》云"六腑者传化物而不藏""六腑以通为顺"。人体糟粕的排出有赖于六腑气机的顺降，升降相因，故临床治疗大便秘结等气机不降之证，在顺降六腑气机的同时需与升举清阳之药配伍，可使人体气机升降有序营卫周流，便秘焉有不除之理？综上，路老认为对于此证的治疗当从肺脾肾入手，用药力求润燥相宜。升降相辅，则便秘自除。

第二节　肝胆疾病医案

医案三十八　行气化湿治胆囊炎案

胆囊炎是由于细菌或化学性刺激导致胆囊发生炎症，而表现为右上腹持续性疼痛、阵发性加剧，并向右肩放射，常有恶心呕吐，口苦，黄疸等。早在《黄帝内经》中就有相关的记述："胆胀者，胁下痛胀，口中苦，善太息"，本病属中医学"胁痛""黄疸"等范畴。其发病常与肝胆湿热、气机阻滞相关，湿热相郁而成黄疸；湿为阴邪，其性黏滞，易阻滞气机，气机阻滞则更易生湿。因此，治法常重行气化湿，同时兼以疏肝、清热等治法。

郝某，女，36 岁，主因"胆囊炎 10 个月"于 2008 年 3 月 25 日初诊。患者 10 月前体检发现胆囊不充盈，当地医院诊断为"慢性胆囊炎"，服中西药治疗，疗效不佳，患者常在进食油腻、生气时右胁肋疼痛，向后背放射，每次持续 3～4 小时，热敷局部或服"左氧氟沙星"能缓解，但进食不慎或多食后疼痛发作，以致进食减少，基本不食用肉、蛋及奶制品，为求进一步中医调治来诊。患者就诊时症见右胁肋发作性疼痛，进食多、油腻及情绪变化发作或加重，口干，晨起口苦，每日中午双手心发热，经前乳房胀痛，腰酸困，夜寐尚可，小便稍黄，大便日行 2～3 次，基本成形。体检左侧乳腺增生，月经后延 3～5 日，就诊时月经延长至 8～9 日，量正常，有黑色血块。舌体中部暗红，尖红，苔黄厚而腻，脉沉细弦小数。西医诊断为"胆囊炎"，中医诊为"胁痛"，辨证属肝气瘀滞、湿热内蕴，治以疏肝清热、行气化湿健脾为法。书方如下：川楝子 10g，厚朴花 12g，郁金 12g，炒苦杏仁 10g，藿荷梗（后下）各 10g，砂仁（后下）10g，炒薏苡仁 30g，金钱草 18g，鸡内金 12g，炒三仙各 12g，布渣叶 12g，竹沥半夏 12g，醋延胡索 12g，竹节参 12g，炒苍术 12g，水红花子 12g，泽泻 5g，14 剂，水煎服，每日 1 剂，每日 2 次。

初诊思辨 患者以胆囊炎 10 月就诊，肝胆经循行胁部乳腺，肝气不疏，肝火内郁，气机阻滞见右胁肋疼痛，乳房经行胀痛；湿热内蕴，肝火亢盛而见口苦口干、小便黄、苔黄厚而腻；胆气不疏，横逆脾胃，致进食少，故其治当以行气化湿，疏肝清热为主，佐以健脾。"湿淫于内、治以苦热、佐以酸淡、以苦燥之，以淡渗之"，方中川楝子疏肝泻热、行气止痛，善治肝郁化火之痛症；金钱草清肝胆湿热；藿荷梗、厚朴花、半夏、杏仁、薏苡仁、泽泻，宣通气机，化湿利水，方中藿香芳化宣透以疏表湿，使阳不内郁；厚朴、半夏燥湿运脾，使脾能运化水湿，不为湿邪所困；再用杏仁开泄肺气于上，使肺气宣降；泽泻、薏苡仁淡渗利湿于下，使水道畅通，则湿有去路。用药兼顾上、中、下三焦，以燥湿芳化为主，开宣肺气，淡渗利湿为辅，与三仁汤结构相似，而利湿作用胜之；延胡索活血行气止痛；竹节参、苍术、厚朴花取平胃散以健脾化湿，培土抑木，合焦三仙、鸡内金共奏健脾胃以杜生湿之源；水红花子亦有消食化积之效；布渣叶消食化痰；郁金行气化瘀，金钱草善清肝胆湿热。全方重在疏肝利胆，健脾胃，化湿邪，宣肺气，通膀胱，三焦同调，使湿邪有出路。

二诊（2008年4月8日）：药后口苦诸症均减轻，食后胃中不适症状解。末次月经为3月17日~3月23日，4月4日又见出血，色暗红，小腹酸胀，近日仍未净，大便日行2次，成形。舌质暗，边有齿痕，苔中后部白腻，脉细弦。书方如下：竹节参12g，生黄芪18g，生白术15g，炒山药15g，莲子15g，炒麦冬10g，阿胶珠（烊化）6g，仙鹤草15g，艾叶8g，炮姜8g，地榆炭12g，炒酸枣仁15g，炒白芍15g，广木香（后下）10g，生龙牡（先煎）各30g，14剂，水煎服，每日1剂，每日2次。

二诊思辨　药后诸证好转，然体质素虚，经又来至，心脾两虚之候，故调整治疗方略，治宜补气健脾止血，养心安神。方中药物黄芪补气固表，白术、山药，健脾益肾，以资气血之源，气能摄血，故重用黄芪、白术、山药等；麦冬滋阴益气，阿胶珠、艾叶、白芍、炮姜，取胶艾汤之意，以温阳止血；地榆炭、仙鹤草收涩止血；木香行气化湿，酸枣仁养肝阴而安心神，龙骨、牡蛎重镇安神。二诊患者肝胆之症已消，以经行不调为主，故治疗改为补气健脾止血，养心安神之法。

按语：中医学认为肝胆者职司疏泄，有促进脾胃运化之功。其气以条达为顺，若因情志等因素使肝胆疏泄失常，则易横逆犯脾，脾运失调，湿浊内阻，循经犯肝胆而有此证。在遣方用药时路老常以理气化湿、疏利肝胆为主，同时辅以清热利湿，佐以健脾和胃燥湿，胆气通利，湿邪得去，热邪得解，气机畅调，则病得解。

水红花子是明清时期临床常用的中草药，药用历史悠久，最早见于《名医别录》，入肝、胃、脾三经。《本草汇言》载其"消血积，化癖散痞之药也"《滇南本草》谓本品能"破血，治小儿痞块积聚，消年深坚积，疗妇人石瘕症"，指出了水红花子有活血消癖、软坚破积之功用；《药典》谓本品性寒味咸，具有散血消癥、消积止痛的功能；布渣叶为椴树科植物破布树的干燥叶，竹节参始载于《百草镜》，《本草纲目拾遗》中有记载："形如人参""味甘颇似人参""皮上间带芦节纹者""色白如僵蚕，每条上有凹痕如臼",故名为竹节人参,具有散瘀止血,消肿止痛,祛痰止咳,补虚强壮的功效。由此观之,路老对中药辨识应用颇有心得体会,常善辨证选用各地药材,体现出大医之博识。

医案三十九 健脾疏肝治疗胆石症案

胆石症在中医学中属于"胁痛""黄疸""胆胀"等病的范畴,病位在胆,其发病多与肝脾的功能失调相关。胆结石患者多无症状,其发病时典型临床表现为右上腹绞痛,可伴有恶心呕吐等症状,发作无规律,可反复发作,严重者明显影响患者生活质量。胆为六腑之首,主贮存和排泄胆汁,而胆汁源于肝,其气以通降和顺为要。胆与肝相表里,肝之疏泄可促进胆之通降。若肝郁气滞,则胆汁排泄不利,胆腑不通。脾为气血化生之源,脾得健运可滋养肝胆,肝胆功能正常,则胆汁疏泄有节。故而对于胆石症,从肝脾论治是治疗本病的关键。

任某,男,43岁,主因"右胁背痛伴口苦1个月"于2006年6月6日初诊。患者近一个月口干苦、右胁背痛,在当地医院彩超检查示:"胆囊区见一强回声光点,直径0.3cm。诊断为胆囊炎、胆结石"。患者就诊时症见后背痛,口干苦、晨起有黑痰、面色晦滞、腰痛、左腿痛,情绪不稳定,纳差,眠差多梦,大便溏,2次/日。舌尖红、苔薄白,脉沉滑。西医诊断为"①胆囊炎;②胆结石",中医诊断为"胁痛",辨证属肝胆湿热、脾气亏虚,治以疏肝利胆、清热利湿、健脾益气为法。书方如下:太子参15g,柴胡12g,黄芩10g,姜半夏10g,龙胆草10g,车前草18g,郁金10g,茵陈12g,金钱草18g,生白术15g,炒枳实15g,焦四仙(焦山楂、焦神曲、焦麦芽、焦槟榔)各12g,鸡内金12g,青皮9g,陈皮9g,醋莪术12g,醋延胡索12g,14剂,水煎服,每日1剂,每日2次。

初诊思辨 患者主诉为"右胁背痛伴口苦1个月",从其来诊所见诸症判断当为肝胆湿热、脾虚湿聚、蕴久成石,脾主运化水湿,脾气亏虚则水湿不化,停聚中焦。肝郁气滞则胆失通降,复加以湿热蒸腾,煎熬成石。故在治疗时清利肝胆湿热、健脾益气。以小柴胡汤疏肝理气，调和少阳。配合龙胆草、车前草、茵陈、金钱草清利肝胆湿热，使湿热之邪从小便而解。患者食欲较差，难以消化，给予鸡内金、焦四仙消食化积，健运中焦，以利纳化。枳实、青皮、陈皮均为理气之品，破气导滞，与健脾燥湿生白术配伍，使脾健湿化，理气而不伤正。脾胃升降失司，面色晦暗，伴见多处疼痛，考虑气血瘀滞明显，血脉不通，应给以理气活血行瘀之法，故予莪术破血、辅以延胡索行气止痛。

二诊（2006年6月20日）：药后口苦、后背痛、腰痛、乏力、大便等较前好转，已成形，日1次。舌尖红、苔薄白，脉沉滑。治须缓图、前方进退，上方去车前草，加厚朴12g，14剂，水煎服，每日1剂，每日2次。

二诊思辨 患者服上方后诸症已明显好转，脾气亏虚、肝胆湿热之表现明显改善，症状已去大半。但既往之症仍有发作，继予前方，稍作加减。考虑车前草利水化湿，恐伤阴液，故去之，而加厚朴以降气燥湿。

随着时代的发展，人们生活节奏加快，精神压力增大，易致肝失条达，气机不畅，胆汁淤积，湿热内蕴，日久结聚而成石。饮食结构也发生了巨大变化，肥甘厚腻，滋腻碍胃，使脾胃升降失常，土壅木郁，肝胆疏泄失职，蕴生湿热，煎熬胆汁而成此症。湿热日久则生瘀，湿热瘀是本病的主要病理产物，疏肝健脾清热化湿，行气化瘀应作为本病的主要治疗方法，可谓标本同治之法。

医案四十　疏土扶木疗脂肪肝案

脂肪肝临床表现多样，属中医学"肝癖""胁痛""积聚""痞证"等范畴。本病外因多为进食膏粱厚味或者嗜酒无度，生湿酿痰而发；内因则由肝失疏泄，脾失健运，肾失气化，水液不能化为精微，或失于代谢，聚而为湿为痰，瘀阻肝络，滞留于肝而成。倘若湿浊中阻，气机不畅，致肝失条达，肝脉瘀滞，此为肝脾同病，土壅木郁，治当祛湿化浊，调畅中焦，兼以活血化瘀。中焦气机得畅，肝气疏泄如常，则病可痊。兹举一例如下。

董某，男，38 岁，主因"乏力 2 月"于 2009 年 6 月 11 日初诊。患者 2 个月前出现乏力，体检发现转氨酶、甘油三酯、尿酸均增高，中度脂肪肝，右肾小结石。患者就诊时见乏力，时觉右胁下疼痛，急躁易怒，心烦，食量多，经常腹胀，嗳气，口苦，左腿膝至大腿根部经常疼痛，阴雨天加重，怕风，喜暖，睡眠不实，大便黏滞不爽，日行 1~2 次。体胖，舌淡红，质晦暗，苔黄腻，脉弦滑。西医诊为"①中度脂肪肝；②高甘油三酯血症；③高尿酸血症"，中医诊为"肝癖"，辨证属肝胃不和、气机不畅、湿热中阻，治以疏肝和胃、宣畅气机、清热祛湿为法。书方如下：藿香梗 12g，紫苏梗 12g，佩兰 12g，姜半夏 12g，炒苍术 15g，厚朴花 12g，砂仁（后下）10g，青蒿 15g，金钱草 20g，虎杖 15g，土茯苓 30g，防风 12g，防己 15g，萆薢 15g，益母草 15g，生大黄 3g，炒莱菔子 12g，炒酸枣仁 30g，14 剂，水煎服，每日 1 剂，每日 2 次。

初诊思辨 右胁下疼痛、急躁易怒、心烦、口苦、食多、腹胀、嗳气是肝失疏泄，郁而化火，横逆犯胃之象。观其舌脉，舌淡红，质晦暗，苔黄腻，脉弦滑，又见乏力、大便黏滞不爽，为湿热郁滞，气机受阻所致。湿热阻于肝络，肝失其用，浊邪不泄，则见代谢异常之症。左侧膝腿疼痛，阴雨天加重，为湿浊痹阻筋脉，流注关节引起。故此首当清热祛湿，理气和胃。湿浊祛，胃气畅，气机升降如常，则肝疏泄之机可复。方中药物藿香梗、姜半夏、厚朴花、土茯苓、苍术，取藿朴夏苓合平胃散之意，燥湿和胃，宣畅气机。气化则湿行，更添紫苏梗、佩兰、砂仁以助理气化湿，莱菔子下气利水，易茯苓为土茯苓加强清热利湿之功。青蒿、金钱草、虎杖皆清热利湿之品，防风、防己、萆薢祛风除湿、通利关节。少佐大黄以清肠胃湿热。益母草活血利水，酸枣仁养心安神。

二诊（2009 年 8 月 20 日）：药后乏力、右胁痛、左下肢痛减，怕风好转，心烦减，但有时仍烦闷，夜寐好转，仍有乏力，大便黏滞，近日感冒，流清涕，鼻塞，汗出，舌体胖，暗滞，苔黄腻，脉弦。书方如下：

1. 外感方：桑叶 6g，炒莱菔子 10g，蝉蜕 10g，僵蚕 10g，炒苍耳子 6g，黄连 6g，炒苦杏仁 9g，炒薏苡仁 30g，厚朴花 12g，茵陈 12g，金银花 15g，芦根 30g，炒枳壳 12g，六一散（包煎）20g，7 剂，水煎服，每日 1 剂，每日 2 次。

2. 降脂方：青蒿 15g，柴胡 12g，黄芩 10g，厚朴 12g，茵陈 12g，虎杖 15g，炒苦杏仁 9g，炒薏苡仁 30g，藿苏梗各 12g，炒苍术 15g，陈皮 12g，姜半夏 12g，水红花子 10g，郁金 12g，醋延胡索 12g，川楝子 10g，大黄炭 3g，14 剂，水煎服，每日 1 剂，每日 2 次。

二诊思辨　药后诸症明显减轻，但近日外感，《金匮要略》言："夫病痼疾，加以卒病，当先治其卒病，后乃治其痼疾也。"故宜先治外感。流涕、鼻塞，为外邪犯肺，肺失肃降。再观舌脉，舌体胖、暗滞、苔黄腻、脉弦为脾虚湿热内阻之象，故在治疗外感时当注意清热利湿。外感方中桑叶、杏仁宣肃肺气，以散外感之邪，蝉蜕、僵蚕取升降散之意，以升发清阳于上。苍耳子其性温散，善通鼻窍。黄连、金银花、芦根皆清热泻火之品。湿随气化，莱菔子、厚朴、枳壳畅通腑气。六一散、薏苡仁合杏仁，均是通利水道，利湿除热之物，使湿热从小便而去。降脂方以藿朴夏苓汤合大柴胡汤、蒿芩清胆汤化裁而治，仍宗前法祛湿化浊、宣畅气机，减除湿蠲痹、通利关节之品，加入疏肝理气、清热利胆、活血化瘀之品，以复肝用。并取大柴胡汤以和解表里、疏肝和胃。

三诊（2010 年 5 月 20 日）：上述治疗后患者急躁易怒消失，现感脐部右侧痛，右肩背疼痛，矢气腥臭，偶有小便黄，睡眠中左腿抽动，大便可，舌红暗，嫩胖大，边有齿痕，苔黄腻，脉弦滑细。书方如下：藿苏梗各 12g，姜半夏 12g，黄芩 10g，黄连 10g，干姜 10g，大腹皮子各 12g，金钱草 20g，土茯苓 20g，娑罗子 12g，姜厚朴 12g，炒枳实 15g，六一散（包煎）30g，7 剂，水煎服，每日 1 剂，每日 2 次。

三诊思辨　患者外感已愈，从所见诸症判断患者脾虚湿热较重，故宜清热祛湿为要，方仍选藿朴夏苓汤合半夏泻心汤化裁而治。藿梗、厚朴、半夏宣通气机，清利湿热。娑罗子、枳实疏肝和胃、理气健脾。中州失运，湿浊郁滞于内，日久生热，湿与热胶着于内，故其治当需寒热并调，温清并用，方中半夏、黄芩、黄连、干姜，取半夏泻心汤之意。半夏燥湿化痰，黄芩、黄连清热燥湿，干姜温运中阳。大腹皮子同用，意在行气而利水，金钱草、土茯苓均清利湿热之品。六一散清热利湿，通利小便。

四诊（2010 年 7 月 1 日）：患者间断来诊，其间抄方服药，未曾使用西药。经一年治疗后现转氨酶、甘油三酯、尿酸已正常，脂肪肝转为轻度。偶有右肩疼痛，二便可，偶有眼结膜充血。睡眠尚可。舌暗红胖大，苔黄厚腻而燥，脉弦滑。书方如下：藿佩各（后下）12g，紫苏梗（后下）12g，厚朴花12g，炒苦杏仁9g，炒薏苡仁30g，姜半夏12g，茵陈12g，虎杖15g，龙胆草12g，黄芩10g，石见穿15g，车前子（包煎）15g，炒栀子6g，竹叶10g，六一散（包煎）30g，草豆蔻（后下）9g，14剂，水煎服，每日1剂，每日2次。

四诊思辨　经治后患者检查检验指标好转，诸症减轻。观患者舌脉，舌红暗胖大、苔黄厚腻而燥、脉弦滑提示脾虚湿热郁结于中焦，故宜清热祛湿化浊，健运中焦，以藿朴夏苓汤合龙胆泻肝汤加减涤除余邪。

《金匮要略》言："见肝之病，知肝传脾，当先实脾。"脾胃居中州，其升降、运化有赖于肝之疏泄。肝之功能正常，气机调畅，则脾胃升降如常，运化健全，所谓"土得木则达"。若湿浊内生，困于脾胃，水谷精微不能正常输布，代谢废物不能正常排泄，聚湿化浊成痰，阻于中焦，亦可影响肝之条达，所谓"土壅木郁"。治当燥湿和胃，或运脾化湿，土疏则木达，如此湿浊得化，肝癖渐消。

医案四十一　肝脾肾同调治慢性乙肝案

乙肝病毒检测为阳性，病程超过半年称之为慢性乙型肝炎，在临床中主要表现为乏力、恶心、腹胀、肝区疼痛等。中医学认为本病多由于正气亏损、外感湿热疫毒、六淫七情、饮食劳倦所伤。路老认为本病虽在于肝，但病之后期多伤脾耗肾，而见肝脾肾三脏俱虚之证，故治不唯肝，治肝更当治及脾肾，常用肝脾肾三脏同调之法并治之。

王某，男，50岁，主因"发现慢性乙型肝炎20年"于2006年11月4日初诊。患者于20年前乙型肝炎急性发作，经治疗后遗留"小三阳"，肝功正常。去年因工作劳累诱发加重，出现肝功异常，曾在北京多所三甲医院治疗，查肝功：谷胺酰转肽酶增高241U/L（10～50），甘油三酯3.27mmol/L/（0.45～1.70），超声检示：肝硬化，脾大，血常规正常。患者就诊时症见胁肋疼痛，工作劳累则有疲劳感，下午疲劳感明显，右下肢沉重感，腰酸，时有头晕，失眠多梦，纳差，二便调。面色黧黑，口唇色暗，舌体胖，舌质暗红，少苔。脉沉细弦尺弱。西医诊断为"①慢性病毒性乙型肝炎；②肝硬化；③脾大"，中医诊断为"积聚病"，辨证属肝肾不足、脾虚湿盛、兼有血瘀，治以调补肝肾、健脾化湿、活血软坚为法。书方如下：太子参15g，茯苓20g，炙甘草8g，砂仁（后下）4g，生黄芪20g，生炒谷麦芽各20g，生熟地各12g，山茱萸12g，炙鳖甲（先煎）15g，丹参15g，赤芍10g，川贝母10g，浙贝母10g，生牡蛎（先煎）30g，土茯苓18g，郁金12g，醋香附10g，7剂，水煎服，每日1剂，每日2次。

初诊思辨 患者年已五旬，加之病且二十年，当知久病必已耗伤肝肾，见其腰酸、时有头晕、面色黧黑、尺脉弱、苔少，其肝肾阴虚之证显矣，诊时见乏力、下肢沉重、纳差、舌体胖，是脾虚湿盛之证，病久则血瘀，故见胁痛、肝硬化、口唇色暗、舌质暗红。参验舌脉，辨证为肝肾不足，脾虚湿盛，兼有血瘀，故治当以补益肝肾，健脾益气，活血软坚。方中药物太子参、茯苓、甘草、砂仁取香砂六君子汤之意，太子参益气养阴，茯苓健脾利湿而清治节，甘草调和五脏，砂仁以通脾肾之元气，诸药相合益气健脾，行气化湿。黄芪甘温，善补脾气，生谷麦芽健脾消食，以上诸药健脾化湿，脾健湿邪自去，脾健气血化生有源，脾健则后天之本得助。生地黄熟地黄同用，意在补中有清，山茱萸，酸涩而温，善补益肝肾之气，炙鳖甲血肉有情之品，善滋阴潜阳，三者合用以滋补肝肾。鳖甲兼能软坚散结，生牡蛎咸寒软坚，川贝母、浙贝母同用，有软坚化痰之功，赤芍、丹参活血化瘀，以上合用则达活血软坚之力，路老临床衷中参西，其用药亦结合西医辨病，此案见其肝硬化之病，故用大量活血软坚散结之品。本病之病位在肝，故加郁金、香附意在行肝气、解肝郁、达肝用、助血行。全方健脾化湿、补益肝肾、理气活血、软坚散结同用，共奏肝脾肾同调之效。

二诊（2006年11月14日）：服药后无明显不适，仍失眠多梦，轻微疲感，晨起两腿发沉，舌体胖，质暗红，苔少，根黄腻，脉同前。上方再服14剂。

二诊思辨 慢性乙型肝炎为慢病、久病，故治病之功非旦夕可图，上方服后诸症减轻，初诊辨证精准，治法完备，故仍守前方继续服用。病在肝脾肾三脏，久病肝肾已虚，加之脾气亦虚，必当健脾以助后天之本，气血方有生化之源，又当滋补肝肾以助先天之本，肝脾肾三脏同调之，缓缓久服以图之，三脏之虚方可得补。

乙肝之病位在肝，初起在肝，病久则伤及脾肾，初起多实证，病久多虚证，故病之后期多见肝脾肾三脏俱虚。脾者，后天之本，肾者，先天之本，肾为肝之母，脾又为气血生化之源，肝虚则肾亦虚，脾虚则肝无气血充养，肾虚则肝无化生之源。故治本病之后期，必当三脏并调，然调脾为重，脾健则肝肾、气血得滋，则诸症可愈。

第三节　肾系疾病医案

医案四十二　三焦调畅，水患无虞

《景岳全书·肿胀》篇所说："凡水肿等证，乃肺脾肾三脏相干之病，盖水为至阴，故其本在肾；水化于气，故其标在肺；水惟畏土，故其制在脾。今肺虚则气不化精而化水，脾虚则土不制水而反克，肾虚则水无所主而妄行。"人体内水液输布排泄离不开上焦肺脏宣发肃降、中焦脾胃升降运化、下焦肾脏蒸腾气化，故治疗应从调畅三焦脏腑着手。兹举一案以详述之。

关某，女，55 岁，主因"双下肢反复水肿 20 余年"于 2009 年 3 月 5 日初诊。自述 1979 年 12 月顺产一女婴后出现高热，体温 42℃，确诊为"肺结核（右肺浸润型肺结核）"，服用抗结核药物近 2 年，后出现下肢水肿，尿中检出蛋白（＋＋＋），未见管型，有少量红细胞。1984 年起在当地（广州）服中药治疗两年，症状稍有缓解，但 24 小时尿蛋白定量仍高于正常。此后下肢水肿每年春夏季较甚，午后加重，伴心慌，双下肢酸沉，腰膝酸软，汗多，足冷，晨起脸肿，上述症状秋冬缓解，每年夏季汗多明显，纳谷欠馨，眠差，需服用安眠药方可，小便泡沫多，大便干，需服通便药，面色虚浮，舌暗红，苔薄黄，脉细。既往于 1985 年体检时发现甘油三酯增高；1990 年确诊为 2 型糖尿病，2000 年至 2003 年使用胰岛素治疗，后改服降糖药；无高血压病史；有链霉素过敏史。西医诊断为"①2 型糖尿病；②水肿待查？"，中医诊断为"水肿"，辨证属肺肾气阴两虚，治宜补益肺肾之气阴为法。书方如下：生黄芪 20g，防风 10g，生白术 15g，炒山药 15g，莲子 15g，炒酸枣仁 15g，麦冬 10g，山茱萸 15g，赤芍 12g，炒苍术 12g，玄参 10g，制何首乌 12g，墨旱莲 12g，女贞子 12g，黄柏 9g，生龙牡各 30g，7 剂，水煎服，每日 1 剂，每日 2 次。茶饮方：黑大豆 20g，鸡内金 12g，玉米须 30g，豨莶草 15g，黄连 8g，地锦草 15g，益母草 10g，7 剂，水煎代茶饮，每日 1 剂。

初诊思辨　妇人产后，百脉空虚，气血不足，未能及时调养，而致痨虫侵蚀，成肺痨之证，久病不愈，母病及子，气损及阴，而成肺肾气阴两虚之证，肺肾制水失职，故发水肿。水肿常于春夏之季、午后加重，乃因此时阳气较盛，阴虚不能制阳，肺肾失职更甚，肺虚不能宣发肃降水液，肾虚不能蒸腾气化，故水肿加重；水液流于下肢，则下肢肿胀酸沉，溢于面部，则见面肿虚浮；肾之气阴不足，濡养失职，故见腰膝酸软，足冷；阴虚则热，故见便干、苔黄舌红之象；常大汗、心慌，是因肺卫气虚，不能固表而致，汗为心之液，大汗则心液受损，故有心慌；纳谷不馨，乃因病及脾胃，气虚不运，纳化失常。

　　方中生黄芪、防风、生白术、赤芍为玉屏风散之义，以补肺固表而止汗；山药、莲子同用益气补脾，以培土生金而益肺气；麦冬、玄参为清润之品，以润肺清热，肺与大肠相表里，肺阴得养则大便得通；赤芍养血清热而制木之亢，以防木火刑金；墨旱莲、女贞子合用为二至丸，加黄柏以养肾阴清虚热，何首乌温补肾气，兼通大便；白术甘温，善健脾益气，行水利尿，合苍术以健运中焦，利水消肿；生龙牡、酸枣仁合用养血安神，改善睡眠。自此则肺脾肾三脏均得调护。

　　代茶饮方药味少，药性缓，每日频频服用，以增疗效。《金匮要略》言："腰以下肿，当利小便。"故以玉米须、益母草、豨莶草、地锦草利湿消肿；另以黑大豆补肾益阴，鸡内金健脾，黄连清热。

　　二诊（2009 年 3 月 12 日）：药后症大减，双下肢水肿消退，酸沉感亦减轻，仍腰酸，有时仍全身肌肉疼，出汗多，以头汗为著，手脚凉，纳食一般，睡眠欠佳，每日服一片安定维持睡眠，大便仍干，舌质红，苔薄黄，脉沉弦滑。上方去山药、莲子、苍术加炒桑枝 30g，当归 12g，生白术改 30g，桃杏仁各 9g，黄芪改 30g，14 剂，水煎服，每日 1 剂，每日 2 次。茶饮方同前。

药后症减，故仍遵前方，全身肌肉疼痛，乃因患者常汗出，腠理开泄，风邪困表而致；"阳加于阴谓之汗"，患者水饮为患，阻滞下焦，阳气不能布散，故下肢无汗，头为诸阳之会，阳气较充足，故头部汗出较多；纳食仍未改善，可知其脾虚如旧。加桑枝可祛风通络而止痛；桃杏仁合用，两药均可润养大肠，肺与大肠相表里，杏仁兼可降气导滞，故合用可润肠通便，再入当归，活血化瘀之力增强，正如《素问·调经论》言："孙络水溢，则经有留血"；患者脾虚如旧，故去补益之力较弱的山药、莲子，去燥热伤阴的苍术，而增大生白术量，补益脾胃同时兼能通便。

《素问·经脉别论》云："饮入于胃，游溢精气，上输于脾，脾气散精，上归于肺，通调水道，下输膀胱，水精四布，五经并行"，其中任一脏腑出现失调，均能导致水液代谢失常。案中患者病起于肺，久病及肾、脾二脏，从而影响了全身水液输布，水肿虽重，但路老仅以茶饮方中加入少量利尿之药消水肿，而重在调理肺、脾、肾三脏，使三焦气机调畅，阴阳平衡，则水肿自除。

医案四十三　益后天以补先天疗阳痿、早泄案

阳痿是指成年男子性交时，由于阴茎萎软不举，举而不坚，或坚举时间不久，无法进行正常性生活的一种疾病。早泄是指男子性交之始即行排精，甚至性交前即泄精，亦为无法进行正常性生活的一种疾病。中医学认为上述两病皆与肾有关，如《诸病源候论》所言："劳伤于肾，肾虚不能荣于阴器，故萎弱也。"又言："肾气虚弱，故精溢也"，明确描述了本病的发生与肾密切相关。然肾主"先天之精"，傅青主云"肾非后天之气不能生"，故肾之充

盈需脾之"后天之精"的培补与滋养，因此在治疗阳痿、早泄时，宜遵循益后天以补先天的治则，脾肾双调，先后天之本自得裨助。

蔡某，男，28岁，主因"阳痿、早泄1年"于2007年7月28日初诊。患者自述17岁时无明显诱因突感疲劳，记忆力减退，中午需午休，否则下午困乏。继而出现晚间胃部疼痛，纳食减少。患者就诊时症见头部昏沉，腰膝酸软，周身乏力，阳痿，早泄，性欲不强，胃脘部不适感，食欲欠佳，纳谷不馨，眠可，二便调。形体瘦弱，面色晦暗，唇暗无华，舌体瘦，质暗红，苔薄白腻，脉沉缓。西医诊断为"性功能障碍"，中医诊断为"阳痿，早泄"，辨证属脾肾两虚，痰湿内蕴，治以健脾益肾，化痰祛湿为法。书方如下：太子参15g，青蒿12g，素馨花12g，生白术15g，郁金10g，莲子15g，炒山药15g，茯苓20g，竹沥半夏10g，炒三仙各12g，黄连8g，炒柏子仁15g，五谷虫10g，枸杞子12g，盐知柏各9g，生龙牡（先煎）各30g，佛手10g，炒菟丝子12g，14剂，水煎服，每日1剂，每日2次。

初诊思辨　患者为中年男性，正值气血充盛之时，然从年少时即感疲劳，记忆力下降，胃脘部疼痛，饮食减少等，提示脾肾亏损之兆早已有之。就诊时诸症见胃脘不适，纳谷不馨，周身乏力，当为脾虚失运，纳化失常所致；腰膝酸软，阳痿，早泄，性欲不强，当为肾气不足，不能固摄精关所致。脾虚不能善纳水谷，故形体瘦弱，唇暗无华；脾虚日久，痰湿内生，肾虚无根则痰湿上犯清窍致头部昏沉。舌体瘦，质暗红，苔白腻，脉沉缓，辨证为脾肾两虚，兼痰湿内蕴。治宜益后天以补先天为要，以健脾益肾为主，辅以化痰祛湿之法。

方中太子参、生白术、茯苓、炒山药、炒三仙、黄连、佛手取健脾丸之意，健脾丸出自《证治准绳·类方》，以太子参、白术、茯苓奏四君子汤之效，加炒山药，补中健脾，又取神曲、山楂、麦芽之三仙炒制合用以消食化滞，黄连清胃之湿热、消脾之痞满，以佛手易木香增强理气和胃之功，诸药相配，健运脾胃，消补兼施，加五谷虫以消疳积，加郁金、素馨花以行气止痛。上方消补兼施，脾胃得健运，后天充盈以补先天，肾精得充。莲子其性甘涩，合生龙牡以固肾精；枸杞善补肾阴；盐知柏滋肾阴以清泄肾中相火；柏子仁透心肾、益脾胃，滋养心肾之阴；菟丝子辛甘，善补脾肾之阳；半夏、青蒿合用化痰祛湿。纵观全方遵循益后天以补先天的治则，脾肾同调，虚实兼顾。

　　阳痿、早泄之病，其因甚众，多与脾、肾功能失调有关。中医学认为肾主藏精，主生殖，宗筋作强，脾胃所化生之气血津液之濡养。《景岳全书·脾胃论》云："水谷之海本赖先天为之主，而精血之海又赖后天为之资，故人之自生至老，凡先天不足者，但得后天培养之力，则补天之功，亦可居其强半。"因此在辨治阳痿、早泄两病时，宜从脾肾论治，注重脾之后天滋养肾之先天的生理特征，所谓"治病必求于本"，脾得健运，气血津液化生充盈，则肾得濡养，肾精、肾阴、肾阳俱充。

医案四十四　清心莲子饮疗淋证案

　　清心莲子饮出自《太平惠民和剂局方》，功用清心火，益气阴，止淋浊。主治心火妄动，气阴两虚，湿热下注，证见心中蓄积，时常烦躁，因而思虑劳力，忧愁抑郁，是致小便白浊，或有沙膜，夜梦走泄，遗沥涩痛，便赤如血；或因酒色过度，上盛下虚，心火炎上，肺金受克，口舌干燥，渐成消渴，睡卧不安，四肢倦怠，男子石淋、气淋、膏淋、劳淋、热淋，妇人带下赤白；及病后气不收敛，阳浮于外，五心烦热。路老常用此方加减治疗癃闭、淋证等诸多疾病，临床疗效显著，现附一则淋证验案如下。

　　贾某，女，71岁，主因"尿频尿急2年"于2006年6月4日初诊。患者就诊时症见近2年频繁发生尿频尿急，尿灼热感，神疲乏力，倦怠，伴有低热，心烦，口干不喜饮，腰酸身疼，腘窝部筋脉疼痛。纳眠可，小便频数急，大便调。舌质红苔少，脉弦细小数。既往"骨结核""高血压"病史6年。西医诊断为"泌尿系感染"，中医诊断为"淋证"，辨证属心火偏亢、气阴两虚，治以清心火、益气阴为法。书方如下：南沙参12g，西洋参（先煎）10g，五爪龙15g，麦冬10g，石斛10g，莲子15g，青蒿12g，银柴胡12g，地骨皮10g，竹叶10g，猪苓15g，阿胶珠（烊化）6g，乌药6g，川楝子10g，忍冬藤18g，首乌藤15g，生龙牡（先煎）各30g，7剂，水煎服，每日1剂，每日2次。

初诊思辨 患者年老体弱，症状反复发作，日久损伤正气，而成心火偏亢，气阴两伤证，心火下移小肠则尿频、尿急，灼热感，心火偏亢而现心烦、口干、低热、神疲乏力、倦怠诸证，俱是气阴两伤之象，方中南沙参、西洋参、麦冬、莲子、五爪龙、银柴胡、地骨皮等取清心莲子饮之意，有清心火，益气阴之功。猪苓、阿胶珠，含猪苓汤之意，与石斛、青蒿、竹叶合用有滋阴清热利水之功。下焦水热互结于膀胱腑，则太阳经气亦不利，故现腰酸身痛、腘窝部经脉疼痛，忍冬藤、首乌藤等，藤蔓之品，善开通经络，合川楝子行气止痛，用以治疗周身筋脉疼痛。生龙骨、生牡蛎具收涩之性，以缩泉固尿。少佐乌药以缓诸药之凉润，防其伤阳而致气化不利。

二诊（2006年6月10日）：服药一周症状改善不显，腰痛好转，仍尿频尿急尿灼热，患关节痛3年，常口干口苦，眠可。舌质暗红少苔，脉沉弦。上方去五爪龙、乌药，加桑枝20g、赤白芍各12g、鸡血藤15g，14剂，水煎服，每日1剂，每日2次。

二诊思辨 患者老年女性久患淋证，日久正气不足，阴津失濡，而见患者口干、口苦、关节痛、舌质暗红，知有心火上炎兼有血瘀之象，故去五爪龙、乌药温燥之品，而加桑枝、赤芍、鸡血藤以活血通络，白芍滋阴清热，濡养筋脉。

三诊（2006年7月22日）药后尿频、尿急、尿灼热消失，乏力好转。近日牙龈肿痛，色红，口苦，仍腰酸痛，纳眠可，二便调。舌暗红苔薄黄，脉虚弦尺弱。书方如下：南沙参15g，西洋参（先煎）10g，青蒿12g，麦冬12g，石斛12g，莲子15g，地骨皮10g，桑寄生15g，炒杜仲12g，巴戟天10g，肉苁蓉12g，桃仁9g，红花9g，醋延胡索12g，川楝子10g，14剂，水煎服，每日1剂，每日2次。

三诊思辨 此证乃上盛下虚，肝肾亏虚于下，虚火炎于上，故宜滋肝肾以清虚火。方中南沙参、西洋参、麦冬、石斛、莲子、地骨皮仍取清心莲子饮，滋阴清虚火。杜仲、桑寄生滋补肝肾之阴，巴戟天、肉苁蓉，补肾阳益精血。桃仁、红花活血通络消肿痛。延胡索、川楝子取金铃子散以行气止痛。

清心莲子饮目前已广泛应用于临床各科，尤多应用于慢性肾小球肾炎、慢性肾盂肾炎、尿路感染、尿道综合征等泌尿系疾病。其中对于老年淋证之病情迁延日久，症状反复出现，临床证见属心火偏亢、气阴两虚者，应用本方加减效果显著，特别是在减轻临床症状，改善检查结果等方面更有独到之处，并根据兼证的不同，在本方基础上随证加减，以收良效。

医案四十五　活用"通"法辨治癃闭案

癃闭主要是指以小便排出量少，排尿困难，甚至小便闭塞不通为主要表现的一组疾病。正常人小便的形成与排泄主要依靠肺的通调、脾的转输、肝的疏泄、肾与膀胱的气化功能来调节。《素问》有言："其病癃闭，邪伤肾也。"隋代巢元方在《诸病源候论》中认为："小便不通，由膀胱与肾俱有热故也。"本病的基本病机为肾与膀胱气化失司，尿液的生成或排泄障碍。路老认为本病多为本虚标实之证，本虚多以脾肾阳虚、肝肾阴虚为主，标实以湿热、浊瘀多见，在辨治时应遵循"六腑以通为用"的原则，其核心病机在于膀胱腑的通与不通，然膀胱之通利又取决于肺之通调、脾之传输、肝之疏泄、肾之气化功能的正常。若肺之通调失司，上源竭则尿液生成不足；脾主运化，为气机升降的枢纽，若饮食不节，脾失健运，则清阳不升、浊阴不降，壅于膀胱则气化无力；肝主疏泄，若气机郁滞，三焦气化失常，则水道通调受阻；若积块、砂石、瘀血等阻塞尿道，亦使膀胱气化受阻。或因久病体虚，劳倦太过而致脾肾阳虚，则膀胱气化无权；或热病日久，耗伤肝肾真阴，则尿液无源，均可发生癃闭。故各脏元真通畅，则膀胱腑气得通，小便得下。因此强调根据标实偏重，灵活应用"通"法，或宣肺、或运脾、或疏肝、或滋肾等以通膀胱，助气化，利小便，疗效显著。

唐某，女，73岁，主因"小便不畅，排小便困难半月"于2006年11月11日初诊。患者近半月来小便排出困难，小便量少色微黄，无尿频尿急诸症。伴胸前区隐痛，伴有紧缩感，多在上午早餐后发作，持续1~3小时自行缓解。曾查心电图无异常，尿常规（-）。患者就诊时症见口干喜饮温水，晨起腿软腿肿，急躁易怒。纳食正常，睡眠可，大便正常。舌稍胖，舌质紫暗稍红，舌边有瘀斑，苔薄黄少津。双寸动数、虚弦，余脉沉迟弱。既往有高血压病 10 余年，有 2 次心梗病史。西医诊断为"尿潴留"，中医诊断为"癃闭病"，辨证属肝肾阴虚、日久化热、瘀热内阻、气化不利，治以平肝滋肾、清热散瘀为法。书方如下：菊花 10g，钩藤（后下）15g，天麻（先煎）10g，桔梗 10g，丹参 15g，白芍 12g，蝉蜕 10g，莲子心 6g，天竺黄 8g，车前草 18g，生地黄 12g，竹叶 10g，麦冬 10g，益智仁（后下）9g，六一散（包煎）20g，7 剂，水煎服，每日 1 剂，每日 2 次。

初诊思辨 患者为女性，且已是古稀之年，早已肝肾不足。肝体阴而用阳，今肝血不足而致肝阳上亢出现血压增高，急躁易怒等；母病及子，肝血不能濡养心脉而出现心前区隐痛。中医学认为"乙癸同源"，病久必累及肾，不能上济心火而使心火独亢，下移膀胱则致气化失司而有小便艰涩不畅。在辨证过程中，路老推崇"病证结合"的诊疗模式，本案中患者既往高血压和心梗病史，因此在辨证遣方中应该考虑患者存在肝阳上亢，瘀血稽留的问题，结合刻下所见，亦有明显肝肾阴虚阳亢，瘀热互结。瘀热之邪阻遏气机，滞于胸中故见心前区紧缩感；气滞则水停，停于下肢则见腿肿；且瘀热之邪又易耗气伤津而进一步加重阴伤，故见晨起腿软，口干喜饮；阴损及阳，肾阳不能助膀胱气化，津不上承，故见喜温饮。参其舌脉：左寸主心，心者主血；右寸主肺，肺者主气。脉动者气结，脉数者主热，脉虚者气虚，脉弦者主肝，合观两寸之脉，结合舌象综合分析，当为气虚血弱，瘀阻于内，日久化热之象。综合判断，此案患者主因肝肾阴虚日久化热，又体内瘀血久留，而致瘀热互结，阻滞气机，影响肾与膀胱的气化功能，遂见小便不畅之癃闭。属本虚标实、上实下虚之征，此时病位主要在肾与膀胱，与肝、心密切相关，故其治当平肝阳，滋肾水，清心火，散瘀结以通利小便。方中取清心莲子饮中莲子心、麦冬、竹叶三味以滋阴清热。莲子心上清心火而下交于肾；麦冬性味甘寒，可养阴生津，配生地黄又可清热凉血，二者相合入肾经以滋阴降火，养阴液而清伏火；竹叶甘淡，与生地黄、甘草相配，法"导赤散"以清心养阴利水；天竺黄味甘性寒，善清心肝二经邪热，合车前草、六一散以加强清热利湿之功，导邪热从小便而解；丹参活血散瘀，使热随瘀消。以上诸药治在心肾；肺主治节，通调水道，为水之上源，方中桔梗一药，提壶揭盖，开上窍以利下窍。天麻、钩藤法天麻钩藤饮之意，天麻味甘质润，善入肝经以平抑肝阳，钩藤其性甘凉，善清肝经之热，二者合用以平肝阳，清肝热；蝉蜕、菊花皆清凉升散之品，可散肝经郁热；白芍乃酸敛阴柔之品，用以柔养肝阴；伍以少量益智仁，取阴阳相生之意，结合时令乃立冬前后，少火生气，使阴得阳升而泉源不竭；全方融清心莲子饮、导赤散、天麻钩藤饮于一炉，配以活血通窍之品，共奏平肝滋肾，清热通瘀之效。

二诊（2006年11月18日）：小便难缓解，但尿道口酸痒不适，用洁尔阴后好转，伴左下肢胀痛不适，可自缓解，心前区紧缩感亦减，血压仍不稳，时高时低，右下肢麻，晨起腿肿好转，仍易急躁，多虑，口干咽干，舌象同前，左寸动数，尺弱，右寸关滑微弦。书方如下：前方加益母草12g，14剂，水煎服，每日1剂，每日2次。

二诊思辨　患者服上方诸症明显好转，然出现尿道口酸痒不适，《黄帝内经》言："诸痛痒疮，皆属于心。"且心为火脏，结合患者口干急躁、血压波动等表现，判断仍有邪热未尽之象；参看脉象，在初诊的基础上，出现右寸关滑微弦，结合刻下所见综合分析，提示当前瘀热互结，当有气血不畅之象。故于前方加益母草，加强活血通经、利尿消肿之功。益母草性味苦寒，归肝、心包、膀胱经，既可清热活血，又有利尿消肿之效，十分切合当前病机。

三诊（2006年12月9日）：小便恢复正常，尿道口痒，牵及少腹，脘腹不适，偶发微刺痛，伴尿频，时作时止，小便混浊。仍口干欲饮温凉水，餐后心前区不适，舌质暗红，边有瘀斑，苔白干少津，脉沉弦。书方如下：五爪龙18g，西洋参（先煎）10g，麦冬12g，莲子15g，地骨皮10g，柴胡12g，茯苓20g，车前草15g，制何首乌12g，当归12g，炒白芍12g，炒白术15g，牡丹皮10g，泽泻12g，怀牛膝12g，炙甘草8g，14剂，水煎服，每日1剂，每日2次。

三诊思辨　患者经过一月调理，小便已通畅。就诊时所见尿频诸证当为热扰膀胱所致。出现小便浑浊，虑其脾肾亏虚，固摄无权，清浊不分，参验舌脉，方知此期以气阴两虚为主，同时仍有气血瘀滞之象，故治疗上以益气养阴、疏肝健脾为主，辅以清热散瘀。取清心莲子饮益气养阴，清热利水；合逍遥散以调和肝脾。方中重用有南黄芪之誉的五爪龙，其性平，补而不燥，与西洋参相配，共奏益气养阴之效；与莲子、白术、茯苓相合，增强健脾化湿之功。泽泻味甘淡，性寒，《药品化义》言其可"除湿热，通淋浊"，以达清热利水，分清别浊之效。制何首乌可滋补肝肾，又可化浊；配以怀牛膝，可加强补益之功，又可引火下行、引药下达。全方法清心莲子饮合逍遥散为组方思路，以滋补肝肾之阴，理气健脾为主，配以清热活血之品以善后。

癃闭之病其因虽变化多端，然其基本病变在膀胱气化不利，其病位在肾与膀胱。如《黄帝内经》所言："膀胱者，州都之官，津液藏焉，气化则能出矣。"指出膀胱的主要功能就是贮存和排出尿液。因此，膀胱的气化功能失调是本病的主要原因。而导致其功能失司的原因众多。国医大师路志正教授认为现代人们的生活节奏过快，伤及肝肾之阴，且暴饮暴食，伤及脾胃，湿热内生，下及膀胱，火热内扰膀胱气化失司而有此病，因此治疗时强调以"通"为主线，然通利之法，又因证候虚实之不同而异。《谢映庐医案·癃闭门》言："小便之通与不通，全在气之化与不化"。若因湿热而气不化者，宜清热利湿以通之；若因气机郁滞而气不化者，宜理气解郁以通之；若因瘀血内阻而气不化者，宜活血散瘀以通之；若因砂石内阻尿道而气不化者，宜行气排石以通之；若相互兼夹，则观其脉证，知犯何逆，随证治之。在本虚为主时，对于脾肾阳虚者，宜温肾暖脾，温化以通之；对于肝肾阴虚者，宜育阴清热，濡润以通之。在临床辨证论治过程中，多见虚实夹杂的证候，应辨清虚实偏重与病情缓急，分期分阶段灵活运用"通"法。

本案中患者亦属本虚标实之证，且既往有肝肾阴虚和瘀血内留的病史，发病初期，患者以小便不畅，排尿困难为主诉，依据"急则治标"的原则，初期以平肝、清热、散瘀以治其标，同时兼顾滋肾养阴，重用活血清热利尿药物后，标实得到缓解，小便得通。在后期，根据"缓则治本"的原则，结合刻下所见气阴两虚、气血瘀滞的证候，治以益气养阴、疏肝健脾为主，辅以清热散瘀。该案中瘀热与阴伤贯穿病情始终，单纯清下恐加重阴伤，一味滋阴又恐恋邪，因此路老在治疗上根据不同时期证候表现的标本缓急，攻补结合，分期活用通法，体现了"六腑以通为用"的思想。同时，小便的排泄除了与肾和膀胱气化有关，尚与肺的通调、脾的传输、肝的疏泄等有关。路老临证中善用桔梗以提壶揭盖而使小便得通，下病上治，升降相因，实为升上治下之法也。

医案四十六　外用熏洗方治疗前列腺增生案

前列腺增生是中老年男性常见病之一，此病发展缓慢，其主要症状为进行性排尿困难，尿频、尿急，甚至发生尿潴留。中医无此病名，根据其临床表现可归属于中医学"淋证""癃闭"等范畴，多因膀胱气化不行、三焦通调水道失常、水热互结、痰瘀互阻而发病。路老治疗此病，常在内服中药基础上，选用中药熏洗疗法治疗前列腺增生，同时外治疗法简单、经济，无副作用，疗效可靠，值得推广应用。兹选择两验案介绍如下：

医案 1：周某，男，53 岁，主因"排尿困难、尿频 1 年伴尿痛 1 个月"于 2009 年 3 月 21 日就诊。患者此次因尿痛一个月来诊。患者就诊时症见排尿困难，尿频，伴有尿痛，尿灼热感，平素急躁易怒，腰酸软，纳寐可，大便正常，舌质红略紫暗，舌苔黄腻，脉沉弦小滑。西医诊断为"前列腺增生"，中医诊断为"癃闭"，辨证属肝郁肾虚、湿热内蕴，治以补肾疏肝、清热利湿为法。内服汤药同时予外用熏洗方，外用方如下：马鞭草30g，豨莶草 20g，皂角刺 15g，苏木 20g，龙葵 20g，白英 30g，盐知柏各 12g，芒硝30g，甘草 15g，14 剂，煎煮后外用熏洗，每日 1 剂。14 天后诸证即明显减轻，夜尿一次，白天正常，无其他不适，中药内服仍遵原法加减调治，熏洗方不变，先后共治疗 5 个月，尿频、尿急感消失，化验指标正常，超声检查示前列腺大小正常。

医案 2：姜某，男，47 岁，主因"胸闷、憋气 8 年"一直在路老处就诊，经治疗后心脏不适诸证明显减轻，2010 年 2 月自感小腹部隐痛，小便时有不畅，行前列腺超声检查示前列腺增生，尿常规白细胞增高，经服消炎药后白细胞下降，但仍时有小腹隐痛，尿频，尿涩，倦怠乏力，舌质暗淡，苔根部黄腻，脉弦滑小数。西医诊断为"前列腺增生"，中医诊断为"癃闭"，辨证属气虚血瘀、湿热下注，治以补气活血、清热利湿为法。内服中药继续治心以巩固疗效外，外用熏洗方治疗前列腺增生，外用方如下：马鞭草30g，透骨草 20g，制乳没各 12g，皂角刺 15g，甲珠 12g，苏木 30g，芒硝30g，海藻 15g，醋三棱 12g，生龙牡各 30g，益母草 15g，14 剂，煎煮后外用熏洗，2 天一剂坐浴熏洗前列腺处。1 月后复诊小腹痛明显缓解，自觉前列腺处的症状亦明显缓解。熏洗方同前继续应用一个月，前列腺不适诸症均消。

诊后思辨 上述两例患者，均为中年男性，肾气始衰，膀胱的气化功能失调，出现排尿困难；热结蕴于下焦，则现小便涩痛；肾虚所致血行无力，从而经络不畅，膀胱气化失司，而致此病。前列腺增生多为本虚标实之症，路老应用外治法治疗前列腺增生疾病，常选用软坚散结，清热利湿，活血化瘀之品，通过熏蒸透皮吸收直达病所。

上两方均选用马鞭草、皂角刺、芒硝三药，味苦，性凉，归肝、脾经，具有活血散瘀等功效，芒硝软坚散结，皂角刺清热解毒；三药合用体现路老治疗前列腺增生的核心思想。

另根据辨证不同，医案1中选用龙葵具有清热解毒、消肿散结、消炎利尿的功效。豨莶草有祛风湿、利关节、解毒，白英具有清热解毒、祛风利湿。知母黄柏，清热解毒，引热下行；甘草调和诸药。医案2中用透骨草祛湿解毒，增强清热利湿之效；制乳香、没药合醋三棱活血逐瘀通络，使血瘀去，则浊毒无以复；海藻与龙骨牡蛎合用软坚散结，山甲珠襄助通络散结之功，诸药合用可消增生，除癥瘕；苏木可活血祛瘀、消肿止痛，现代研究证实其具有抗炎改善微循环的作用；益母草利水消肿，以助水液之行。

中药熏洗疗法历史悠久，源远流长，早在《礼记》中就有"头有疮则沐，身有疡则浴"的论述。人体的皮肤、汗腺、皮脂腺等体表组织具有分泌与排泄、渗透与吸收的功能，黏膜也具有较强的吸收功能，熏洗疗法就是利用皮肤和黏膜的这一生理特性而产生作用。方药主用清热解毒、祛风除湿、舒筋活络的马鞭草、透骨草、苏木等药，唐代的《新修本草》有相关记载："豨莶草主金疮，止痛，断血，生肉，除诸恶症"；配以软坚散结化痰的甲珠、海藻、三棱及活血止痛、消肿生肌的制乳香、没药、芒硝等，使药物直达病所，体现路老以外达内治法。熏洗方药简效专，以清热解毒利湿为要，兼以软坚散结，通过熏蒸外治，透皮吸收，直达病所，热毒退，水肿消，瘀结除，则诸症皆失。此法简单易行，疗效可靠，值得临床借鉴。

医案四十七　四脏同调治遗精案

朱丹溪言："主闭藏者，肾也；司疏泄者，肝也。二者皆有相火……心火动则相火亦动，动则精自走，相火翕然而起，虽不交合亦暗流而疏泄矣。"肾藏精，主蛰，为封藏之本，受五脏六腑之精而藏之。若劳心过度，君相火动，使肾之封藏失调，精关不固，则生遗精之病，此当心肾同治。肝藏血，主疏泄，若疏泄失度，精液妄泄，则发为遗精。且精血相生，肝肾同源，故治疗本证时需肝肾同调。肾为先天之本，脾为后天之本，二者相互资生。脾气虚弱，后天失养，无以培补先天，可致肾气不固，肾精不充，故遗精之证，亦当健脾。今遵其旨以治之。

何某，男，30 岁，主因"遗精 3 年"于 2008 年 12 月 2 日初诊。患者从事电脑工作，整日与电脑为伴，3 年前出现遗精，未系统治疗。患者就诊时症见遗精，多则 3 天一次，少则 1 月一次，用脑过度则加重，遗精后头晕、眼花、乏力，排尿时脚内踝抽痛，眠差，梦多，纳可，大便日行 1 次，成形。舌红，苔薄白，脉弦滑。西医诊断为"遗精"，中医诊断为"遗精"，辨证属劳伤心脾、肝肾不足、精关不固，治以调补心脾、补益肝肾、涩精止遗为法。书方如下：竹节参 12g，生黄芪 15g，生白术 20g，茯苓 20g，山茱萸 15g，炒山药 15g，枸杞子 12g，莲子 15g，芡实 12g，金樱子 15g，生龙牡各 30g，盐知柏各 8g，炒酸枣仁 18g，制何首乌 12g，佛手 10g，炒麦冬 12g，黄精 12g，14 剂，水煎服，每日 1 剂，每日 2 次。

初诊思辨　患者从事电脑工作，长期劳心过度，且于办公室久坐，过思伤脾，致中土亏虚，后天失养，先天不充。心血暗耗，心阴不足，心火亢旺，扰动精室。脾虚气不摄精，肾虚精关不固，君相之火妄动，则发为遗精，且遇劳则甚，并见眠差、多梦、舌红诸症。头晕、眼花、乏力为精血亏虚、不能充养头目所致。足内踝为少阴肾经循行之处，肾主骨生髓，肾精充足则骨髓坚固，溺时内踝抽痛，为肾精亏损之象。故治宜调补心、脾、肾，益气养血，涩精止遗。然乙癸同源，肝亦为相火，精亏则血耗，精血流失，阴液不足，虑水亏无以涵木，致肝肾俱亏，相火更动，故当肝肾同补以滋养精血，平定相火。方中莲子、麦冬、黄芪、茯苓，取清心莲子饮之意，以清心火而益气阴，使君火不致妄动。竹节参、黄芪、白术、茯苓、酸枣仁为归脾汤加减，补血养心，益气健脾，脾健则气血化源充足，后天之血得养，先天之精可充，又能增益摄纳精血之功。竹节参与人参、三七同属五加科，兼具人参滋补强壮和三七活血化瘀之效，补而不滞，且可止痛。竹节参、莲子、芡实、金樱子、龙骨、牡蛎为金锁固精丸化裁而来，补虚固肾，涩精止遗，以复肾封藏之职。盐知柏、山药、茯苓、山茱萸，取知柏地黄丸之意。知母清热泻火且能滋阴，黄柏苦寒善清泻下焦之火。盐制者其性咸，咸者入肾，以引药入肾，清泻肾中相火。山茱萸其性酸涩，以补益肝肾，涩精固脱。更添枸杞、何首乌以助滋养肝肾，黄精补养肾阴，佛手疏肝理气。全方清补结合，心肝脾肾四脏同调。

二诊：患者服药后症状大减，又以上方加减调治90天，遗精未曾复发。

遗精之名首见于《黄帝内经》，谓之"精自下"，后世医家多有发挥，认为本病病位在肾，与心、肝、脾相关。《证治要诀》言："有用心过度，心不摄肾，以致失精者。"精之藏虽在肾，然其制在心。心为君主之官，神明之主，情欲之萌动，精液之蓄泄，无不听命于心，神安则精固，心摇则精泄。《景岳全书》谓："有因用心思索过度辄遗者，此中气有不足，心脾之虚陷也。"脾胃为气血之大源，水谷入胃，脾气散精，下归于肾，以充肾精。若脾气下陷，气不摄精，亦可生遗精之证。金元医家朱丹溪提倡"相火"之说，认为"肝与肾皆有相火，每因心火动则相火亦动"，治疗时当重视清心火，滋肝肾，安相火。心、肝、脾、肾四脏同调，则化源足，气血充，精血固，君相安位，遗精之病可瘥。

第四节　免疫系统疾病医案

医案四十八　祛邪补虚治强直性脊柱炎案

强直性脊柱炎是一种脊柱和骶髂关节炎症为主要症状的自身免疫性疾

病，主要累及脊柱、中轴骨骼和四肢大关节，并以腰背痛、受累关节强直、活动受限为病变特点的慢性炎症疾病。我国强直性脊柱炎发病率约3%，有明显的家族聚集性，发病高峰期是在15～30岁。目前对于强直性脊柱炎尚没有特异性的治疗。传统中医将其归属于"痹证"范畴，无明确病名，但是根据其症状可归属于中医的"骨痹""肾痹""瘘痹""督脉病"，其病机以"肾虚督空""感受外邪""瘀血阻滞督脉"为主。"骨痹"一名始见于《黄帝内经》，属于"五体痹"之一。《素问·气穴论》曰："积寒留舍，荣卫不居，卷肉缩筋，肋肘不得伸，内为骨痹，外为不仁，命曰不足。"路老认为本病多因先天禀赋不足，肾督亏虚，骨脉失养由于寒湿外袭，久而化热，痰瘀滞络，气血运行不畅所致。本病的病机虚实夹杂，治疗既要祛邪又要固本。

刘某，女，36岁，主因"骶髂关节酸痛7年伴见双踝关节肿痛5年"于2009年2月11日初诊。患者于2001年10月夜间出现骶髂关节剧痛，CT检查正常，打封闭针和中药治疗后未缓解。2004年2月双踝因被牵拉出现肿胀，经中医治疗好转。一年后骶髂关节剧痛加重，双踝肿痛复发，伴见晨僵，于三甲医院就诊，诊断为强直性脊柱炎。血检示：血沉50mm/h，C反应蛋白增高，双手双踝骨质疏松，服柳氮磺胺嘧啶、白芍皂苷、来氟米特片等两年，病情未见明显缓解。自2008年7月人工流产手术后腰痛加重。患者就诊时症见腰背痛，遇冷后加重，双踝、足背肿痛，足底、足跟痛，影响行走，脚面晨僵，活动受限，经前加重，纳食一般，餐后胃胀痛，有时呈针刺样痛，反酸，夜间寐差，因腿痛而易醒。晨起眼睑浮肿，平素畏寒，大便干结，2～3日一行。月经色量正常，有血块，白带色黄。两颧红赤，舌质紫暗，苔薄黄，脉沉滑。既往20年前曾患慢性病毒性乙型肝炎"大三阳"。父亲患有高血压，母亲患有慢性病毒性乙型肝炎、腰椎狭窄。西医诊断为"强直性脊柱炎"，中医诊断为"骨痹"，辨证属风寒湿痹、瘀血阻滞，治以祛寒利湿、祛风通络、活血化瘀为法。书方如下：羌活10g，防风12g，藁本10g，蔓荆子12g，防己18g，炒苦杏仁9g，炒薏苡仁30g，川牛膝12g，炒苍术12g，黄柏10g，萆薢15g，晚蚕沙（包煎）18g，忍冬藤30g，连翘12g，芦根30g，白茅根30g，14剂，水煎服，每日1剂，每日2次。外洗方：马鞭草30g，苏木20g，防风15g，防己18g，炒薏苡仁30g，独活12g，细辛8g，赤芍15g，芒硝30g，乳香8g，没药8g，皂角刺15g，甘草

10g，7剂，水煎外洗，每日1剂，每日1次。

初诊思辨　本病主要是由于外邪侵袭，病理产物局部堆积而发病，外邪主要包括风寒湿邪，湿易化热，日久生瘀，从而诱发关节的屈伸不利。患者中年女性，观其舌脉诸症，足痛遇寒加重，其舌紫暗，眼睑浮肿，畏寒，月经有块，脉滑，均提示有寒湿凝滞，气滞血瘀之象。而餐后腹胀，泛酸则是脾胃虚弱所致，脾胃失运。面赤有热，下肢疼痛明显，白带色黄，寒湿日久，郁而化热，导致为湿热下注。羌活、防风、藁本、蔓荆子皆为风药，风能胜湿，取羌活胜湿汤之意，配以忍冬藤，旨在祛风除湿止痛。寒湿之邪日久缠身，郁于经络，流注骨节，时久化热，防己、薏苡仁、杏仁、连翘、晚蚕沙取宣痹汤之意，健脾利湿，宣上启下，宣邪外出，疏通下焦，使湿热从小便而解，肺与大肠相表里，宣通肺气，旨在促大肠之传导作用，以治便秘。炒苍术、黄柏、薏苡仁、川牛膝为四妙散，健脾除痹，清下焦之湿热，治妇科之疾患，诸药合力而功成。芦根、茅根养阴清热、凉血消肿。本案使用外洗方利水消肿，活血祛瘀，除湿通络，使药效直达病所。防风、防己、薏苡仁、独活、皂角刺祛风除湿，通络止痛；马鞭草凉血散瘀，清热解毒，芒硝消肿止痛，软坚散结。畏寒之症明显，以细辛外洗温通经络。乳香、没药、赤芍活血化瘀，改善血瘀之证。全方通过煎煮外洗，直接作用于病变部位，畅通气血经络，与口服药双管齐下，内外兼治，可增强疗效。

二诊（2009年3月19日）：腰骶僵硬感、双踝关节肿痛，较前改善，关节僵硬减轻，仍有畏寒，足跟痛。2月11日查血沉示60mm/h，C反应蛋白21.72mg/L，IgG 45.4g/L。舌暗红，苔黄，脉沉细滑小数。书方如下：蔓荆子10g，防风12g，防己15g，羌活8g，独活10g，桑寄生15g，炒杜仲12g，炒苦杏仁9g，狗脊12g，萆薢15g，晚蚕沙（包煎）18g，制附子（先煎）8g，乌梢蛇（先煎）10g，补骨脂12g，忍冬藤20g，鸡血藤30g，14剂，水煎服，每日1剂，每日2次。外洗方：马鞭草30g，苏木20g，防风15g，防己18g，炒薏苡仁30g，独活12g，细辛12g，赤芍15g，芒硝30g，乳香12g，没药12g，皂角刺15g，甘草10g，7剂，水煎外洗，每日1剂，每日1次。

二诊思辨　本病以督肾亏虚为本。风、寒、湿、热、瘀等实邪为标，加之日久不愈，经络受阻，气血不通，更加耗伤正气，故而治疗既要祛邪，又要扶正，应标本兼顾。初诊治疗以祛邪为主，二诊邪实已去半，观诸症舌脉，在上方基础上加强补虚之作用，加入桑寄生、炒杜仲、狗脊、补骨脂、制附子等补益肝肾，强健筋骨之品，加入鸡血藤活血通络舒筋。使本虚兼顾，巩固疗效。外洗方在前方基础上增加了乳香、没药剂量以改善关节肿痛，增加细辛的剂量，以增强温阳之功，改善畏寒之症。

强直性脊柱炎主要影响脊柱和骶髂关节，较常见于男性。中医学认为本病是由骨痹日久不愈复感外邪所致，《圣济总录·肾痹》："骨痹不已，复感于邪，内舍于肾，是为肾痹。其证善胀，尻以代踵，脊以代头。盖肾者胃之关，关门不利，则胃气不行，所以善胀，筋骨拘迫，故其下挛急，其上踡屈，所以言代踵代头也。"肾主骨生髓，骨骼的生长发育依赖于肾之精气充盈。督脉走行于后背正中线，属"阳脉之海"，统领一身之阳气，贯穿整条脊柱走行。路老认为本病的发病以肾及督脉阳气亏虚为主，风寒湿邪入侵，内虚外邪相兼，形成寒湿、痰浊、瘀血等病理产物，蓄积骨骼关节。中医辨证注意整体调节，以控制病情发展。对于本病的治疗，应祛风除寒燥湿，温通经络，活血散瘀，以力求治病求本。强直性脊柱炎症状缓解后易复发仍是一个棘手的问题，故而病程迁延日久，耗伤正气。临床为避免"见痛止痛"，应从中医整体观入手，对机体进行整体调节，既要祛邪又宜补虚，方可提高远期疗效，同时应强调缓解期的预防宣传、导引及治疗，避免各种诱发因素，以增强患者机体功能和提高生存质量。

医案四十九　化湿清热治疗变应性血管炎案

变应性血管炎是指由于药物或感染等因素引发毛细血管及小血管坏死出现以下肢红斑结节、弥漫性脏器损伤等一系列免疫反应为主要表现的一种疾病，病情多变。目前中医领域对于该病尚没有统一的名称，根据其症状归属于中医学"脉痹"范畴。路老认为其发病与湿和邪热相关，湿热蕴结，热毒壅盛，灼伤营血，脉络受损，侵犯于脏腑，表现于皮肤经脉，故在治疗时强调化湿清热之法。下文举一例以探幽。

时某，女，17 岁，主因"四肢皮下瘀点、瘀斑、溃疡反复出现 9 年"于 2007 年 9 月 18 日初诊。患者于 9 年前发现双下肢皮肤出现散在青紫色瘀斑，无疼痛瘙痒，未高出皮肤，可自行消退（约 2 月），但反复出现。当地医院给予"芦丁、维生素 C"治疗，效果不明显。6 年前（2001 年）皮肤突然出现散在红色出血点，无不适，未高出皮肤，持续时间较前延长，约 3 ~ 5 天散在出血点融合成片，呈鲜红色，有瘙痒感，局部有水泡，继而溃破结痂，形成疤痕，之后症状反复出现。在当地医院诊断为"变应性血管炎"，给予中药治疗，间断用免疫制剂和激素治疗（雷公藤、泼尼松），效果不显，遂延请路老诊治。既往 1 岁时患慢性病毒性乙型肝炎，现正常。对磺胺类药物过敏。当地医院过敏原检测，约有 30 余种食物等过敏。父亲有银屑病病史。患者就诊时症见双手背皮肤有青紫色瘀斑，时轻时重，重则呈鲜红色，双下肢皮肤可见融合成片的皮下瘀斑，色暗红，有溃破结痂，有疤痕。在原有疤痕处反复出现皮肤瘀斑和溃破，症状与食冷、站立或坐位过久有关，感冒及月经期间有反复或加重。现口服中药和免疫制剂（昆明山海棠）。咳嗽，情绪急躁，胁肋窜痛，腰膝酸软，纳可，口渴喜饮，睡眠可，小便中多泡沫，大便成形，1 次 / 日。月经正常。舌质暗红，舌尖红，苔薄白，脉弦细小数。辅助检查：2007 年 9 月 14 日查谷丙转氨酶：85U/L，谷草转氨酶：75U/L，尿常规：尿蛋白（＋）。西医诊断为"变应性血管炎"，中医诊断为"脉痹"，辨证属湿热蕴阻、毒瘀互结，治以清热解毒、凉血活血、祛风化湿、益气扶正为法。书方如下：五爪龙 20g，丹参 15g，赤芍 12g，白芍 12g，牡丹皮 12g，嫩桑枝 20g，生地黄 12g，野菊花 10g，土茯苓 18g，防风 10g，生石膏（先煎）20g，炒苦杏仁 9g，防己 15g，炒薏苡仁 30g，川牛膝 10g，皂角刺 8g，黛蛤散（包煎）8g，鸡血藤 12g，蒲公英 12g，连翘 10g，14 剂，水煎服，每日 1 剂，每日 2 次。

初诊思辨　本病的发起多与风、湿、热毒密切相关，祛风、化湿、清热解毒应作为本病的主要治法。热迫血妄行，血不循经，溢于脉外而有皮下瘀血、瘀点等。故此时不清其热则血不宁，不散其血则瘀不去，不滋其阴则火不息，正如叶天士所言"入血就恐耗血动血，直须凉血散血"。故对于热邪，治疗时当以清泄脏腑之热、凉血消斑为要。方中所选药物生地黄、赤芍、牡丹皮，取芍药地黄汤之意。以生地黄凉血滋阴生津；赤芍苦寒，善入营血，以清血分之热；牡丹皮苦寒而散，二者相合，清热凉血，配合丹参活血散瘀。患者舌红、咳嗽、急躁，胁肋疼痛，以杏仁石膏防己汤清上焦之热，配合黛蛤散清泄肝火止咳，疏理肝气。双下肢症状为著，湿热循经下注，以二妙散清热祛湿邪。风能胜湿，使用防风宣散湿邪。土茯苓清热利湿，桑枝、鸡血藤活血通络，连翘、蒲公英、野菊花清热解毒，消痈散结。

《黄帝内经》载"正气存内，邪不可干"，患者皮下瘀点、瘀斑等已有9年之久，病情迁延日久，必定伤及正气，且病情的反复与劳累、外感、经期相关，虽以皮肤溃破表现为主症，但伴有脏腑诸般虚证，因此考虑素体较虚，卫外不固，外邪客于肌表，入血入络，引发病变，正虚无力不能祛邪外出，故而反复发作。以一味五爪龙增补正气，抵御邪气，祛邪不忘扶正，轻补益气，鼓邪外出，防止病情衍变。

二诊（2007年10月13日）：服21剂药后皮下红斑颜色变浅，手背颜色趋于正常，且未有新发展，左右小腿内侧，情况依旧。有新发破溃，破溃处难以收口。一般约3～4个月方能愈合。初起时皮肤泛红，小者1～2cm，大者3cm，继而有渗血点，欲变时痛。此时已见3cm大小水泡，且只一个，黑面化脓，将脓挤出后低于皮肤，而周围皮肤红肿，范围约3cm。不痒而痛，溃疡处有一黄色假膜，覆盖部分破溃处，小水泡3mm，但周围皮肤已坏死，用双氧水洗则坏死皮肤脱落，黑面部分为黄色假膜覆盖，另有部分为鲜红嫩肉，此黄白假膜洗之不去且影响新皮肤长出，色暗褐。纳眠可，二便调，月经正常。舌质暗红，苔薄白，多口渴，舌面有红色斑点，脉细弦。上方去桑枝，五爪龙，鸡血藤，连翘改12g，生地黄改15g，土茯苓改30g，皂角刺改12g，加炒苍术12g，生黄芪30g，地龙12g，21剂，水煎服，每日1剂，每日2次。另以苍术12g，薏苡仁30g，连翘12g，赤小豆20g，半枝莲20g，白英15g，紫河车12g，忍冬藤20g，14剂，水煎代茶饮，每日1剂。

二诊思辨 患者服上方后皮肤瘀点减轻，且未有新发展，主要症状集中在皮肤破溃，伤口不易收敛。结合所见舌脉及诸证，口渴为著，久溃不敛，判断患者仍有湿热之毒，灼伤营血。故而加入燥湿之苍术，与薏苡仁、川牛膝组成三妙散，土茯苓、皂角刺增加剂量，增强祛湿解毒之力。将益气之五爪龙易为黄芪，益气兼托毒生肌。加入地龙，其性咸寒，善清热而通络，促进创口愈合。辅之以代茶饮，清热化湿解毒，每日频服，增强疗效。

　　路老认为本病的发生，与湿和热相关，其病变主要在肝肾，症状表现于皮肤。本病治疗早期当以祛邪为主，应辨湿与热之主次，伤血迫血之轻重予以清热、祛湿、解毒、凉血之法。病情反复迁延者则应详辨正邪消长予以扶正祛邪兼治，而化瘀通络则是应对本病瘀血阻络病机的核心治法，并贯穿本病治疗始终。

医案五十　清补相合治类风湿性关节炎

　　类风湿性关节炎是一种以关节内软骨和骨的破坏，关节功能障碍等为特征的慢性全身性自身免疫性疾病。属中医学"湿病""痹证""鹤膝风"等范畴。多因外感湿邪，郁阻经络，致气血失利；或脏腑功能失调，湿浊内生，外溢肌肤关窍而成。久病失治者，常见湿滞化热，内外相合，卫表不固之象，故治疗须内外兼顾，清补相合。

　　郭某，女，45岁。主因"间断周身、关节疼痛3年余"于2008年12月24日初诊。患者在2005年7月发热后出现周身疼痛，于当年9月份在某三甲医院确诊为"类风湿关节炎"，口服来氟米特片治疗（用量不详）。3个月后症状好转自行停药，停药1个月后患者出现双膝关节肿胀，伴有关节腔积液，后行针灸、中药汤剂治疗，服中药后即出现口臭，头胀，且关节症状无改善而停药。后因周身关节疼痛难忍于2008年6月于某医院住院，口服来氟米特片2片/天，甲氨蝶呤4片/周，2008年9月类风湿指标有所好转，但肝功异常（转氨酶升高）。2008年11月25日入院复查，改口服来氟米特片1片/天，甲氨蝶呤3片/周。患者就诊时症见周身关节疼痛，遇冷遇热即出现打喷嚏，流清涕，头痛，小腿胀，胯骨痛，纳可，小便排泄慢，量少，大便无便意，2～3日/次，服白芍总苷胶囊4片/天维持每日排便，矢气多，味臭秽，舌淡暗红，苔薄黄微腻，脉濡滑。西医诊断为"类风湿关节炎"，中医诊断为"痹证"，辨证属湿滞化热、兼有表虚，治以益气固表、清热化湿为法。书方如下：太子参12g，生黄芪20g，生白术20g，炒苍术12g，防风12g，防己15g，苏荷梗各12g，炒苦杏仁9g，炒薏苡仁30g，厚朴花 12g，黄连 10g，炒三仙各 12g，桑枝 30g，赤芍 15g，炒枳实 15g，大黄炭 3g，川牛膝 12g，14 剂，水煎服，每日 1 剂，每日 2 次。

初诊思辨 患者病起于外感后，因失治误治，湿邪不能及时驱散，而阻于肌表、关节，而成痹证，日久湿邪渐入于里，而成内外皆有湿邪阻滞之证。患者就诊时症见周身关节疼痛，是风湿在表之象。遇冷热即出现喷嚏、流涕、头痛等均是气虚卫表不固之象，而患者矢气多，味臭秽，口臭，舌淡暗红，苔薄黄微腻，提示湿热内蕴，小便排泄慢、量少是因湿热蕴结，阻滞气机，膀胱气化不利，水液不能正常排泄。故其治不宜汗解，当益气固表，清化湿热。方中黄芪、白术、防己，取防己黄芪汤之意以益气除湿。如《金匮要略》云："风湿，脉浮，身重，汗出，恶风者，防己黄芪汤主之"。生黄芪、太子参味甘补益，黄芪兼能固表利水，患者内有湿热，太子参甘凉，补益却不助热。白术苦温，能健脾燥湿，培补中土，与苍术合用可增强健脾祛湿之功，同时开肌腠而发汗，祛在表之湿邪。防己、防风可散在表之风湿，防己又善利水湿，使邪从水解。桑枝其性苦平，善通经络，祛风湿，赤芍养血清热，与黄芪合用取黄芪桂枝五物汤之义，益气温经，和营通痹。藿苏梗、厚朴花、炒苦杏仁、薏苡仁，取藿朴夏苓汤之意，加焦三仙、黄连以健运中州，化湿清热。枳实、大黄炭、厚朴为小承气汤，以通腑气，解大便。川牛膝补益肝肾，逐瘀通经，通利关节。

二诊（2009 年 1 月 21 日）：患者服药 1 月余，关节晨僵较前稍减，矢气多，味臭秽已消，现四肢关节仍酸痛，活动后加重，右腕、右手掌指、双膝关节肿胀，双膝关节触热，鼻孔出气发热，周身乏力，头痛，药后自觉小腹凉，大便不通畅，排出无力，小腹有下坠感，舌暗淡，苔薄白，尖有瘀斑、色绛，脉滑。书方如下：生黄芪 20g，炒桑枝 30g，当归 12g，生地黄 15g，赤白芍各 12g，秦艽 12g，生白术 30g，防风 12g，炒山药 15g，桃杏仁各 9g，火麻仁 12g，肉苁蓉 15g，乌梢蛇（先煎）10g，全蝎（后下）6g，炒莱菔子 15g，炙甘草 6g，14 剂，水煎服，每日 1 剂，每日 2 次。

二诊思辨 药后矢气多，味臭秽已消，舌苔黄腻已减，是体内之湿热已去，故去藿朴夏苓汤；晨僵减轻，是在表之湿邪已减，但仍有四肢关节酸痛，活动后加重，右腕、掌指、双膝关节肿胀发热，周身乏力，头痛，故此诊仍应着重益气固表，祛在表之湿热；服前方自觉小腹凉，小腹下坠感，排便无力,可知患者中阳不足,推动无力;观舌象,舌暗淡,尖有瘀斑,是瘀血内生之象,故其治当益气养血以荣筋,疏风通络以止痛。仍用防己黄芪汤、黄芪桂枝五物汤以固表祛湿,和营通痹,其中易防己为秦艽,增强清热祛湿通络之力,再加乌蛇、全蝎虫类之属,其性善搜剔,对风湿顽痹疗效颇佳;桃杏仁、火麻仁、肉苁蓉,宣肺导滞,润肠通便,桃杏仁兼能活血祛瘀。

三诊(2009年2月18日):药后晨僵消失,身痛减轻,仍周身乏力,四肢关节痛,目前疼痛以膝关节为重,活动后加重,睡眠不实,白天易惊,晨起头汗出。口唇干,舌质暗红,苔薄白,尖有瘀斑,脉弦滑。书方如下:上方去秦艽、防风、桃杏仁、生黄芪改为30g,加桑寄生15g,松节15g,鸡血藤30g,14剂,水煎服,每日1剂,每日2次。

三诊思辨 患者服上方后诸证明显好转,湿邪已十去八九,效不更方,随症加减,从所见诸证舌脉来判断,肝肾不足,肌表不固为主要矛盾。故去秦艽、防风,生黄芪增至30g以增益气固表之力,加补益肝肾之寄生,善祛风燥湿,止痛之松节,以鸡血藤易桃杏仁,补血活血兼可舒筋活络。

患者以上方加减进退调理半年余,诸症明显好转,关节疼痛等已明显减轻,晨僵愈。

《金匮要略》有云:"若治风湿者,发其汗,但微微似欲出汗者,风湿俱去也。"提出治疗风湿袭人之痹证当用微汗之法,使阳气缓缓蒸腾而不致骤泄,营卫通畅,则风湿俱去,常用麻黄加术汤、麻杏苡甘汤治疗。而今患者表虚不固,已不宜用麻黄之辈发汗,过汗只会伤阳,且湿邪不能去除,若再用汗法,只会致"但风气去,湿气在,是故不愈也"。所以当补益中焦,调和营卫以使正气达表,祛邪外出,故用防己黄芪汤、黄芪桂枝五物汤之辈,扶正以祛邪。同时患者病久,湿邪弥漫表里,在里之邪已化热,治当先表后里或先里后表当依病之缓急而行,今患者表里之证均不甚急,故表里同治。

医案五十一 清退虚热、补益肝肾治疗红斑狼疮验案

红斑狼疮是一种累及身体多系统多器官的自身免疫性疾病,临床中以广

泛性皮肤损害、红斑、皮疹及关节疼痛等为主要症状，其临床表现复杂多样，病程迁延难愈。中医学经典《金匮要略》所述"阴阳毒"的临床表现"面赤斑斑如锦文""身痛如被杖"，基本符合红斑狼疮不同阶段的临床表现。因此从中医学论治红斑狼疮时，路老汲取汇聚诸家诊治之精华，从症状及疾病转归特点为要，以"阴阳毒"之病展开。阴阳毒之病，非特指病邪阴阳属性，实则为病邪侵扰阴阳病位之别，涉及肌腠及脏腑，审其病机，乃热毒伤阴之候，热毒之邪久留阴分，骤去则阴伤更甚，故治当以退热存阴之法为根本，退虚热而保阴津；久病皆伤肝肾，因此对于红斑狼疮病程较长的患者，应以补益肝肾之法与上法并重；又因红斑狼疮常有关节疼痛的临床表现，与中医学之"痹证"相合，故该病患者常又兼有血脉痹阻之象，辨治时宜兼顾。下文举验案一则。

毕某，女，21岁，主因"红斑狼疮8年，反复发作1年"于2011年1月29日初诊，患者于8年前因天气寒冷出现四肢关节疼痛发烧，渐影响活动，后于当地医院确诊为红斑狼疮、狼疮肾炎，给予激素、甲氨蝶呤、环磷酰胺等药物治疗，病情渐缓，遂逐渐停药。一年前冬季因天气寒冷，关节疼痛又复发（未发烧），医院检查狼疮复发，遂又服用激素、甲氨蝶呤、羟氯喹等药，症状渐消失，为进一步调理，求中医诊治。发病以来，月经量少，经期延后。患者就诊时症见躯干及四肢皮肤可见鲜红色斑，连接成片，散在红色丘疹，无痛无痒，躯体关节肿痛，傍晚、夜间感觉面部燥热、浮红，满月脸，近三日感冒，咳嗽，有黄痰，情绪急躁易怒，纳可，眠安，大便偏干。舌质暗红，苔白腻，脉沉细小数。西医诊断为"系统性红斑狼疮"，中医诊断为"阴阳毒"，辨证属风热犯表、痰毒蕴肺，治以疏风解表，清热解毒，宣肺化痰为法。虑其来京不易，先以一方治其外感，愈后再进二方。书方如下：

处方一：荆芥穗12g，蝉蜕12g，五爪龙30g，炒苍耳子9g，辛夷6g，黄芩10g，桔梗10g，前胡12g，百部12g，金银花15g，连翘12g，川贝母（打碎）10g，黛蛤散（包煎）8g，炒苦杏仁9g，炒薏苡仁30g，芦茅根各30g，7剂，水煎服，每日1剂，每日2次。

处方二：生黄芪15g，青蒿18g，地骨皮12g，炙鳖甲（先煎）15g，银柴胡15g，秦艽12g，黄芩10g，生地黄12g，玄参12g，生石膏（先煎）

30g，知母 10g，桂枝 8g，赤白芍各 12g，盐黄柏 6g，川牛膝 15g，生龙牡各 30g，生姜 1 片为引，14 剂，水煎服，每日 1 剂，每日 2 次。

初诊思辨 就诊时见外感，故先治其外感，再行调理本病。患者患红斑狼疮，属"阴阳毒"，热毒蕴结脏腑，肺脏首当其冲，痰热搏结，肺气失宣，情绪急躁易怒知其肝火盛而灼肺阴，故见咳嗽、有黄痰，又受风邪侵袭，困厄肌表，治则以疏风解表、清热解毒、宣肺化痰为主，外感处方以金银花、连翘、荆芥穗、桔梗、芦根、蝉蜕取银翘散之意清热透表，加辛夷、炒苍耳子增益疏风解表之功；以荆芥穗、前胡、桔梗、百部取止嗽散之意止咳化痰，加黄芩、白茅根以清泻肺热，加川贝母以清化热痰，加炒苦杏仁、炒薏苡仁以宣上启下、通调水道；以黛蛤散清肝泻肺、止咳化痰；又加五爪龙，以防邪去正虚之，补而不燥，益气扶正而不伤肺阴。服一方后外感愈，继予二方治其主病。"阴阳毒"之病，热毒蕴结脏腑，伏于阴分，损伤阴津、精血，日久则热毒邪盛而阴血势衰，邪气浸淫于外，关节肌腠亦受侵扰，故见周身皮肤鲜红色斑，连接成片，散在红色丘疹，无痛无痒，躯体关节肿痛，傍晚、夜间感觉面部燥热、浮红，脉数；又其患病日久，持续服药，久病、药毒皆损肝肾，肝主藏血、肾主藏精，精血同源，皆阴分物质之根本，肝肾亏虚则精亏血少，热毒之邪益盛，灼伤阴血，血枯而脉络瘀阻，故月经量少，经期延后，舌暗红，脉沉细。因此，辨证为热毒伤阴、肝肾亏虚之证，治则以"退热""补益"为要，患者就诊时热毒邪盛，故以"退热"为主，治法以退热存阴为关键，虑其有"痹证"之候，故襄助以蠲痹之法。方中青蒿、地骨皮、炙鳖甲、银柴胡、秦艽、知母、生龙牡取清骨散之意，银柴胡直入阴分，清热凉血，退虚热而无苦泄之弊，乃退虚热之要药；知母滋阴泻火，银柴胡清肝肾虚火，共助银柴胡退虚热之功；秦艽、青蒿为除骨蒸之佳品，炙鳖甲、生龙牡滋阴潜阳，加生黄芪益气补虚，以防清泄太过而伤正气。又以生地黄、黄芩、黄柏、石膏、知母、玄参、赤白芍取清瘟败毒饮之意，清热解毒、凉血泻火，石膏清泻胃热，胃热清则十二经之火自消，热毒随之消弭，加知母增益清热之功；黄芩、黄柏通泄三焦热毒邪气；生地黄清热凉血，滋阴降火；赤白芍同用，活热毒凝结之瘀滞、养火邪耗伤之阴血。以川牛膝逐瘀通经，又合桂枝通脉止痛以蠲痹。诸药合用，旨在退虚热而保阴津、清热毒兼宣痹阻，待邪实稍去，再行补益之法。

二诊（2011年2月26日）：仍满月脸，药后咳嗽、咳黄痰症状消失，皮肤鲜红色斑及丘疹未再新发，四肢关节肿痛稍减轻，就诊症见：乏力，时有烦躁，面部燥热，睡眠不宁，食欲不佳，月经量稍有增多，仍延后，二便正常，舌质红苔白腻，脉弦细滑。书方如下：五爪龙30g，南沙参15g，黄精12g，西洋参（先煎）10g，麦冬12g，生石膏（先煎）30g，秦艽12g，银柴胡15g，虎杖15g，玄参12g，墨旱莲12g，女贞子15g，炙鳖甲（先煎）20g，盐知柏各6g，山茱萸15g，首乌藤20g，21剂，水煎服，每日1剂，每日2次。

二诊思辨　患者服上方后外感愈，诸证亦见好转。皮肤鲜红色斑及丘疹未再新发，躯体关节肿痛稍减轻，热毒之邪虽势衰，但仍残存烦躁、面部燥热，提示热伏阴分之候犹在，结合症见乏力，脉弦细，乃肝肾亏虚、热毒留恋之象，此时治则以"补益"为主，辅以"退热"，治法以补益肝肾、益气养阴为关键，清退残存之热毒，又因其食欲不佳、睡眠不宁，临证化裁以养胃、宁心之品。方中以女贞子、墨旱莲取二至丸之意，补益肝肾而不滋腻，加盐知柏以泻肝肾相火，加山茱萸兼酸敛、温补之功；以五爪龙、南沙参、黄精、西洋参、麦冬之品，益气养阴，滋补热毒邪去所耗之周身气阴；以秦艽、炙鳖甲、银柴胡取秦艽鳖甲散之意，退残存之热毒、养虚损之阴血，加虎杖增益清热解毒之功，加玄参以滋阴退热，加生石膏除胃火；又以首乌藤养心安神，襄助癍瘵。诸药合用，补益肝肾之亏损、滋养气阴之耗伤、清退残存之热毒，正气复而邪气败，"阴阳毒"之邪尽去。患者服上方一年后关节肿痛消失，诸症愈。

《金匮要略》有云："阳毒之为病，面赤斑斑如锦文"，"阴毒之为病，面目青，身痛如被杖"。仲景先师所述"阴阳毒"之病临床表现与红斑狼疮相合，故临床上路老以"阴阳毒"疾病特点为基础辨治红斑狼疮。其病绵延难愈，热毒邪气蕴结脏腑、关节、肌腠，久病损伤肝肾，邪实难去而正气衰弱。因热毒之邪损肝肾、阴血于须臾，故清泻热毒之邪、退热存阴并重为初步治疗之关键。当热毒之邪减退之时，宜以补益肝肾、滋养气阴为要，扶正气以祛残存之邪实。因其疾病复杂，所涉脏腑繁多，故临证当兼察余症，治宜兼顾诸脏，攻补并进。

医案五十二 **益气布津疗干燥综合征**

　　干燥综合征是一种以侵犯泪腺、唾液腺等外分泌腺体，具有淋巴细胞浸润和特异性自身抗体为特征的弥漫性结缔组织病。临床表现主要为干燥性角结膜炎和口腔干燥症。本病属中医学"燥证""燥痹"的范畴。路老根据燥证的病因病机和自己多年临床经验首提"燥痹"一病，认为干燥综合征的治疗可参考"燥痹"。燥痹不仅在于津液匮乏，更源于气虚不能布散津液，血脉不得濡养，营卫不能周流所致，正如《黄帝内经》所言："上焦开发，宣五谷味，熏肤、充身、泽毛，若雾露之溉，是谓气。"又言"谷入气满，淖泽注于骨，骨属屈伸，泄泽，补益脑髓，皮肤润泽，是谓液。"故对于此证应以益气布津、活血润燥为主。

　　严某，女，76岁，主因"干燥综合征，自身免疫性肝硬化4年"于2008年2月22日初诊。患者于2004年因胃脘痛在某医院就诊，经查诊断为"①自身免疫性肝硬化；②干燥综合征"。在三甲医院服熊去氧胆酸胶囊、复方甘草酸苷片、护肝片等药物治疗。治疗后肝功能恢复正常，胃脘痛消失，仍眼干口干，双手关节疼痛。多次检查血沉、CT及核磁共振示：胰体囊肿，肝囊肿，双肾多发囊肿、脾脏小囊肿，腹腔多发性淋巴结肿大。患者就诊时症见周身皮肤干燥瘙痒，口、鼻干燥，形体清瘦，面色萎黄，两颧晦暗无华，牙龈松动脱落，双手、膝关节疼痛，肝区及上腹部疼痛。纳可，眠差，入睡难。小便时有色黄，大便日行1次。舌紫暗，边有齿痕，苔薄白少津，脉弦滑。西医诊断为"干燥综合征"，中医诊断为"燥痹"，辨证属气津两伤、津枯络瘀，治以益气布津、活血润燥为法。书方如下：五爪龙20g，西洋参（先煎）10g，生山药15g，炒神曲12g，生谷麦芽各20g，炒麦冬12g，竹沥半夏10g，玉竹10g，炒酸枣仁18g，白芍12g，素馨花12g，预知子10g，醋香附9g，半枝莲20g，水红花子10g，丹参12g，生龙牡（先煎）各30g，7剂，水煎服，每日1剂，每日2次。

　　初诊思辨　老年患者先天亏虚，后天衰惫，"脾主为胃行其津液"失职。土不生金，肺气失常，不得宣发布散津液，五脏六腑、四肢百骸失其濡养。今患者全身皮肤瘙痒，口眼鼻干，面色晦暗无华以及舌脉俱是气津亏虚，津枯血瘀之象。方中五爪龙、西洋参、生山药、炒神曲、生二芽益气健脾升清，《黄帝内经》云："脾为之使，胃为之市"及"脾主为胃行其津液"，今脾气升健则能布散水谷精微，内达五脏六腑，外输四肢百骸，全身莫不得濡养，此即路老"持中央运四旁"之学术思想。炒麦冬、五爪龙、玉竹、竹沥半夏，乃取麦门冬汤之意，此方出自《金匮要略》，可滋养肺胃之阴，亦有培土生金之妙，肺为水之上源，肺金宣发肃降则"水精四布，五经并行"，九窍焉有不润之理？炒酸枣仁、白芍养肝阴而行肝血，肝开窍于目，目受血而能视。气虚津亏，运血无力，津血同源，血脉不得濡养，则日久呈络瘀之弊。故加素馨花、预知子、醋香附、半枝莲、水红花子、丹参，行气活血，散瘀止痛。生龙牡平肝潜阳，引阳入阴以疗失眠。

二诊（2008年3月1日）：药后口干、睡眠均见好转，仍皮肤干痒，两目干涩，口干渴喜饮水，现仍感两胁下间歇性疼痛，但疼痛程度较前缓解，缓解期亦较前延长，周身乏力，面色萎黄少华，两颧晦暗，纳食不馨，不敢多食，二便尚调。舌体中，质紫暗，苔薄白少津，脉弦滑。书方如下：上方丹参改酒丹参15g，加生白术15g、郁金12g，7剂，水煎服，每日1剂，每日2次。

二诊思辨 药后睡眠、口干虽有好转，但患者气虚津亏以及络瘀之象仍较明显，故丹参改为酒丹参，酒性辛散温通，增强活血之力，生白术、郁金增强健脾行气之功。

三诊（2008年3月10日）：患者服上方后皮肤瘙痒、眼干涩减轻，胁下疼痛进一步好转，后于门诊以上方调治数月余，患者干燥症状得到明显改善。

《黄帝内经》云："饮入于胃，游溢精气，上输于脾，脾气散精，上归于肺，通调水道，下输膀胱，水精四布，五经并行"，人体气血来源于中焦脾胃，其之所以能濡养五脏六腑、四肢百骸，在于脾主为胃行其津液，肺气宣发布散水精之功，对于此证若一味滋补阴液，而不重视气机流通，虽可救一时津枯，但终不如气机流转，营卫周流，如此方能水精四布，五经并行，周身得以濡养。

医案五十三 从湿毒论治白塞综合征病案

白塞综合征是一种全身性、慢性、血管炎性疾病，是一种以口腔溃疡、生殖器溃疡、眼部炎症及皮肤损害为主要表现的自体免疫性疾病。张仲景《金匮要略·百合狐惑阴阳毒病证治第三》中就有相似记述："狐惑之为病，状如伤寒，默默欲眠，目不得闭，卧起不安，蚀于喉为惑，蚀于阴为狐，不欲饮食，恶闻食臭，其面目乍赤、乍黑、乍白，蚀于上部则声喝，甘草泻心汤主之。"因此，本病属于中医学"狐惑病"的范畴。本病的病因病机错综复杂，或肝郁化火，虚火内扰，波及脾土，脾失健运，湿热蕴毒于内；或嗜食辛辣，损伤脾胃，脾虚失运，湿浊内生，湿热相合而蕴久酿毒，流于三焦，腐蚀为患。《金匮释义》言："狐惑病者，亦是湿热蕴毒之病。"路老认为其病机核心在于湿毒为患，推崇以"祛湿解毒"贯穿本病的治疗始终，辨病与辨证结合，内服与外用并行，疗效显著。

周某，女，37岁，主因"白塞综合征12年"于2007年11月6日初诊。患者于12年前无诱因出现口腔溃疡，外阴溃疡，类风湿因子（＋），足跟痛，现足趾关节、肘关节、膝关节疼痛并伴变形。曾服用免疫抑制剂，现服双氯芬酸二乙胺乳胶剂、硫酸羟氯喹片，症状不减。自今年1月份起低热37.9℃，今年夏天体重减轻10斤，形体偏瘦，月经提前已有半年，10月份恢复正常。末次月经10月25日至10月30日，量少，色正常，腹痛，经前乳胀。纳可，眠易醒。大便不成形，2～3日1次。舌质红，苔黄而干，脉细弦。既往有卵巢囊肿。西医诊断为"白塞综合征"，中医诊断为"狐惑病"，辨证属湿毒内蕴、肝脾不和、兼气阴两伤，治以化湿解毒、疏肝理脾为法，辅以益气养阴。书方如下：生甘草10g，竹沥半夏10g，炮姜10g，炒黄芩8g，黄连8g，竹节参10g，金雀根20g，炒麦冬12g，石斛12g，生谷芽30g，茵陈12g，生麦芽30g，胆南星8g，炒神曲12g，预知子12g，炒苦杏仁9g，益母草12g，炒薏苡仁30g，豨莶草18g，14剂，水煎服，每日1剂，每日2次。另以口腔溃疡散外敷。

初诊思辨 患者久患此病，湿毒邪久踞关节，阻碍气血运行，不通则痛，故见多关节疼痛并伴变形。长期服用免疫抑制剂等化学治疗药物，易进一步戕伐正气，表现出虚实夹杂的证候。观其症：月经量少，腹痛，经前期乳房胀痛等提示肝气郁滞；大便不成形乃脾虚之象。参看舌脉：舌红，苔黄而干乃热伤阴液，脉弦细为阴虚有热之象。综合分析，患者初诊所见乃湿热酿毒，气阴两伤的虚实夹杂之象。故其治当化湿解毒、疏肝理脾，兼以益气养阴。

方中仿甘草泻心汤清热解毒，辛开苦降之旨，生甘草取其清热解毒之功，对于本病所致的口腔溃疡等皮肤损害往往收效甚佳，同时又可益气健脾；黄连、黄芩苦寒清热燥湿，使脾胃不为湿热所肆虐；半夏、干姜以宣畅中焦气机，使湿热之邪无内居之机；加薏苡仁以健脾渗湿，炒苦杏仁降气化痰，与茵陈、胆南星相合又可化痰浊，利湿热，以上诸味重在祛湿清热解毒；麦冬、石斛，遵"燥者濡之"之旨，以滋阴润燥；湿毒阻于关节经络，气血循行受阻，"不通则痛"，故见关节疼痛、腹痛等，加豨莶草以祛风湿、利关节，兼以解毒；金雀根，性能追风活血，兼以通血脉，与竹节参相配，共达益气健脾，活血止痛之效；益母草苦寒，可清热解毒，且有活血调经之功；预知子疏肝理气，活血止痛，使气血和畅则疼痛得减；麦芽、谷芽、神曲健脾消食，脾健则机体气血津液代谢正常，肌肤得润而溃疡自消。全方通过燮理升降，疏肝理脾以化湿解毒，固护阴液。同时，根据湿毒其性黏滞，难以速去的特点，结合患者明显的皮肤溃烂等湿毒表现，路老提倡内外同治的方法，加用口腔溃疡散外敷患处增强解毒之功。

二诊（2007 年 12 月 6 日）：服药 21 剂后，大便已转正常，日 1 次，成形，但排便时间不固定，口腔溃疡、下阴溃疡仍作，口腔溃疡较往常轻，自 10 月开始鼻周痤疮持续不断。足跟痛，两肋痛，左边尤甚。右膝关节肿且有积液。11 月 20 日月经来潮，量少，色正，无血块，月经提前 2～3 日，经前腹痛乳胀。纳可，眠多梦易醒，晨起不解乏。唇干，喉结右侧微痛，吞咽唾液时微感不适，恐内有溃疡，语声嘶哑。大便正常，小便偶黄。舌质红，苔薄黄质润，脉细弦小滑。书方如下：上方去茵陈、神曲、预知子、炒黄芩、黄连、益母草，加枇杷叶 15g，生石膏（先煎）30g，焦栀子 8g，14 剂，水煎服，每日 1 剂，每日 2 次。茶饮方：南沙参 12g，麦冬 10g，苦桔梗 10g，玉蝴蝶 8g，青果 10g，芦根 30g，白茅根 30g，玉米须 30g，4 剂，水煎代茶饮，每日 1 剂。

二诊思辨 患者服上方 21 剂，大便好转，脾土得以培护，然湿热毒邪，其性黏滞，难以速去，泛溢三焦，阻碍气机升降。气滞则水停，留于关节，故见关节积液；湿热毒邪蚀于咽喉，故见咽喉疼痛，声音嘶哑；上扰头面，则见鼻周痤疮持续不断。结合舌质红，脉细弦小滑，提示湿热毒邪未尽，且有阴虚之象。故需去苦燥伤阴之品。然刻下所见热毒之象仍较突出，加枇杷叶清降肺气；生石膏善清泻肺胃之热，其性辛寒以清肺火，解肌透热，甘寒以清胃热，除烦渴；焦栀子通泻三焦之火，又有利尿之功，导湿热从小便而出。此外，路老以茶饮配合汤药同治，亦为本病的特色治法。代茶饮法沙参麦冬汤之意，取南沙参与麦冬相合以益气养阴；桔梗、玉蝴蝶、青果以清肺利咽；芦根、白茅根与玉米须相配以利尿消肿。

三诊（2007年12月30日）：患者诉诸症改善，遂继以首诊方加减进退调理一年余，月经已正常，溃疡已减轻。

白塞综合征主要以眼、口、生殖器等局部溃疡糜烂为主要表现。中医学认为，脾主四肢肌肉，眼睑、口腔皆由脾之所主。脾气升清不及，运化失司，水谷壅滞中焦而成痰湿，日久化热，则酿生湿热毒邪，灼伤阴液，使口腔、眼睑失润，即可形成溃疡。因此，路老强调临证中应紧紧抓住湿毒致病的病机特点，一方面，通过燮理升降、疏肝理脾等方法灵活化裁甘草泻心汤、半夏泻心汤类方以化浊祛湿，清热解毒。在祛湿解毒的基础上，还应考虑到湿热毒邪易耗伤气阴，日久则可出现气阴两虚的表现，因此在应用清热燥湿药物的同时，应该注意中病即止，固护阴液。湿热毒邪内蕴日久，泛溢三焦，内阻关节血络，则可出现关节疼痛，活动不利，因此应酌情加入活血通络之品，如竹节参、金雀根等。另一方面，根据湿邪黏滞，病情缠绵的特点，结合本病多有皮肤黏膜溃烂的特殊表现，路老推崇内服外用相结合的治法，在辨证用药的同时常配以中药外敷或使用代茶饮，使病邪内外分消，强调整体与局部并重，从而达到最佳的治疗效果。

医案五十四　红皮病重在调气血

红皮病是指全身皮肤全部或部分弥漫性红斑肿胀或脱屑，其主要表现为皮肤弥漫性的潮红、浸润、肿胀、脱屑等，属中医学"癣证"范畴。中医学认为人之皮肤，需气血发于腠理、充于肌肤，才可发挥其正常的功能，若是脏腑功能失调，湿热蕴毒侵犯皮肤，扰乱气血之运，致气血瘀滞，肌肤失于气血之濡养，可发为此病。因此治此病必当祛其邪气，调达气血，气血畅达而能濡养肌肤，此病可愈矣。

林某，男，84岁，主因"红皮病一年半"于2008年12月10日初诊。患者于2007年5月份出现四肢湿疹，到北京某医院诊治，给予激素等治疗，湿疹消退，三周后出现全身红斑，脱屑，瘙痒，曾在北京各大医院诊治，诊断为"红皮病"，予环磷酰胺，甲氨蝶呤，白芍总苷治疗，红斑消退，但全身暗黑，脱屑，瘙痒略有减轻。患者就诊时症见面色及全身暗黑，周身皮肤脱屑，饮食睡眠可，大便干燥，吃白芍总苷后能保持通畅。舌质红，苔中部黄腻，脉弦滑。既往患高血压病30年，2003年至2008年期间患脑梗死两次，后患右侧肢体活动不便，右手抖颤；右肾萎缩5年；胆囊炎20年。对奎宁过敏。西医诊断为"红皮病"，中医诊断为"癣证"，辨证属湿热内阻、气滞血瘀，治以祛湿清热、调达气血为法。书方如下：炒苦杏仁9g，炒薏苡仁30g，地肤子15g，晚蚕沙（包煎）18g，蝉蜕12g，僵蚕10g，生黄芪15g，桃仁10g，当归12g，赤白芍各12g，炒桑枝30g，生白术20g，火麻仁15g，厚朴花12g，炒莱菔子15g，甘草6g，14剂，水煎服，每日1剂，每日2次。外洗剂：马鞭草30g，黄芩12g，地肤子15g，蝉蜕15g，生炒薏苡仁各20g，马齿苋20g，当归15g，鸡血藤20g，14剂，水煎外洗，每日1剂。

初诊思辨　患者年至耄耋之年，曾患中风之病，并有右侧肢体活动不便，提示必有气血失调在先，望其色见面及全身暗黑，周身脱屑，知其气血瘀滞，肌肤失荣。今观其舌质红苔中部黄腻，脉弦滑，提示湿热内扰。故辨证为湿热内扰，气血瘀滞之证。故其治当需祛其湿热之邪，调达其气血。方中杏仁、薏苡仁、晚蚕沙、地肤子，取宣痹汤之意以清热利湿止痒。蝉蜕、僵蚕，取升降散之意，以升清阳而降浊阴，清者自升，浊者自降，则气血调畅。黄芪、桑枝、赤芍、白芍，取黄芪桂枝五物汤之意以调畅气血，同时佐以桃仁、当归以增活血化瘀之力。厚朴花、莱菔子、火麻仁以降气通便。诸药合用，使湿热得去，而气血无邪气之扰，又调其气血瘀滞，则肌肤可得气血以荣。同时又以外洗之法，方取马鞭草、黄芩、地肤子、薏苡仁、马齿苋、蝉蜕以清利湿热，另取当归、鸡血藤以行活血养血之功，且外洗能使药力直达肌肤，行祛湿清热、调畅气血之功。内外合用之法，必使邪气无处可藏，而气血畅达周身，则病可愈矣。

二诊（2008年12月24日）：药后周身皮肤脱屑减轻，皮肤逐渐光滑，用药2周后感冒，咽痒，咳嗽，遂吃治疗感冒的西药，停服中药，大便通畅，小便频减轻，纳眠可。舌质红，苔薄黄，脉弦滑。书方如下：太子参12g，南沙参15g，麦冬12g，枇杷叶12g，茵陈12g，蝉蜕10g，僵蚕10g，炒苦杏仁9g，炒薏苡仁30g，桔梗10g，黛蛤散（包煎）6g，浙贝母10g，佛手9g，芦根30g，甘草6g，14剂，水煎服，每日1剂，每日2次。外洗剂：马鞭草30g，黄芩12g，地肤子15g，蝉蜕15g，生炒薏苡仁各20g，马齿苋20g，当归15g，鸡血藤20g，14剂，水煎外洗，每日1剂。

二诊思辨 服上药后皮肤脱屑减轻，皮肤光滑，今观其舌脉知其仍有湿热内扰，且近期外感，故先以和解肃肺，行气化浊为法。方中太子参、麦冬、杏仁、枇杷叶、甘草取清燥救肺汤之意，养阴降肺，南沙参甘凉善养阴清肺，浙贝母善清化痰热，黛蛤散善清肝利肺、降逆除烦，桔梗其性升浮善引药上行以利其肺。诸药合用，以治其外感之疾也。同时外洗之法仍同前方，内服治其外感，外洗治其内伤，治虽不同，但各合其病情。患者服上方后外感诸症渐愈，后宗首诊之方加减进退治疗半年余，皮肤脱屑已减轻，皮肤光滑。此患者本为内伤之病，复诊出现外感，治亦当随病而变，外感愈后，又当受前法治之，故后续宗首诊之宣痹汤、升降散、黄芪桂枝五物汤三方以清其湿热之邪，并调达瘀滞之气血，方能直中病机，故调理半载而渐愈。中医学认为红皮病多为湿热毒邪侵犯皮肤，而致气血失调，不能滋养皮肤。人之肌肤，全赖气血之濡润滋养，故治此疾必当祛其邪气，使气血无贼邪之扰动，又当行气活血，调其瘀滞，使气血畅行周身以荣养肌肤。但概而言之，本病之治必以气血为要，重在以调达气血为其根本。

第五节 肺系疾病医案

医案五十五 气血痰并治支气管扩张案

现代医学认为，支气管扩张症的病理机制是反复感染，排痰不畅，炎症细胞以及释放的炎症介质、酶等对气管上皮细胞产生破坏、损伤、脱落以及重塑，形成不可逆、永久性的支气管扩张。由于长期的炎症反应，肺小动脉内压力增加，导致支气管小动脉的血流增多，随着咳嗽压力增加破裂出血而形成咳血。中医认为，血从肺及气管外溢，经口中咳出，即为咳血，其主要见于呼吸系统疾病。《景岳全书》云："凡治血证，须知其要，而血动之由，惟火惟气耳。"路老在治疗本病时从气血痰三方面把握疾病关键期，取得了显著疗效。

安某，女，40岁，主因"咳嗽痰中带血半年"于2006年8月29日初诊。每年秋季（9月）极易感冒，伴耳、鼻、咽痒，喷嚏流涕。半年前因感冒引起咳嗽、咳痰、痰中带血，被兰州某医院诊断为"支气管扩张"，住院治疗后症状好转。一周前复感冒，咳嗽咳痰、痰中带血、血鲜红、咳声重浊。患者就诊时症见胸闷、气短，胸痛，心慌，头晕，易怒。不发热，畏寒汗出、动则甚。四肢麻木，月经正常，白带多色黄。体形消瘦，面色萎黄，纳食可，二便调，舌暗红、苔薄白，脉细弦。西医诊断为"支气管扩张"，中医诊断为"咳血"，辨证属肝火犯肺、气阴亏虚，治以清肝化痰、滋阴益气为法。书方如下：南沙参15g，天冬10g，麦冬10g，功劳叶15g，紫菀10g，桃仁9g，炒苦杏仁9g，枇杷叶12g，黛蛤散（包煎）8g，百合15g，旋覆花（包煎）10g，川贝母10g，冬瓜子12g，炒薏苡仁30g，芦根20g，橘络9g，甘草6g，三七粉1.5g（冲），7剂，水煎服，日1剂，每日2次。

初诊思辨 患者每年秋季极易感冒，多因肺气卫外不固，且秋季气候多寒凉干燥，而肺为清虚之脏，喜润恶燥，故燥又伤肺津；每于秋季感冒，肺阴津常伤，久则虚热内生，肺更失滋润。一周前复感冒，肺气宣降失常引起咳嗽咳痰，易怒、脉弦、胸痛皆为肝气郁化火表现，肝火犯肺，炼液为痰；虚火、肝火共灼肺络故见痰中带血，血色鲜红、胸痛。不发热，畏寒汗出、动则甚亦是肺气虚弱卫外不固的表现。舌暗红提示离经之血未出，恐有瘀血；脉细为阴液不足之象，脉弦为肝火之兆。本方多用苦辛平润以降肺气，清润化痰，使痰易于排出，避免使用辛温燥烈之品，以免治痰无功，反伤肺气，故用紫菀、枇杷叶、百合、川贝母润肺止咳化痰；旋覆花、橘络通气降气化痰；芦根清泄肺热，又可生津祛痰。气为血帅，使用大量清热化痰药，清气降气，桃仁、薏苡仁、冬瓜子取苇茎汤清肺化痰之意，苇茎汤原方治疗痰瘀互结、热毒瘀滞肺痈证，但本病病情较轻，故用量远小于苇茎汤原方用量。冬瓜子清热化痰，能清上彻下，肃降肺气；薏苡仁甘淡微寒，上清肺热。离经之血而未出者，是为瘀血，故桃杏仁，宣肺气而行淤血，三七散瘀止血，瘀血自除，此三药通络和血利于肺气机通畅，加之功劳叶清肺滋阴、止咳止血，以治咳血之急。肝火引动肺火，治以清肝泻火，故黛蛤散清肝泄肺，化痰止咳。本病肺阴津亏耗严重，南沙参、麦冬、甘草，取沙参麦冬汤滋阴润肺之意，南沙参养阴清肺之中兼有补气化痰作用，麦冬合天冬同用，以加强养阴润肺作用，甘寒养阴生津配以甘平培土之品，甘草益气生津，意在培土生金。全方从气、血、痰三个层次把握立法用药，患者痰中带血为急，肺气虚弱一朝一夕难愈为缓，故首诊治疗偏重清痰热，止血消瘀，气降火消则血自止。肺为娇脏，用药应轻透解毒，若药味重浊，徒攻肠胃，肺气虚弱更是雪上加霜，本方既有使用清肝化痰止血去实之药，又有沙参麦冬汤清补之妙，化痰通降不伤正。

二诊（2006年9月5日）：患者咳嗽仍严重，自觉有痰咳吐不出，胸闷气短，痰量少色白带黄，痰中不带血，咳嗽以晨起为重，咳痰量稍多。月经每次提前3~4天，伴手足麻木，腰酸腿痛，月经带黑色血块，量基本正常，饮食、二便、睡眠可，舌质暗红，苔薄白，脉细滑。病久体弱，治须缓图，前方加减。书方如下：天冬10g，麦冬10g，功劳叶15g，紫菀10g，桃仁9g，杏仁9g，枇杷叶12g，百合15g，川贝母10g，冬瓜子12g，炒薏苡仁30g，橘络9g，黛蛤散（包煎）10g，三七粉3g，甘草8g，西洋参（先煎）10g，白及10g，地骨皮10g，玉蝴蝶8g，14剂，水煎服，每日1剂，每日2次。

二诊思辨　患者服上方咳血已愈，但仍有咳嗽，参验其来诊时舌脉诸证，久病感冒、胸闷气短，为肺气虚弱之象，痰量少色白带黄，晨起咳痰明显提示痰热余邪未清。咳血已愈，久病肺气虚弱则可缓缓图之，故在上方基础上加益气养阴之西洋参加强补益肺气之功，麦冬、天冬、西洋参取麦门冬汤之意，清养肺胃，培土生金；加白及既可补益肺气又可止血，再者增加三七用量，以防咳血再犯、血再潮动；诸咳上逆，皆属于肺，故保留清热化痰，润肺止咳的上方诸药降逆止咳，清化热痰，加清肺降火之地骨皮、清肺化痰止咳之玉蝴蝶除痰热余邪。

纵观本案，初诊咳血为急，从宣降肺气、清热化痰、化瘀止血三方面达到第一要法——止血；离经之血未除，既与经血不相合，反与经血不相能，恐再生变，是故消瘀势在必行，因此初诊重在清热化痰、消瘀止血。二诊已痰中无血，但恐血再潮动，需用白及、三七宁之固之，然邪之所凑，其气必虚，又强调补益肺气。纵观本方，以止血、消瘀、宁血、补虚治血四法为基本思路，将气血痰贯穿其中，是为通治血证之大纲，值得我们借鉴与思考。

医案五十六　治咳当识稼穑之积，援从革之势

咳嗽是临床上最常见的症状之一，单发或继发于其他疾病，是一种反射性防御动作，通过咳嗽可以清除呼吸道内分泌物或者异物。中医学中咳嗽有独立病名，是指外感或内伤等因素，导致肺失宣降，肺气上逆，冲击气道而发出咳声或伴咳痰为临床特征的一种疾病，其病位在肺，因其常伴随咳痰症状，故与生痰之源的脾脏关系密切，非但因痰湿之故，更因脾之运化与肺之宣降息息相关。咳嗽的中医辨治非单从肺脏论治，当循肺脾同调、培土生金之法，以稼穑之积援从革之势，标本兼治。下文举一例以探幽。

刘某，女，69岁，主因"感冒后咳嗽3月余"于2011年10月30初诊，肺部CT示"双肺小结节，不排除占位"。患者就诊时症见咳嗽，晨起较重，伴打喷嚏，流清涕不止，咳吐白色泡沫样痰，轻微喘鸣，时而胸部微闷，怕风怕冷，头微痛，面色㿠白，体胖。舌质暗红，少苔，脉弦细微。既往有2型糖尿病10余年，目前口服阿卡波糖，盐酸二甲双胍片联合降糖，空腹血

糖控制在 6.0～7.0mmol/L。西医诊断为"肺小结节病"，中医诊断为"咳嗽"，辨证属肺脾两虚、痰浊壅肺，治以补益肺脾、宣肺化痰为法，补肺之要在于固摄肺卫、益气养阴，补脾之要在于燥湿健脾、培土建中。书方如下：生黄芪15g，炒白术12g，防风10g，太子参12g，茯苓15g，炒苍耳子8g，辛夷6g，白芷5g，黄芩8g，枇杷叶12g，炒苦杏仁9g，炒薏苡仁30g，百部12g，黛蛤散（包煎）6g，生谷麦芽各15g，神曲12g，甘草6g，14剂，水煎服，每日1剂，每日2次。茶饮方：西洋参6g，冬虫夏草2条，石斛6g，功劳叶12g，青果4g，枇杷叶12g，清半夏6g，浙贝母8g，陈皮4g，甘草3g，14剂，水煎代茶饮，每日1剂。

初诊思辨　患者既往有2型糖尿病史10余年，属中医学"消渴病"范畴，病机为阴津亏损，内有燥热，而以阴虚为本，燥热为标，观其舌脉，其舌质暗红苔少，为阴虚有热夹瘀之象。患者久病，其脉弦细微，提示气血亏虚，稍兼痰瘀互结之候。舌脉与其久患糖尿病之体质相符。观其症，迁延不愈，耗气伤阴，肺不能主气，肃降无权而肺气上逆，故闻咳嗽；久病肺脾两虚，肺气虚不能布津，则痰浊滋生，即"脾为生痰之源，肺为贮痰之器"，故见咯白色泡沫样痰，体胖；痰浊阻肺，故见轻微喘鸣，胸部微闷；肺开窍于鼻，故见打喷嚏，流清涕；肺外合皮毛，肺气虚，卫表不顾，故见畏冷畏风；病程日久，脉络失养，清窍不利，故见头微痛。方中以生黄芪、炒白术、防风取玉屏风散之意益气固表，巩固肺卫以防外邪侵袭。方中以太子参、炒白术、茯苓、甘草、生谷芽、生麦芽、神曲、炒薏苡仁取健脾丸之意，此方取四君子汤之益气健脾，又兼消食燥湿、通调中焦之功，加枇杷叶、炒苦杏仁增益调畅上焦、中焦水道之势，培土生金之余渗利上焦壅滞之痰饮。黛蛤散合百部止咳化痰，消痰中之少量瘀血。方中苍耳子、辛夷、白芷取《济生方》所录苍耳子散之意疏散风热、宣通鼻窍，加黄芩增益清热之功。又予茶饮方旨在襄助上方益气养阴、宣肺化痰之功。茶饮方中西洋参、冬虫夏草、石斛、青果益气养阴，润肺、养胃并施，培补正气，鼓邪外出；功劳叶清虚热、固肺卫；清半夏、陈皮、浙贝母、枇杷叶合用降气化痰止咳，温凉互制、宣降相宜；甘草调和诸药，缓中补虚。药茶二方并举，功效显著。

二诊（2012年1月30日）：上方加减服用3个月后，咳嗽明显缓解。

近 1 周感冒后咳嗽呈阵发性，咳白色黏痰，偶有右侧胸胁疼痛，偶有喘息，痰量较多，偶有鼻塞、流涕，遇冷时咳嗽发作，头胀隐痛，纳可，小便量多，大便可，舌红嫩，无苔，脉细滑。中医辨病为咳嗽，重新辨证为风寒袭肺、痰浊壅盛，仍以肺脾两虚为本，治则以解表散寒、宣肺止咳、豁痰降气为法治其标，调畅肺脾固其本。变方如下：荆芥穗 12g，紫苏叶（后下）10g，太子参 15g，桔梗 12g，柴胡 15g，炙百部 12g，陈皮 10g，紫菀 12g，款冬花 12g，茯苓 30g，炒苦杏仁 9g，炒薏苡仁 30g，冬瓜子 15g，炒白术 12g，黛蛤散（包煎）12g，胆南星 8g，炒紫苏子 12g，14 剂，水煎服，每日 1 剂，每日 2 次。服上方半月后诸症减轻。

二诊思辨 服上方后患者诸症缓解，病当邪去正虚之时复感风寒，诱发咳嗽，其痰饮之邪残留胸胁，肺脾之虚尚未补足，外邪复侵，风寒袭肺，与痰饮搏结，壅滞于肺中难解，上扰清窍症见头胀隐痛，又症见胸胁疼痛，属邪犯少阳之候。处方以荆芥穗、紫苏叶、桔梗、百部、陈皮、紫菀、款冬花取止嗽散之意辛温解表、止咳化痰；以陈皮、茯苓、胆南星、紫苏子取导痰汤之意豁痰降气；炒苦杏仁、炒薏苡仁、冬瓜子三药共奏通调水道、宣上畅中启下之效，通利三焦，引痰下行，功在肺脾；以太子参、炒白术益气健脾，培土生金，不忘健固肺脾之本；独取柴胡一味解少阳之邪，黛蛤散助止嗽散祛痰之余，又助柴胡行清解少阳之效。处方临证更易，虽治法各异，却不失总则肺脾同调之关键。

咳嗽一病，非轻而易举施治可愈。本案患者先后证属久病体虚之内伤咳嗽及风寒侵袭之外感咳嗽，虽辨证不同，但治病必求于本，细察其本属肺脾两虚，难以御邪，更难以鼓邪外出之候。故临证化裁方药皆以肺脾同调为总则，围绕总则随症更易，持中央以运四旁，培土生金，重视脾土稼穑敛蓄之功，而肺金受其益，从革宣降有常。

医案五十七　理肺运脾治肺癌案

肺癌是常见的肺原发性恶性肿瘤，是由于各种因素导致支气管黏膜上皮异常增生而形成的癌变，在临床中表现为咳嗽、咯血、喘鸣、呼吸困难、体重下降、发热等，属中医学"肺积""咳嗽""咳血""胸痛"等。《医宗必读·积聚》言："积之成者，正气不足，而后邪气踞之。"肺癌病因病机的关键是因虚而病，因虚致实，是一种全身属虚，局部属实的疾病。肺癌的虚以阴虚、气阴两虚为多见，实则不外乎气滞、血瘀、痰凝、毒聚之病理变化。肺主气，主通调水道，因此肺癌的表现主要体现在体内气与津液代谢障碍，津聚为痰，阻碍气机则见气短、呼吸困难等表现。脾主运化，为肺金之母脏，有滋养肺金之功，同时又可运化水湿。若脾失健运，痰浊内生，日久化热，上灼肺金，则见咳嗽、咯血等症。因此，从肺脾论治肺癌，通过理肺气、培脾土的方法使脾土得健、肺金得降，则痰浊、湿热、瘀血可祛，气机升降得复。

路某，男，75 岁。主因"右下肺癌发现 1 月余"于 2008 年 7 月 19 日初诊。2008 年 6 月 20 日出现发热，测体温示：37.9℃，伴咳嗽、憋气、少痰、带血丝，经输液治疗后好转。后做 CT 支气管镜检查证实"右下肺癌"，活检示："右肺高分化腺癌伴有炎症"。患者就诊时症见身体消瘦，近期体重减轻 5kg 左右，纳食不馨，纳食量减少，咳嗽，咯白痰，偶见黄痰，胸不痛，时感气短，胃脘胀满，食后为甚，午后面赤，饮食量少，睡眠尚可，大便近几日 4 日 1 次，平素每日 1 次，小便正常。既往有吸烟史。舌淡红，苔中部微黄腻，脉弦滑小数。西医诊断为"肺癌"，中医诊断为"肺积"，辨证属肺脾气虚、痰热内蕴，治以理气健脾化痰、清热养阴补虚为法。书方如下：南沙参 15g，功劳叶 15g，浙贝母 12g，银柴胡 12g，地骨皮 10g，炒苦杏仁 9g，炒薏苡仁 30g，葶苈子（包煎）15g，炙前胡 12g，炙百部 12g，枇杷叶 12g，鱼腥草 15g，炒紫苏子 12g，胆南星 6g，白僵蚕 10g，冬瓜子 15g，炙甘草 6g，竹沥汁 30ml 为引，14 剂，水煎服，每日 1 剂，每日 2 次。

初诊思辨 患者年过古稀，加之烟毒久蕴肺中，导致体内气血津液运行障碍，出现本虚标实之象，久郁成瘤，发为肺积。肺主宣发肃降，通调水道，肺气怫郁，宣降失司，故见咳嗽、咳痰；津液失于输布，津聚成痰，又进一步加重体内气机郁滞。子病及母，脾虚无力运化水谷，故见食量减少、纳食不馨、食后腹胀；脾胃气机升降失常则易酿生痰湿，痰湿内阻，郁而化热，故见舌苔中根部微黄腻等痰热内蕴之象，同时痰热之邪亦进一步加重气阴的耗伤，故见气短、身体消瘦、午后面赤、痰中带血丝、舌质淡红等症状。参其脉弦滑小数，亦提示痰热内蕴之象。综合分析，患者刻下痰热蕴肺之标实症状突出，根据"急则治其标"的原则，故先以理肺健脾，清热化痰为要，兼以养阴退热。

方中重用功劳叶清热补虚，《本草经疏》言其"治痰火甚验"，南沙参味甘性寒，归肺、胃二经，善养阴清肺，益气化痰，二者相合可益气养阴以固其本，清热化痰以疗其标，共为君药。臣药法止嗽散宣肺降气之旨，选百部、杏仁、枇杷叶、前胡、紫苏子以宣肺气，止咳喘；浙贝母、胆南星清热化痰；鱼腥草、冬瓜子相合以消肺中痈肿而散瘀结；葶苈子善泻肺中之实，以上诸药其治皆在肺，清热化痰泻肺以复宣降之权。薏苡仁健脾利湿，甘草补益脾气，又调和诸药，此二药其旨在脾，培土生金而绝生痰之源。佐以银柴胡、地骨皮滋阴清热，僵蚕乃虫药之属，既可化痰，又善通络散结。在煎服法中，路老以竹沥汁30ml为引，进一步增强清热化痰之功。诸药合奏理肺健脾化痰，清热滋阴之功。

二诊（2008年8月2日）：服上药后咳嗽、咳痰减轻，咳白黏痰，气短好转，体力明显增加，但口淡无味，纳呆，大便2～3日1次，量少，食水果、生冷食物后易腹泻，每于午后至夜间低热，体温37.2～37.4℃。舌暗红，苔微黄腻，脉弦滑小数。宗上方加减，上方去紫苏子、冬瓜子、银柴胡改15g，加白花蛇舌草20g，炒白术15g，泽泻12g，14剂，水煎服，每日1剂，每日2次。

二诊思辨 服药诸证减轻，然口淡纳呆、食生冷食物腹泻等脾虚症状仍较突出；患者午后至夜间常有低热，结合舌脉综合分析，提示郁热内伏、脾虚湿热之象较显，故去温散伤阴之紫苏子、冬瓜子；增银柴胡之用量可清泻阴分伏热；加白花蛇舌草、白术、泽泻之属，以加强健脾利湿，清热散结之功。

三诊（2008年8月16日）：药后体力及精神状态好转，仍咳嗽，咳少量白痰，食欲可，饭量有增，大便有时干，每日体温36.7～37.3℃，睡眠改善。舌质红，苔中部白腻，脉弦滑而劲急。诸症平稳，宗前法原方加减，书方如下：7月19日方去紫苏子、冬瓜子、炙甘草，地骨皮改12g，加生何首乌12g，桃仁10g，醋莪术12g，白花蛇舌草30g，14剂，水煎服，每日1

剂，每日2次。

三诊思辨　药后诸症较前明显好转，脾土得健，故体力精神转佳，便秘改善，但仍时有干燥，参验舌脉诸证提示刻下郁热之象较重，痰浊仍未完全消散。故在守初方的基础上去温散伤阴之紫苏子、冬瓜子等；地骨皮性味甘寒，归肺肝肾三经，增其药量加强清肺降火之功；加用生何首乌润肠通便，解毒消痈，并增量白花蛇舌草以清热解毒散结。然何以加用血分之药？恐虑其痰热内蕴，日久阻碍气机致血行不畅，络脉瘀阻，故用桃仁以活血化瘀，又可润下通便，与醋莪术相配，共奏祛瘀通络、引热下行之效。

肺癌之因，现代医学目前尚未完全明了。中医学认为本病的形成多为内外合邪，《黄帝内经》有云"正气存内，邪不可干"，同时又说"邪之所凑，其气必虚"。本病即在本虚的基础上，因饮食不节、外邪侵袭、烟毒内蕴等导致体内气机升降失常、气血运行障碍。此例患者，年至古稀，正气不足，且长期吸烟，清代顾松原认为"烟为辛热之魁"，辛燥之品，其性类火，火热之品，易灼伤肺之津液，而致肺阴不足，气随阴亏，加之烟毒内蕴，羁留肺窍，阻塞气道。肺失宣降，治节失司则体内气机、津液输布障碍，出现气滞津停，郁久化热，炼液为痰形成痰热互结之象，久之则进一步加重气血津液运行障碍，最终形成积聚。此即《诸病源候论·积聚病诸候》所言："诸脏受邪，初未能成积聚，留滞不去，乃成积聚。"肺为贮痰之器，脾为生痰之源，朱丹溪亦提出："百病多由痰作祟"。因此，根据本病本虚标实的特点，路老提倡理肺气、培脾土的治则。对于肺之本脏而言，以调理气机为主，借助药物的升降属性以复肺之宣降，以达理气化痰之功；对于本虚之症，遵《黄帝内经》"虚则补其母"之治则。结合本病多见子病及母的脾虚之象，本案中，患者初诊刻下所见纳食不馨、食后胃胀等，因此路老在用药上强调培土生金、健脾益气以绝生痰之源。在两者用药权衡上，应该结合刻下所见，分清标实和本虚的轻重缓急，以"急则治其标，缓则治其本"为原则分而治之。另一方面，痰热之邪久蕴又易耗气伤津，出现气阴两虚的表现，因此路老在临证中亦重视益气养阴之品的使用，如功劳叶等。同时，痰热之邪久踞体内，则易出现"久病入络"之忧。路老在本病的调理中，提倡在匡扶正气的基础上，适当加入一些通络之品，如虫类药僵蚕和血分药物莪术、桃仁等，往往有四两拨千斤之效。

医案五十八　健运中州治咳嗽案

"咳嗽"指肺气上逆而发出的一种声音，"痰"则是肺和气道排出的病理性黏液，治咳嗽通常从肺论治。但是肺为清肃之脏，何以自生痰液？痰液是由于津液不能正常运化而成，脾运不健，则津液停积而成痰；故有"肺为贮痰之器，脾为生痰之源"之论。因此，在咳嗽治疗中应溯本求源，对于咳嗽多痰者，重在健运中州，可取得很好的治疗效果。

周某，男，58岁，主因"咳嗽、咯痰伴左胸痛反复发作3年"于2011年6月23日初诊。患者3年前出现咳嗽、咳痰，至北京某肿瘤医院检查，示左肺下叶小结节3mm，性质未定，服中药治疗，症状时有反复，咳嗽，咯白色黏痰，左上胸痛，偶有血丝，曾服三棱、红花等药物后觉乏力，心悸。患者就诊时症见形体消瘦，面色晦暗，咳嗽，晨起加重，咽痒，痰黄黏稠，血丝不明显，左胸胁背胀痛，左胁下有鸣响，腹肌略紧，动则汗出，口苦，口黏腻，易生口疮，纳差，不知饥饱，餐后腹胀，大便先干后溏，眠差，醒后不易入睡，舌体胖大，质暗淡，有裂纹，苔薄白腻，脉濡滑。西医诊断为"肺小结节病"，中医诊断为"咳嗽"，辨证属肺脾气虚、痰湿内蕴，治以宣肺益气，健脾化痰为法。书方如下：太子参15g，南沙参12g，炒白术12g，茯苓20g，功劳叶18g，杏仁9g，炒薏苡仁30g，旋覆花（包煎）10g，郁金12g，炙百部12g，胆南星10g，竹茹12g，姜半夏9g，黛蛤散（包煎）10g，炒枳实15g，紫石英（先煎）30g，生姜1片，14剂，水煎服，每日1剂，每日2次。

初诊思辨　患者咳嗽3年，久病脾虚，面暗体瘦，复验之于舌，其体胖大质淡，且有裂纹，均示脾虚之象，中州运化无权，则津液水湿停滞而成痰，痰浊上犯肺金，肺气失宣而成咳。动则汗出为气虚之象，另口苦、痰黄黏腻，口黏，胁下鸣响餐后腹胀，眠差等症示有痰湿郁久化热。故此当益气肃肺以清痰，健脾以杜生痰之源，兼以清热化痰。方中太子参、茯苓、白术取四君子汤之义，太子参益气健脾，以苦温之白术健脾燥湿，甘淡之茯苓健脾渗湿，另以枳实、白术取枳术丸之意而健脾益气、行气消痰，合用薏苡仁健脾利湿，诸药合用，意在健运中州，复其运化之权，湿浊得化，则痰无以生，脾气以升为健，体现培土生金，健脾益肺之治。旋覆花、生姜、半夏、紫石英，此为旋覆代赭汤之意，方中旋覆花性温而下气消痰，半夏祛痰降逆和胃，紫石英甘温，既可降逆气，又可安神，且不损失中阳，《神农本草经》谓其"主心腹咳逆，邪气，补不足，女子风寒在子宫，绝孕，十年无子。久服温中……延年。"生姜，一者降逆，二者散水气以助祛痰之功，杏仁宣肺降气，炙百部止咳化痰，肺气宣降有常，则痰无以停聚。痰浊内扰，郁结化热，胆失宁谧，疏泄失常，木火刑金之故也，故以半夏、竹茹、茯苓等药以温胆汤加减治之，方中竹茹清热化痰，清胆和胃，茯苓健脾渗湿，宁心安神，使肝火消，则肺气宣肃有常。久病肺金耗气伤阴，热伤肺络，而现痰黏，且有血丝，胸痛等症。郁金行气，功劳叶清肺止咳、清热养阴，黛蛤散清肝火，泻肺热，降逆除烦，以沙参养阴清肺、化痰止咳、益胃生津。全方健运中州脾胃、宣肃补益肺气为要，通过痰热共治，气机通调，化湿益气，而使肺气得宣，脾气得健，胆气得和，肝气得疏，咳嗽痰多之症得解。

二诊（2011年7月7日）：患者自述服上方第二剂后，咳嗽咯痰即明显减轻，服药至第10剂咳嗽明显改善，痰量减少，痰色变白，就诊时症见偶有咳嗽，咽痒，咳少量白痰，易出汗，晨起明显，腰酸膝软，乏力感，偶泛酸，口腔溃疡已愈，胸胁胀闷好转，仍有胸部隐痛，纳食改善，睡眠转佳，眠不实，多梦，大便由先干后溏转为先干后成形，但量少，舌暗淡胖，苔薄白，脉弦濡。书方如下：上方去黛蛤散、紫石英、炒枳实，加前胡12g，苦参8g，炒酸枣仁20g，陈皮8g，14剂，水煎服，每日1剂，每日2次。

二诊思辨 服上方14剂后患者咳嗽等肺系症状减轻，没有血丝，提示肺阴不足之症改善，患者痰黄、口苦等症消失，表明热象已去，从其乏力明显，易出汗，兼以舌脉症状来看，重点仍在中焦，中阳不足，为痰湿所困，故应加强补脾益气，健运中焦之力。原方故去黛蛤散加前胡降气化痰，苦参和陈皮燥湿健脾，酸枣仁安神，中焦脾运得健，肺气充，痰无以生，则咳嗽病消。

咳嗽虽为肺系之症，然肺为"娇脏"，易受外邪侵袭，且五脏功能失调均可影响肺气失宣而咳嗽，《黄帝内经》云"五脏六腑皆令人咳，非独肺也"，因此治疗之时不可只拘泥于肺，一切要以病人的实际情况为据，灵活运用，巧妙化裁，思路不可片面狭隘，当从多方综合考虑，同时应该找出矛盾之主次，溯本求源。

医案五十九　发热当清宣并施

发热之证，有外感与内伤之别。内伤者，多因脏腑功能失调，气血阴阳失衡而致，以低热居多。外感者，可由感受六淫之邪或温热疫毒之气，导致营卫失和引起，常热势较甚。经言"热者寒之"，倘若邪热炽盛，治当清热泻火，凉血解毒。若温热之邪犯肺，热势鸱张，缠绵不退，在寒凉清解之余，当注重宣发郁热，药用辛苦芳香之味，微寒之气，以透邪解热，使邪有外达之机。如此清宣之法并施，可使热邪速去，免生他变。

谭某，女，32岁，主因"发热22日"于2008年9月2日初诊。患者8月5日出现咽部微痛，8月7日下肢及上肢外侧出现红疹，8月10日觉周身酸楚，难以下床。于当地医院就诊，测体温38℃，诊为"上呼吸道感染""扁桃体化脓"，予清开灵颗粒、头孢克肟胶囊2日后烧未退，身上红疹依旧，四肢肌肉疼痛，咽痛甚，难下唾液。8月13日始予输液治疗，然高热仍未退，达39℃。18日住院治疗，至今仍未出院。患者就诊时症见四肢肌肉按压觉痛，左手腕微痛。晚上7点温度始升，四肢、胸腹、颈前现点片状红色皮疹，微痒，咽喉两侧微痛。子夜1点体温最高，达38.5～38.8℃，继而汗出热解，晨起自觉好转。纳可眠安，大便正常，1～2次/日，晨起小便黄。舌体适中，质暗红，苔花剥，脉沉弦小数。药前体温38℃以上，服退烧药后体温在35.8～37℃之间。今晨未服药，现体温为37.3℃。血常规示白细胞$5.02×10^9$/L，血沉105mm/h。西医诊断为"上呼吸道感染"，中医诊断为"发热"，辨证属温邪犯肺、火热内蕴、热入营血，治以清肺泻火、宣发郁热、凉血解毒为法。书方如下：菊花12g，金蝉花12g，僵蚕8g，牛蒡子10g，柴胡10g，桔梗10g，前胡12g，枇杷叶12g，荆芥穗（后下）10g，牡丹皮12g，紫珠15g，连翘10g，赤小豆15g，芦茅根各20g，炒枳壳12g，甘草6g，7剂，水煎服，每日1剂，每日2次。

初诊思辨　《温热论》言："温邪上受，首先犯肺。"咽喉为肺之门户，温热之毒侵袭则发咽痛。肺主皮毛而卫外，温邪犯肺，肺气郁遏，营卫失和，则见四肢肌肉疼痛。身发红疹，舌暗红，脉弦数，为火热之邪燔灼营血，热伤血络，血不循经之象。夜间为阳气潜藏，阴气司职之时，火热内郁，阳气偏盛，不得潜藏而独亢，故见夜间发热。子时一阳生，阳气更甚，故子时热势最高，而白天为阳气当值，阳出于阴，故清晨好转。抗生素性寒凉，虽可除一时之热，但寒凉败胃，更伤正气，易致病情反复。其治当清宣并施，清热泻火，凉血解毒，宣发气机，透邪外出。菊花、牛蒡子、桔梗、荆芥穗、连翘、芦根、甘草取银翘散之意，味多芳香辛散，轻清流动，可宣发肺气，透邪解肌，清热解毒。菊花、连翘轻清宣透，散热解毒，易银花为菊花，疏散风热、清热解毒之余又可平肝息风，防生火热动风之变证。牛蒡子合桔梗、甘草解毒利咽，合荆芥穗宣肺透疹。金蝉花、僵蚕取升降散之意，可升阳中之清阳，宣透郁热，祛风止痉。金蝉花为真菌蝉草与其寄主幼蝉的结合体，是一种虫生性药用真菌，味甘性寒，可疏散风热，息风透疹，功效与蝉蜕略似，而息风之功尤胜之。桔梗宣肺，枇杷叶、前胡降气，一升一降，宣肃肺气以复气机。柴胡善透邪外出，解肌退热，取"火郁发之"之意。牡丹皮、紫珠入营分，清热凉血，散瘀止血。白茅根、赤小豆凉血解毒，清热利尿，使邪从小便而解。

二诊（2008年9月9日）：药后体温下降，最高达37.3℃（原每日达38℃以上）。每日下午1～2点体温始升，皮疹渐现，到夜间体温达高峰，晨起体温下降，皮疹亦消失。时有夜间汗出，量时多时少，咽痛，自觉身热，时有虚脱感，发烧时周身酸痛，关节痛，周身乏力，无畏寒恶寒。纳食可，睡眠佳，二便正常，小便每日晨起发黄。月经当至未至，延期3日，带下量多，无味，有块状浊物，外阴时痒。面色微黄少华，舌质暗红，苔薄白，中有裂纹，脉沉滑小数。宗前法，原方加减，上方去赤小豆、芦茅根、枇杷叶、柴胡，加银柴胡15g，炙鳖甲（先煎）15g，地骨皮12g，茜草12g，14剂，水煎服，每日1剂，每日2次。茶饮方：赤小豆15g，芦茅根各20g，紫草12g，蝉蜕12g，玉米须30g，金银花15g，甘草10g，7剂，水煎代茶饮，每日1剂。

二诊思辨 服上方后热减，但夜间热甚，时有汗出，为热入营分，耗伤营阴，阴分受损，虚热内扰之象，故去利水之品，以银柴胡、地骨皮以清热凉血退虚热，又加炙鳖甲以滋阴养血充营阴，且地骨皮又可清泻肺中伏火。茶饮方中茜草苦寒，善走血分，既可凉血止血以消斑，又可活血行血以调经。外阴时痒为湿热下注之象，以赤小豆、芦根、茅根、玉米须清热利湿，紫草凉血透疹，蝉蜕、金银花疏散风热，透疹解毒。上药代茶饮频频服之，以增退热之功，消斑疹诸症。

三诊（2008 年 9 月 16 日）：服上药 2 剂后低热全退，监测体温在 36.2～36.8℃。刻下周身乏力、关节游走性疼痛已止，咽痛已消。双手腕酸痛，斑疹仍发，痒而刺痛，遍及全身，晨起疹消。纳眠、二便正常，月经未至，外阴瘙痒已止。舌体中，质淡暗，苔白腻，尖微赤，脉细数。书方如下：荆芥穗（后下）10g，金蝉花 12g，牛蒡子 12g，升麻 10g，苦桔梗 10g，炙前胡 12g，银柴胡 12g，紫珠 15g，炒三仙各 12g，鸡内金 12g，金钱草 15g，厚朴花 12g，炒枳壳 12g，僵蚕 8g，广郁金 12g，甘草 8g，14 剂，水煎服，每日 1 剂，每日 2 次。

三诊思辨 患者体温已恢复正常，然皮疹仍有，且热病后期，气阴均伤，脾胃受损，故其治当清解余热，凉血透疹，健脾和胃。方中药物荆芥穗、金蝉花、牛蒡子、桔梗疏散风热，宣肺透疹；紫草凉血消斑；恐寒凉清热之品伤脾胃，续以炒三仙、鸡内金、枳壳、厚朴，理气健脾，和胃消食，以复后天之本；僵蚕善行，息风通络，透疹止痒。

发热为正邪交争之象，感邪之初，正气尚充，奋起抗邪，则可见高热。内伤发热者，据其病机予清热、益气、滋阴、补血、温阳等法治之。外感发热者，当治以宣发肺气，解表达邪，透邪解肌，辅以寒凉清热之法。其药可用轻清透散之品，如金银花、连翘、荆芥穗、薄荷、竹叶、桑叶、杏仁等。若邪气存内，郁热在里，方可选小柴胡汤、升降散等宣发郁热、透邪解毒，清宣并施，以寒凉之法清实热，升散之法除郁热，轻清透散则邪从内外而解，热势可退。

医案六十 攻补兼施治过敏性哮喘案

过敏性哮喘是由嗜酸性粒细胞、肥大细胞、T 淋巴细胞等多种炎症细胞参与的气道慢性炎症，在临床中表现为发作性哮鸣音、喘息、气促、胸闷、咳嗽等。中医学中，过敏性哮喘属于"哮病"范畴，根据具体临床表现，又可有"喘证""咳嗽"等疾病兼之，其主病"哮病"的发病机制以肺脾虚弱为本，痰邪内伏为标，"伏痰"邪气对疾病的影响颇深，病程绵延，虚实夹杂。肺脾两脏与痰邪的化生及贮藏关系密切，痰邪盛衰又直接影响疾病转归，故治疗过敏性哮喘当从肺脾着手，培土生金，攻补兼施。

付某，女，37岁，主因"过敏性哮喘反复发作7年余，近1周加重"于2007年11月22日初诊。过敏性鼻炎史2年，7年前因外感引发支气管炎，逐渐发展为哮喘。就诊时已怀孕18周。患者就诊时症见喘促，夜间尤甚，肺部哮鸣音，咳嗽，少痰，色黄白，流涕。舌体中，质红，苔白腻，脉沉细数。西医诊断为"过敏性哮喘"，中医诊断为"哮病"，据症舌脉，辨证属肺脾两虚、痰热壅肺，治则循攻补兼施之道，治法以培土生金为补、清热化痰为攻。书方如下：太子参12g，炒薏苡仁15g，厚朴花12g，桔梗10g，炒苦杏仁9g，炒白术10g，黄芩10g，葶苈子（包煎）15g，茯苓30g，冬瓜子15g，炙紫菀12g，胆南星8g，地龙12g，炙百部12g，陈皮9g，炙甘草8g，7剂，水煎服，每日1剂，每日2次。

初诊思辨 患者既往过敏性鼻炎、支气管炎病史，根据其肺部哮鸣音、喘促、咳嗽等临床表现，可诊断为哮病。患者乃有孕之身，气血下聚以养胎元，脾胃化生气血，供应不断而反受其累，久之虚损，脾土生肺金，脾土亏虚则肺金亦虚。脾虚则痰湿内生，上积于肺，久而化火，痰热互结，壅滞娇脏，肺金虚甚，宣降皆废，痰热益盛，黏稠重浊，故见肺部哮鸣音、喘促、咳嗽、少痰等症。患者舌红，苔白腻，脉沉细数，系体虚、痰湿、内热诸候。其病性烦冗，虚实夹杂，总归为肺脾两虚、痰热壅肺之证，宜攻补兼施以治之，培土生金以补养肺脾，因病程日久，肺脾虚甚，虽宜予清热化痰之法却恐攘邪之力羸弱，故兼以通调水道之法清泻涤荡痰热顽邪。方中以太子参、茯苓、炒白术、炙甘草、陈皮、胆南星，取六君子汤之意，胆南星性寒，易原方中半夏温热之品，以清痰热，诸药共奏补益肺脾、清热化痰之功，攻补兼施之道凝练于此。方中以桔梗、炙甘草、炙紫菀、炙百部取止嗽散之意，因其未见表证，故去原方中荆芥，加黄芩以清肺热，加地龙以益清热平喘之功，诸药合用行止咳平喘、清热化痰之效。方中炒苦杏仁、炒薏苡仁、冬瓜子三药合用，分入肺、脾、大肠，启上、畅中、润下，通调水道贯穿于周身，使痰湿之邪循水道泄利而出。又恐此力不够，合以葶苈子、厚朴花降气泻肺、荡涤痰热，其力峻猛，助上述三药利湿化浊以清痰热，恐痰热搏结日久继伤肺脾。初诊方药，以攻补兼施为准则，用药果断，意在攘邪于须臾，挽正气之颓势。

二诊（2008年5月17日）：服上方数月，肺部哮鸣音明显减轻，喘促缓解，仍咳嗽少痰，色黄，鼻塞，口干欲饮。寐可，纳馨，二便调。舌体胖，尖边红，苔薄白，脉沉滑小数。书方如下：易炒白术为生白术15g，黄芩改为12g，7剂，水煎服，每日1剂，每日2次。

二诊思辨 患者服上方后肺部哮鸣音明显减轻，喘促缓解，痰湿之邪祛除殆尽且肺复宣降之功，其人仍咳嗽，少痰，色黄，口干欲饮，可知痰热之邪仍残存于胸中。舌体胖，可知邪去正虚，脾虚之候尽显，脉沉滑小数亦为痰热残存而素体亏虚之象。故原方易炒白术为生白术增益健脾之功，黄芩加量以益清热燥湿之功。全方诸药稍予化裁，不易其本，随证变之，仍以培土生金、攻补兼施为要。患者服此方数月后诸症缓解。

过敏性哮喘属中医学"哮证"范畴，可有兼病，其主病历代医家各有论述。呼吸为宗气所司，其生成为脾肺之气相合而成，且痰浊之物从脾而生，贮于肺脏，若肺脾两虚则痰邪顽劣乖张，郁久化热搏结于胸中，使正气亦虚，病程绵延。审其病机、病程，以攻补兼施为治则，培土生金补益肺脾实其本、清热化痰通调水道治其标。路老治此病，祛痰为先，使邪实速去，再行补益正气之法，随证化裁，攻补相宜。

医案六十一 "宣发肃降"疗咳喘案

中医学认为肺主宣发肃降，若肺失肃降则上逆而成咳喘之证。如《黄帝内经》所言"诸气膹郁，皆属于肺""肺病者，喘息鼻张"。因此，对于此类咳喘、胸闷等证的治疗应以宣发肃降肺气为主。

郑某，女，42岁，主因"阵发性呼吸困难10年，加重伴哮喘5年"于2009年7月16日来诊。患者10年前出现阵发性呼吸困难，张口呼吸，吸气、呼气阻力较大，胸闷，咳嗽、咯痰，痰色黄难咳出。5年前出现哮喘，对多种物质过敏，过敏时呼吸困难加重。患者就诊时症见咳喘，胸闷，咳嗽、咯痰，痰多色黄难咯，喉中痰鸣，呼吸音粗。纳眠可，二便调。舌暗红，稍胖，苔薄黄腻，脉沉弦滑细。西医诊断为"①慢性支气管炎；②过敏性哮喘"。中医诊断为"哮病"，辨证属肺气不利，治以宣发肃降肺气为法。书方如下：太子参 12g，功劳叶 15g，瓜蒌皮 15g，黄连 6g，姜半夏 9g，枇杷叶 12g，炙百部 12g，紫菀 12g，前胡 12g，葶苈子（包煎）12g，金荞麦 15g，黄芩 8g，黛蛤散（包煎）6g，蝉蜕 10g，地龙 12g，炒紫苏子 12g，14剂，水煎服，每日 1 剂，每日 2 次。

初诊思辨　患者久患咳喘、胸闷、咯痰之症，日久耗伤肺气，肺金宣发肃降功能失职，故出现以上诸症。方加太子参、功劳叶，益气补肺清虚热。今观患者咯痰，痰黄难咳，喉中痰鸣，苔薄黄腻，可知乃痰热蕴肺所致，方中瓜蒌皮、黄连、姜半夏，取小陷胸汤之意，用治痰热互结，胸脘痞闷之证。黄连清热泻火，半夏化痰开结，二药合用，辛开苦降，善治痰热内阻之证，痰随气升，气因痰阻，故有咳喘、胸闷之症，更以瓜蒌皮荡热涤痰，宽胸散结，且皮者兼有行气之功，三药共奏清热化痰，宽胸散结之功。患者目前诸证仍以标实为主，若过早扶正，则有闭门留寇之患，且《黄帝内经》有言："间者并行，甚者独行"，因此当下仍以祛痰止咳平喘，复肺金宣发肃降之职为要，故方加炙百部、紫菀、蝉蜕、炒紫苏子、枇杷叶、前胡、葶苈子，宣肺降气、祛痰止咳。金荞麦、黄芩、黛蛤散清肝利肺，清肺中痰热。僵蚕、地龙皆虫药，疏散风邪，解痉平喘，且现代药理研究证明，二药具有抗过敏疗效。

二诊（2009 年 8 月 6 日）：服药后咳喘、胸闷症状减轻，但仍有胸部压迫感，鼻涕较多，痰黏难出，痰色白，疲倦。纳眠可，小便可，大便溏。舌暗红，稍胖，苔薄腻，脉沉弦滑细。查体示双肺呼吸音清，两肺散在细小湿啰音。辅助检查：胸片示"左侧胸膜粘连；肺功能示通气功能中度障碍，支气管舒张试验（＋）"。上方去瓜蒌皮、黄连、金荞麦、黄芩，加炒白术 12g、炒三仙各 12g、炒苦杏仁 9g、炒薏苡仁 30g、泽泻 15g，生姜 2 片为引，14 剂，水煎服，每日 1 剂，每日 2 次。

二诊思辨　患者服上方后喘促诸症明显好转，然从痰色白，疲倦，大便溏，从舌象来看，患者当下热象不显，标实已去，而脾虚之象较明显，脾为生痰之源，肺为储痰之器，治其本以疗咳喘之证，故前方去瓜蒌皮、黄连、金荞麦、黄芩等苦寒清热化痰之品，加炒白术、炒三仙、炒薏苡仁、泽泻等健脾利湿之药，以杜生痰之源，兼以培土生金，补益肺气，复其宣发肃降之职，患者胸部压迫感，乃胸中气机斡旋不利所致，加炒苦杏仁肃降肺气。

中医学认为咳喘病位在肺，涉及肝肾。盖肺为气之主，司呼吸，外合皮毛，内为五脏之盖，为气机出入升降要冲。肾主摄纳，有助于肺气之肃降，故有"肺为气之主，肾为气之根"之说。若邪犯肺金，或他脏株连于肺，使肺气上逆而为喘满之证；或脾失健运生浊上犯于肺等均可致喘。如《丹溪心法》所言："肺以清阳上升之气，居五脏之上，通荣卫合阴阳，升降往来，无过不及，六淫七情之所感伤，饱食动作，脏气不和，呼吸之息不得宣畅，而为喘急。亦有脾肾俱虚，体弱之人，皆能发喘。又或调摄失宜，为风寒暑湿邪气相干，则肺气胀满，发而为喘。又因痰气，皆能令人发喘。治疗之法，当究其源。如感邪气则驱散之，气郁即调顺之，脾肾虚者温理之，又当于各类而求。"故对于本病的治疗应随证而治，但总以宣发肃降，复肺窍气机升降出入之变。

医案六十二　培土生金顾润燥，通调水道疗肺胀

"肺胀"病名首见于《灵枢·胀论》"肺胀者，虚满而喘咳"，一语指出肺胀虚实夹杂的病理特点。《金匮要略·肺痿肺痈咳嗽上气病脉证并治》云："咳而上气，此为肺胀，其人喘，目如脱状"，《金匮要略·痰饮咳嗽病脉证并治》又云："咳逆倚息，短气不得卧，其形如肿，谓之支饮。"分别指出肺胀的主要临床表现为咳嗽、咳痰、喘息，可同时涵盖"支饮"病的疾病进程。现代医学中，慢性阻塞性肺疾病的临床表现与肺胀相符，故其中医辨治多以肺胀论治。肺胀多由肺疾久病不愈，肺金虚损，又三焦水道不利，痰气壅滞于上焦所致，与肺脾肾三脏关系密切，属本虚标实之候，治当以培土生金、通调水道为主，兼顾润燥之法，勿忘益肾摄纳肺气，兹举验案一则。

刘某，男，69岁，主因"胸闷气短伴喘息10年，加重1周"于2011年7月7日初诊。患者10年前外感风寒致咳嗽，出现胸闷、气短、喘息，住院检查诊断为"慢性阻塞性肺疾病"，肺功能下降，使用抗生素联合化痰解

痉平喘西药对症治疗。近2年感胸闷、气短、喘息症状加重，每年需住院两次治疗。患者就诊时症见近一周胸闷、气短、喘息愈加重，伴胸痛，心悸，呼吸困难，咳嗽，咯白痰，脐上至胃脘胀闷、隐痛，呃逆，反酸，夜间诸症较日间明显，需右侧卧位及半卧位睡眠，天气闷热及活动后症状明显加重，口干喜饮，口中时有酸腐异味，纳食欠佳，食欲减退，眠浅易醒，大便偏干，小便调。舌体偏瘦，有裂纹，舌质红，苔微腻，脉左弦滑，右沉细弦。既往2型糖尿病史5年余，饮食不节，2010年开始使用胰岛素注射联合阿卡波糖片口服控制血糖，现空腹血糖6.5mmol/L，餐后2小时血糖8.5mmol/L。慢性肺心病家族史。吸烟史30余年，既往每日20支，戒烟3年。形体适中，面色浮红，轮椅推入诊室，双下肢轻度水肿。西医诊断为"慢性阻塞性肺病"，中医诊断为"肺胀"，辨证属脾虚湿盛、痰浊壅肺，兼气阴耗伤，治以培土生金、祛湿化痰、益气养阴为法。书方如下：西洋参（先煎）10g，麦冬12g，功劳叶15g，枇杷叶12g，炒苦杏仁9g，炒薏苡仁30g，猫爪草12g，旋覆花（包煎）10g，葶苈子（包煎）15g，炙百部12g，紫菀12g，川贝母10g，冬瓜子15g，桃仁9g，火麻仁15g，炒三仙各12g，炒莱菔子12g，炙甘草6g，14剂，水煎服，每日1剂，每日2次。茶饮方：西洋参（先煎）6g，冬虫夏草3g，石斛10g，红花3g，蝉蜕3g，黛蛤散（包煎）5g，鸡内金8g，佛手4g，甘草1.5g，14剂，水煎代茶饮，每日1剂。

初诊思辨　患者嗜吸烟30余年，每日20支，其辛燥之性灼伤肺阴日久，肺金虚损过甚。患者常年饮食不节，耗伤脾胃，中州失健，气血津液谬生痰饮，阻于中焦，上贮肺脏，遏制气机，痰气互结，充盈胀满于肺金，肺金虚损日甚，卫外不固，故其人稍感风寒则直中娇脏，风寒邪气与痰饮搏结阻于胸中，胸中阳气受制无力鼓邪外出，故出现咳嗽、胸闷、气短、喘息、咯白痰等症，胸阳受制，日久则心阳不振证显，故亦生心悸。又因中焦受阻，清阳不升则无以温煦濡养肺金，无力助胸中之阳鼓邪外出；浊阴不降则沤于中焦阻遏脾阳，复生痰湿、胀满，所谓"浊气在上，则生䐜胀"，故见纳食欠佳、食欲减退、脐上至胃脘胀闷隐痛、呃逆、反酸等症。患者年老，天癸竭尽，命门火衰，痰湿之邪难从下焦泄，故见双下肢水肿。夜间之时阴气偏盛而阳气偏衰，周身阳气虚弱故诸症更盛。风寒痰饮搏结于心胸，故见左脉弦滑；支饮阻肺金、痰湿困脾土、久病遏肾阳，同见阳中之阴、阴中之

阴、阴中之至阴俱损，阴位虚损过甚，故见右脉沉细弦。患者 2 型糖尿病史 5 年，属中医学消渴病范畴，证属气阴耗伤，于主病转归非善之候。辨病为肺胀，据舌象，舌体偏瘦，有裂纹，舌质红，苔微腻，证属脾虚湿盛、痰浊壅肺，兼气阴耗伤之证，其人素体虚弱，治当标本兼治，攻补并进，攻当宣降化痰、通调水道，补当培土生金、益肾纳气，兼顾润燥，益气养阴。

方中以葶苈子、旋覆花、炙甘草取葶苈大枣泻肺汤之意泻肺利水、化痰平喘，恐原方中大枣滋腻之性生痰湿，易为炙甘草缓中补虚，又加旋覆花增益葶苈子降气化痰之功。紫菀、百部取止嗽散之意，二药均入肺经共奏镇咳祛痰之功，加猫爪草增益化痰之功，又加川贝母化痰之余以其微寒之性制约上三药之温燥，止咳化痰而不致燥邪复损肺阴。取炒薏苡仁健脾利水，火麻仁润肠通便，炒苦杏仁、冬瓜子、桃仁皆润肺与大肠，上述诸药合用以通调水道，功在三焦。攻伐太过则伤正气，故补法当并举予之。方中以炒三仙、莱菔子、炙甘草取保和丸之意，消食积、建中州，消补兼施，培土以生金。方中以西洋参、麦冬、功劳叶、枇杷叶、炒苦杏仁取清燥救肺汤之意清燥润肺、益气养阴，其中功劳叶清虚热、祛风湿，肺卫多年所受之邪由此尽去，益气养阴诸品恰益其虚损。又予一茶饮方襄助上方诸药功效，茶饮方中西洋参、冬虫夏草、石斛益气养阴、润肺、养胃、滋肾并施，培补正气，鼓邪外出；黛蛤散化难祛之顽痰；蝉蜕利咽开音；鸡内金健脾化积，建固中州；痰湿阻滞日久，气机受遏，又恐内生瘀血，故予佛手理气化痰兼具，予红花活血防气滞血瘀之虞；甘草一味，调和诸药，缓中补虚。药茶并举，攻补兼施，共奏治则所述诸法，疗痼疾而不生新患。

二诊（2011 年 7 月 21 日）：患者自述服上药后诸证好转，咳嗽憋气均减轻，胃脘部基本不胀，食欲有所增加，便秘减轻。就诊时症见：晨起有胸中憋闷，活动时气短，咳痰，色白质稀，鼻出气灼热，口腔黏膜及牙龈出血，血色发紫，口腔有异味，睡眠稍差，纳可，大便稍干，小便色黄不利，有泡沫。步入诊室，神志可，精神佳。舌红无苔，脉弱。处方：上方去猫爪草，加款冬花 12g、枇杷叶加至 15g。茶饮方去红花加胆南星 4g。予一食疗方：甲鱼一斤半重，去内脏，加紫河车 10g、首乌藤 20g、怀牛膝 12g，炖服。服上方诸药半年后，诸症基本缓解。

二诊思辨 患者进服上方后诸症好转，效不更方，据病症变化稍予化裁。患者口腔黏膜及牙龈出血、鼻出气灼热，小便稍见短赤之象，周身热象初显，此乃邪去正虚，阴津随邪而散而补益之效未及所致，故见热盛之候，迫血妄行，据症去猫爪草温燥之品、茶饮方去红花活血之品以消其新症。患者胸中憋闷尚存，痰气互结胸中之证未消，故加大款冬花、枇杷叶用量以增强降气化痰之功，茶饮方加胆南星辛凉性味化痰以制内热。药茶方剂稍加化裁之余，予一食疗方，方中甲鱼、紫河车皆血肉有情之品，滋阴养血、补肾填精；怀牛膝补肝益肾；首乌藤养心安神。二诊时患者病机转归为邪气去而未尽、正气复而尤虚之候，治当以原方化裁，攻补兼施改为以补为主、以攻为辅，重视久病损伤气血、肝肾的病理变化，以补益气血、培补肝肾与前诸法并予，以防邪去正虚，新邪侵扰。

肺者相傅之官，肺脏损则治节废，卫外不固，诸邪中人；脾胃者仓廪之官，脾胃亏则仓廪失司，机体运化所需精华尽化糟粕，运化废，周身气血受遏，阴阳升降失常；肾者作强之官，肾脏虚则精亏力竭，周身失温煦、濡养、摄纳，其虚若至，朝夕难复。再观肺胀起病，乃久病伤肺、复感外邪所致，久病非但伤肺，更伤先天、后天之本，三官失司而三焦皆滞，三焦者决渎之官，其失司则水道不通而冗症丛生。故辨治肺胀之病非单从肺论治，肺胀之标在于诸邪壅滞于肺，其本在于三焦不畅，治则以疏利三焦、通调水道为要，而疏利三焦又以建固中州为要。细审病机思辨之，培土生金以实仓廪、复治节，水道得以通畅，诸胀满得消。久病阴津耗伤，润燥之法须贯穿治疗始末。年老之人天癸竭，补益肝肾以助祛邪之功亦当重视。

第六节　代谢性疾病医案

医案六十三　从"金水相生"论治糖尿病案

糖尿病是以多饮、多食、多尿，身体消瘦为特征的一种疾病。本病隶属于中医学消渴范畴，消渴之名首见于《黄帝内经》。东汉医家张仲景在《金匮要略》中将消渴分为三种类型：渴而多饮者为上消；消谷善饥者为中消；口渴、小便如膏者为下消。《医学心悟·三消》篇说："治上消者宜润其肺，兼消其胃……治中消者宜清其胃，兼滋其肾……治下消者宜滋其肾，兼补其肺。"路老认为，现代临床消渴症情复杂，证候常虚实夹杂，三消之证并不常备俱，临证时常从"金水相生"理论论治消渴，今举一案以浅述之。

张某，女，69 岁。主因"口干多饮，厌食 11 年"于 2009 年 2 月 25 日初诊。患者 1997 年发现"2 型糖尿病"，空腹血糖 18mmol/L，使用胰岛素治疗（具体剂量不详），血糖控制尚平稳，但诸多并发症逐渐出现。患者就诊时症见口干欲饮，不欲饮食，面色㿠白、虚浮，胸闷不能平卧，双下肢轻度浮肿，纳差，眠易醒，梦多。二便正常。舌淡暗偏胖，苔白腻灰黑苔，脉弦细。既往于 1999 年白内障眼底出血；2007 年并发眼病变，几乎导致失明，并出现末梢神经炎；2008 年并发心肾功能减退。西医诊断为"2 型糖尿病"，中医诊断为"消渴病"，证属肺肾亏虚，治以润肺、滋肾为法。书方如下：太子参 10g，生山药 15g，鸡内金 12g，生谷麦芽各 20g，炒神曲 12g，佛手 6g，黄连 8g，僵蚕 10g，南沙参 12g，黄精 10g，制何首乌 10g，墨旱莲 10g，女贞子 12g，益母草 15g，怀牛膝 12g，7 剂，水煎服，每日 1 剂，每日 2 次。茶饮方：紫苏叶 3g，黄连 1.5g，黑大豆 10g，鸡内金 10g，地锦草 12g，玉米须 30g，佛手 5g，7 剂，水煎代茶饮，每日 1 剂。

初诊思辨　此案患者年过花甲，且久患消渴之病，日久正气耗伤证候夹杂，而以肺肾亏虚为著。今观患者口干欲饮、胸闷、不欲饮食、舌胖、苔白腻等症，乃脾失健运，土不生金，肺金不能通调水道，布散津液之象。脾气不能散精上归于肺，则有口干欲饮之证，肺金亏虚，宣发肃降失职，胸中之气不得斡旋，则有胸闷。方中太子参、生山药、鸡内金、炒神曲、佛手、生谷麦芽、僵蚕，益气健脾、培土生金，借中焦气机升降之力，助肺金宣发肃降之职。南沙参、黄精，益气润肺。肾为水脏，主水液代谢，今病久伤肾，肾气亏虚气化功能失职，则水饮泛滥，而有面色㿠白、虚浮、下肢水肿之证，血不利则为水，水饮内停亦可致血行不利，今舌色淡暗苔灰黑即是明证，方加制何首乌、墨旱莲、女贞子、益母草、怀牛膝，滋补肝肾、活血利水。全方培土生金，润肺滋肾，金水相生，如此则水谷精微之气化、布散当能氤氲无穷，消渴之症亦焉有不除之理？患者病损非几日而成，治疗亦需缓缓图治，用少量紫苏叶、黄连、黑大豆、鸡内金、地锦草、玉米须、佛手，煎茶代饮，频频服之，以收健胃宽中，行气利湿之功。

二诊（2009年3月12日）：药后纳食改善，胸闷好转，双下肢浮肿减轻，眠好转，但仍有口干。舌体胖，有齿痕，舌质红，苔薄黄，脉沉细尺弱。即见微效，遂上方减黄连，加郁金9g，水煎服，7剂，每日1剂，每日2次。茶饮方同上。

二诊思辨　患者服上方诸症好转，然观其二诊舌脉知其脾虚渐有化热之象。黄连苦寒恐伤脾胃去之，加郁金疏肝健脾清热助运化。

三诊（2009年3月22日）：患者服上方后诸证均减，后以上方加减调治月余，诸证悉愈。

中医学认为，消渴病理始于阴虚，起于燥热，阴虚重点在肾，是其本，燥热表现在肺胃，是其标，两者互为因果，阴愈虚燥热愈盛，燥热愈盛阴愈虚。诸如本案即是明证，然阴虚只关肾本，燥热却有肺胃之分，若燥热偏肺，则有"金水相生"之法；若燥热偏胃，则有"泻火存阴"之法。临证需详查三消侧重，随证治之，方收捷效。

医案六十四　健脾利湿、祛风通络疗痛风案

痛风是由于嘌呤长期代谢障碍、血尿酸升高导致组织损伤的一种异质性疾病。其主要临床表现为高尿酸血症、特征性急性关节炎发作、尿酸盐结晶、痛风石形成以及间质性肾炎，严重者可呈关节畸形及功能障碍。属中医学"痹证""历节风"等范畴。路老认为本病与痰湿有密切的关系。现代人暴饮暴食，嗜食膏粱厚味而内伤脾胃，脾失健运，内生痰浊，日久化热，湿热交作，复感风邪，三者杂合，戕害机体关节而成痛风之证。此即"虚邪之风，与其身形，两虚相得，乃客其形"之意。因此，在治疗时路老强调脾胃的重要作用，强调以健脾利湿、祛风通络为其基本原则。

吴某，男，22岁，主因"痛风6年"于2006年12月2日初诊。六年前

患者两足大趾、小趾肿痛，皮肤微红。当地医院检查示尿酸微高，其他各项均正常。患者就诊时症见两膝、两手关节每2~3天疼痛一次，位置不固定。右手食指1至2节间红、肿、热、痛，服镇痛药后缓解。口干苦，口内及口唇焮红，纳眠可，二便调。舌红瘦，边有齿痕，苔黄腻，脉沉弦小滑。西医诊断为"痛风"，中医诊断为"痹证"，辨证属脾虚湿热、风邪外袭兼有阴虚，治以健脾清热利湿、祛风通络、活血补血为法。书方如下：土茯苓20g，炒薏苡仁20g，炒苍术12g，川牛膝12g，桑枝20g，羌活6g，防风10g，防己12g，秦艽12g，威灵仙12g，当归12g，川芎9g，生地黄12g，赤芍12g，地龙12g，甲珠10g，青风藤15g，鸡血藤15g，水煎服，14剂，每日1剂，每日2次。

初诊思辨 患者舌红瘦，边有齿痕，苔黄腻，口干苦，俱是脾虚湿热之象，方用土茯苓、炒薏苡仁、炒苍术、川牛膝，取四妙散之意，健脾清热利湿。两膝、手关节红、肿、热、痛，位置不定，乃是风邪善行而数变之证，风与湿热痹阻关节，不通则痛，加桑枝、羌活、防风、防己、秦艽、威灵仙合四妙散，祛风除湿，清热通络。当归、川芎、生地黄、赤芍，即四物汤活血补血，一则防其风邪伤阴之弊，一则取"治风先治血，血行风自灭"之意。患者久患痹证，痹者闭也，血脉痹阻不通，日久当有络瘀之弊，地龙、甲珠、青风藤、鸡血藤，合四物汤，意在活血通络除痹。此即路老主张"治痹宜通络"的学术思想。

二诊（2007年5月15日）：间断服上药2月余，症状未有明显变化。现手关节、膝关节偶疼痛，疼痛时皮肤红、肿、热、痛，昼轻夜重，阴雨天症状加重。2007年4月20日复查尿酸示7.1mmol/24h。平素易感冒，2周前患感冒，现流清涕，咽干、咳嗽，有少量黄色黏痰，易咳出，口干欲饮，纳少，食后腹胀，睡眠可，二便调。舌体偏瘦，质红，边齿痕，苔薄黄，脉沉弦小滑。书方如下：前方去羌活、防风、防己，加生黄芪18g、炒黄柏10g、桃杏仁各10g、桑枝改10g、土茯苓改30g，水煎服，21剂，每日1剂，每日2次。

二诊思辨 关节红、肿、热、痛，昼轻夜重，舌红偏瘦，苔薄黄，可知仍有阴虚之象，故去温燥耗血之品，加生黄芪合当归取当归补血汤之意，以促新血速生。患者平素易感冒，现咳嗽咳痰，纳少、食后腹胀，参见舌象，可知脾肺气虚之象较明显，故加生黄芪、杏仁，补益脾肺之气，抵御外邪治其本，杏仁宣肺化痰止咳治其标。路老在治疗风湿痹证时尤注重健运中焦，一则使脾气散精以灌四旁；一则通过脾脏的上输下达，可使得气血津液畅通无阻，内湿则无从产生，如此外来风寒湿热之邪无所依附，自不相兼为病，痹证方能渐愈而无后患之忧。加炒黄柏、土茯苓、桃仁增强清热利湿活血之力。

三诊（2007 年 9 月 4 日）：患者未至，电话叙述：服上药 14 剂后，手关节、膝关节疼痛间隔时间延长，发作次数减少，但仍皮肤红肿，昼轻夜重，阴雨天时症状加重。近两周未感冒，咽干、咳嗽已愈，口干渴药后缓解。纳食可，食后腹胀减轻，眠可。二便调。舌体偏瘦，质红，苔薄黄根微腻，苔水滑，脉沉弦。书方如下：上方桑枝改 30g，加玉米须 30g，水煎服，30 剂，每日 1 剂，每日 2 次。

三诊思辨　二诊时加入生黄芪健补脾肺，一则培土以治水，健中焦断其湿热之变，一则补肺顾肌表，御外邪防其内外相合之变，故患者服上方诸证见好。然从舌象和症状来看，其人水湿之象犹显，故桑枝加量合玉米须祛风除湿通络。患者以上方为基础加减调治半年余，痛风基本控制，尿酸已恢复正常。

痛风之证，历代医家多有论述。如朱丹溪《格致余论》："彼痛风者，大率因血受热，已自沸腾，其后或涉水，或立湿地……寒凉外搏，热血得寒，汗浊凝涩，所以作痛，夜则痛甚，行于阴也。"其认为本病的形成是内由血分受热，外感风寒湿邪所致。路老亦认同上述观点，故本案方中佐入四物汤，易熟地黄为生地黄，易白芍为赤芍，旨在清热凉血滋阴。同时路老辨治风湿类疾病，时时重视顾护中焦脾胃，认为脾胃为后天之本，气血生化之源，后天得充，则先天肝肾亦足。且脾气得健，水湿得化，湿去则风气不能独留，此所谓"随其所得而攻之"之义。

医案六十五　阴阳并调治甲状腺功能减退症案

甲状腺功能减退症是由于甲状腺激素缺乏或作用不足，机体各脏腑组织功能减退活动下降所引起的临床综合征，属于中医学中"瘿瘤""瘿劳"等范畴。一般认为甲状腺功能减退症多属阳虚，初损在脾阳，日久损及肾阳。路老认为本病病位在脾肾，虽以阳虚为患，但阴阳互根互用，有阴损及阳，亦有阳损及阴，临床常常阴阳并重，于阴中求阳、阳中求阴，阴足则复有阳之蒸腾气化，阳充则有阴液化生之源，阴阳调和则其病得治，兹举一例如下：

杨某，男，57岁。主因"甲状腺功能减低2月"于2007年7月24日初诊。患者在2007年5月诊断为甲状腺功能减低，服用优甲乐治疗，现口服左甲状腺素钠片75mg/日。患者就诊时症见面色晦滞不泽，易疲劳，困乏，平素喜饮水，眼皮偶肿，畏寒，疲乏无力，纳寐可，大便成形，1~3次/日，小便正常。舌体瘦，质暗红有裂纹，苔薄白，脉沉缓。既往有高血压病史15年，口服药物治疗（不详），血压维持尚可；浅表性胃炎史10年。西医诊断为"甲状腺功能减退"，中医诊断为"瘿瘤、虚劳"，辨证属阴阳两虚，治以阴阳双补为法。书方如下：桂枝8g，赤芍12g，白芍12g，紫河车10g，炒山药15g，莲子15g，西洋参（先煎）10g，炒菟丝子15g，淫羊藿15g，五爪龙20g，茯苓20g，炒白术12g，炒苍术12g，防风10g，炒麦芽12g，炒山楂12g，炒神曲12g，生龙骨30g（先煎），生牡蛎30g（先煎），预知子12g，僵蚕8g，胆南星8g，炙甘草6g，水煎服，14剂，每日1剂，每日2次。

初诊思辨 患者素有脾胃旧疾，日久损及脾肾之阴，阴损及阳，致阴阳两虚发为本病。阴液不足，阳气不升，故见面色晦暗不泽；阴阳俱虚，气亦不足，故见疲劳、困乏；阳气不足，温煦失司，则见畏寒；阳气虚弱，水湿内停，则眼皮偶见水肿。观其舌，是为阴虚之象，察其脉，是为阳虚之征。概无阴则阳无以化，无阳则阴无以生，故综舌脉诸症，辨证为阴阳两虚，治以阴阳双补。方中桂枝、赤芍、白芍同用，取桂枝汤之化阴和阳之意，以阴阳并补；西洋参、山药、莲子肉以养阴，紫河车乃血肉有情之品，善养血益精，暗含阴中求阳之意也；菟丝子、淫羊藿以温补阳气；五爪龙、炒三仙、茯苓、白术、甘草，以健脾运化水湿，并加苍术以增祛湿之功；以预知子、僵蚕行气平肝，防脾虚复有肝气克伐；阴虚则肝阳易动，故以生龙骨、生牡蛎以平肝潜阳；胆南星化痰，大有直治瘿瘤之意也。以上诸药，共达阴阳双补之功。无阴则阳无以化，故以西洋参、山药、莲子、白芍、紫河车以养阴；无阳则阴无以生，故用桂枝、淫羊藿、菟丝子以温阳；阴虚肝阳易动，脾虚肝木易伐，故以预知子、僵蚕、龙骨、牡蛎、胆南星以治肝，阴阳双补，阴阳调和，其疾易愈也。

二诊（2007年8月11日）：药后双上眼睑晨起浮肿有减，寐佳纳可，大便日行2~3次，偶不成形，小便调。舌体瘦，质暗红苔薄，脉细弦尺弱。书方如下：上方去胆南星、预知子，茯苓改30g，生姜2片为引，14剂，水煎服，每日1剂，每日2次。

二诊思辨 上方服用后，浮肿有减，但见大便偶泄，提示湿邪仍在，应继续乘胜追击，故加重茯苓用量以增强健脾利湿之效。同时病损日久，阴阳俱不足，用药不可再损阴阳，故去温燥之品胆南星，恐服用日久有劫阴之痹，去甘寒之预知子以防再伤损阳气。

三诊（2007年8月25日）：药后自我感觉良好，诸症好转，晨起眼睑浮肿消失，仍偶觉乏力，疲乏困乏，纳食可，睡眠好。大便日行2~3次，小便稍频，每晚2~3次。舌体瘦，质暗红，苔薄白，脉弦滑尺弱。书方如下：上方减生姜，加山茱萸15g，盐知母6g，盐黄柏6g，14剂，水煎服，每日1剂，每日2次。

三诊思辨 善补阳者必于阴中求阳，故加山茱萸增滋补肾阴之力，盐知柏又有坚阴佐制之功也。阴阳调和，则其疾易愈。

甲状腺功能减退属于慢性疾患，一般认为多属阳虚为患，但阳由阴以化，无阴则阳无以生，故临床亦当阴阳并重、阴阳并调，正如张景岳《新方八略引》曰："善补阳者，必于阴中求阳，则阳得阴助而生化无穷。"故治疗甲状腺功能减退症当重阴阳，温阳亦当顾阴，用药不可孟浪，温阳不可过于峻猛温燥，防耗阴之弊病。

医案六十六 疏肝健脾治甲状腺功能亢进症

甲状腺功能亢进症主要是指由于多种原因导致甲状腺功能增强，分泌甲状腺激素增多，造成机体的神经系统、循环系统、消化系统的兴奋性增高和代谢亢进为主要表现的临床综合征。在临床中表现为多食、易饥饿、体重减轻、疲乏无力、易兴奋、心慌以及心律失常等，属中医学"瘿病"的范畴。《诸病源候论·瘿候》中说："瘿者，由忧恚气结所生，亦曰饮沙水，沙随气入于脉，搏颈下而成之。"认为本病是由于情志不畅，或饮食水土失宜而成。肝郁则气滞，气滞则津停；脾伤则气结，气结则痰聚，痰气相搏，结于颈前而成瘿病。因此，疏肝健脾是治疗本病的主要方法。

于某，女，27岁，主因"心慌气短8个月"于2007年8月11日初诊。患者自2006年12月开始出现乏力，继而心慌气短，活动后加重。伴汗出周身发热，烦躁不安。上述症状逐渐加重，体重下降2～3公斤。2007年2月就诊于某医院，甲状腺功能示：FT₃ 24.7mmoL/L，FT₄ 33.87mmoL/L，TSH 1.48mlU/L，考虑甲状腺功能亢进症，给予甲巯咪唑和普萘洛尔治疗一个月后上述指标下降，症状减轻，治疗三个月上述指标正常，已无心慌气短无力等不适。但仍有易饥饿感，开始减药甲巯咪唑10mg 1次/日，一月后检测指标异常，高于正常。症状反复出现，甲巯咪唑复而加量20mg 3次/日，普萘洛尔10mg 3次/日。药后一个月指标正常。15岁曾被诊断"青春期甲状腺肿"。患者就诊时症见偶有心慌气短，活动后加重或发作，易饥饿，伴心慌不适，烦躁。进食后症状缓解，能参加一般活动，但运动耐力明显下降，无口干、汗出。睡眠可，大便日行1次，成形，溲黄。现正服甲巯咪唑20mg 2次/日，普萘洛尔10mg 2次/日。舌体胖有齿痕，质淡，苔薄白，脉弦细稍滑。西医诊断为"甲状腺功能亢进症"，中医诊断为"瘿病"，辨证属气阴两虚、痰郁化热，治以益气养阴、疏肝理气、化痰散结为法。书方如下：太子参15g，柴胡12g，青蒿15g，素馨花12g，麦冬12g，竹沥半夏10g，炒紫苏子12g，玉竹10g，石斛12g，柏子仁18g，胆南星10g，煅牡蛎（先煎）30g，生甘草8g，浙贝母10g，僵蚕8g，玄参10g，竹沥汁30ml为引，14剂，水煎服，每日1剂，每日2次。

初诊思辨 患者为青年女性，既往患有青春期甲状腺肿，《灵枢》言"肝足厥阴之脉……循喉咙之后，上入颃颡"。肝经循行于喉部，肝气不舒，气不得宣畅，痰气结于颈前，发为瘿病。瘿瘤进一步阻滞肝经气机之升降，痰气交阻，日久化热，形成痰热互结之象。而痰热之邪又易耗气伤阴，日久则致气阴两虚，故见患者出现气短、多汗、善饥，运动耐力下降等表现。肝体阴而用阳，肝木不荣，则易累及子脏，使心阴亦损，出现心悸等心肝阴虚之象。结合患者刻下舌脉，综合分析，辨证当属气阴两虚，痰郁化热。当以益气阴，疏肝气为主，兼以清热化痰散结。方中麦冬、太子参、半夏、甘草，取麦门冬汤之意，此方有滋养肺胃之阴的作用。诸药合用，使气阴得复，则虚火可平。复合玉竹、石斛增强益气养阴之功；柴胡为肝经专药，玄参、浙贝母、牡蛎三药同用，法消瘰丸使阴复热除、痰化结散，则瘰瘤自消，与青蒿、素馨花合用可疏肝理气，同时素馨花又有行气散结之效；虑其痰热郁久，久病入络，加用虫类药僵蚕以增强通络散结之功；紫苏子与胆南星相配可清热化痰，行气畅中，加生甘草清热解毒，又可补益中气，三药相合，使脾土得建，以杜生痰之源；柏子仁味甘性平，可滋补心肝之阴，善养心安神。煎服法中以竹沥汁为引，以助清热化痰之力。诸药共奏益气养阴，疏肝理气，清热化痰之功。

二诊（2007 年 9 月 1 日）：服上方后出现心慌气短减轻，稍增加活动后无明显心慌加重，饥饿感明显好转，仍进食较多，无口干，饮水渐多，近一周较前出汗明显，夜寐好。已无烦躁，大便日行 2～3 次，小便正常。舌体中，质淡，苔薄白微黄，脉沉细小数。即见效机，前方出入，书方如下：上方去石斛、紫苏子，加生石膏（先煎）30g，知母 10g，炒白术 12g，14 剂，水煎服，每日 1 剂，每日 2 次。

二诊思辨　诸症较前明显好转，然进食仍多，虑其郁热未尽，胃火亢盛，且舌脉佐之。故在益气养阴的基础上，应进一步加强清热健脾之功，故去石斛、紫苏子而加石膏、知母以清泻内热，炒白术以健脾和中。

三诊（2007 年 9 月 15 日）服上方 14 剂，现偶有心慌不适，多在晨起空腹发生，活动时无心慌发生，已无气短，现能正常活动，饥饿感减少，饮水正常。汗出较前减少，周身较热，以手足心热明显（未测体温），纳可眠佳，二便调，无便前腹鸣。经期正常，经量较前减少，色红无血块，带下正常。目前西药已完全停服。舌淡苔薄白，脉沉弦小数。书方如下：太子参 18g，素馨花 12g，橘叶 15g，丹参 15g，玉竹 10g，石斛 12g，竹沥半夏 10g，柏子仁 15g，首乌藤 15g，天冬 10g，白芍 12g，茯苓 30g，浙贝母 10g，煅牡蛎（先煎）30g，炒神曲 12g，紫石英（先煎）15g，胆南星 8g，珍珠母（先煎）20g，14 剂，水煎服，每日 1 剂，每日 2 次。

三诊思辨 诸症已明显减轻，然从所见手足心热，舌淡苔薄白，脉沉弦小数判断为温病后期，气阴未复之证。故宜进一步加强益气养阴，清心除烦，佐以软坚。全方在初诊方的基础上，结合三诊所见，去柴胡、青蒿、紫苏子等理气之品，恐其疏散太过，耗伤气阴，而代之以橘叶，且与浙贝母、半夏相合以疏肝清热，亦有散结之效。加茯苓、神曲以健脾和胃，使脾土得建，痰结得消。加白芍柔肝养阴，补肝体以助肝用；易僵蚕为丹参，既可代其通络之功，又可与柏子仁、首乌藤相合，养心安神，清热除烦，更加切合三诊之证；珍珠母、紫石英，皆重镇之品，有潜阳安神之效。

服上方 14 剂后心慌气短已除，已能正常活动，饥饿时心慌发作或加重明显减轻，口已不干，饮水正常，双手足心热较前减轻，夜寐正常，大便调。效不更方，续服 14 剂后患者未见其他不适，遂停药。

中医学认为瘿病是由于七情内伤，饮食失宜，体质因素所致。本病以肝郁为本，痰热为标，痰热结聚，乘脾克胃，耗气伤阴，故本病多见虚实夹杂之象，且常易发生病机转化。如本案中患者既往有青春期甲状腺肿病史，痰气阻于颈前，日久化热，形成痰热互结之证。痰热内阻，耗气伤津，尤易耗伤心肝之阴，热扰心神则生心悸、烦躁等症，最终形成气阴两虚，痰热内结的虚实夹杂之候。因此，在临证中，路老强调本病应以疏肝健脾为主线，肝气调达，则气机升降得复，气滞、痰凝得消；脾居中州，转输津液，且脾为生痰之源，脾土得建，不仅可运化水谷精微以助散痰结，亦有利于肝气之调达。同时，肝体阴而用阳，在本病治疗中要注意养阴柔肝，补肝体以助肝用。若肝阴受损，母病及子而致心阴不足，出现心悸、烦躁等心神被扰之象，则应在滋阴清热的基础上，加入适量重镇之品，如珍珠母、紫石英等潜阳安神。另一方面，基于"久病入络"的思想，路老也推崇适当运用僵蚕等虫类药物或丹参等活血之品，以达通络散结之功。

第七节　脑系疾病医案

医案六十七　从"脾主升清"辨治梅尼埃病案

梅尼埃病是以突发性眩晕、视物旋转、剧烈呕吐、耳鸣、耳聋等为表现的一种疾病。现代医学认为与内耳血液循环障碍、先天发育异常、内分泌紊乱、颅脑外伤等相关。本病属于中医眩晕病的范畴，《脾胃论》载："黄帝曰：何谓逆而乱？岐伯曰：清气在阴，浊气在阳，荣气顺脉，卫气逆行，清浊相干……乱于头，则为厥逆，头重眩仆。"明确提出了清阳不升、浊阴不降是眩晕的重要病理基础。脾胃位居中州，为气机升降之枢纽，其化生之气血通过脾主升清作用上输并濡养头目。若脾失健运则升清不及而致浊阴不降，发为眩晕。路老在继承前人学术思想的基础上认为本病之病机关键在于"升降失常"，故而提出了从"脾主升清"的角度辨治本病，临床疗效显著。

孔某，男，52岁。主因"耳鸣、眩晕10余年，加重1年"于2009年2月10日初诊。10年前因工作加班劳累后出现右侧耳鸣如蝉，随即出现眩晕，视物旋转，确诊为"梅尼埃病"。先后接受中西药治疗，未见明显好转，1年前症状加重，曾手术治疗，效果不佳，现为求进一步治疗来请路老诊治。患者就诊时症见耳鸣如蝉，昼夜不间断，间断出现眩晕，甚则天旋地转，影响工作，伴轻度听力障碍，神疲肢倦，面色萎黄少华，口苦，纳可，睡眠差，二便调。舌质紫暗，苔薄黄，脉弦滑。平素精神紧张，工作压力大。其父亦患梅尼埃病。西医诊断为"梅尼埃病"，中医诊断为"眩晕病"，辨证属湿热困脾、清阳不升、风痰上扰，治以健脾清热利湿、祛风升清降浊为法。书方如下：姜半夏12g，天麻12g，茯苓30g，生白术15g，胆南星10g，茵陈12g，炒苦杏仁9g，炒薏苡仁30g，苏荷梗各12g，僵蚕10g，炒荆芥穗8g，葛根15g，蔓荆子10g，炒刺蒺藜12g，炒枳实15g，生龙牡各30g，14剂，水煎服，每日1剂，每日2次。茶饮方：荷叶6g，炒苍术12g，升麻3g，炒薏苡仁30g，清半夏8g，茯苓30g，竹茹10g，玉米须

15g，佛手 6g，甘草 2g，生姜 1 片为引，14 剂，水煎代茶饮，每日 1 剂。

初诊思辨　　脾为后天之本，气血生化之源，五脏之精均需其传输，脾气虚弱，故见面色萎黄少华，神疲肢倦。本案中患者平素精神紧张，工作压力大，必会影响肝气之疏泄，肝木有疏土之功，今失其疏泄，必会影响脾胃之运化，脾失健运则易生痰湿，加之肝木不舒，日久痰湿与郁热相合则易形成湿热困脾之象。脾失健运，清阳不升则头面清窍失养，故见眩晕、耳聋等表现，且痰热之邪易随肝风上扰，亦可发为眩晕。结合舌脉，综合分析，患者初诊所见乃湿热困脾，清阳不升，风痰上扰所致。主要病位在脾，与肝关系密切，应以健运脾土，祛风升清为主，辅以平肝潜阳。全方法半夏白术天麻汤之理，以半夏燥湿化痰，天麻祛风止头疼，二者相合化湿浊而止眩，是故《脾胃论》有言："足太阴厥阴头痛，非半夏不能疗；眼黑头眩，风虚内作，非天麻不能除。"白术性味甘苦偏温，与茯苓相配以健运祛湿之效倍增；杏仁配薏苡仁，宣上渗下，引水湿从上下分消；胆南星与茵陈相合清利湿热，又可疏达肝气；紫苏梗与荷梗相配可化湿行气醒脾，同时其性味上升，切合"脾主升清"的生理特点。以上诸药合用，以使脾土运化有权，则脾主升清功能得复。同时，路老配以大量风药之属以增强升清化浊之功，荆芥穗、蔓荆子与刺蒺藜皆为风药，三者相合以加强疏风散邪、平肝解郁之效；葛根与僵蚕相伍，可引清阳之气以上行，加枳壳以行气降浊，升降相因，是故清阳升而浊阴降。方中伍以生龙牡，取其甘涩之性，有平肝潜阳之功，亦有安神之效。全方升降相宜，以运脾升清为主线，兼以疏肝潜阳。除汤药外，路老嘱患者服用代茶饮，以增强升阳运脾之力，以清震汤加减化裁，方中荷叶、苍术、升麻以升阳降浊，同时加以半夏、茯苓、薏苡仁等加强健脾化湿之力。脾湿日久恐聚湿成饮，故加玉米须以清热利尿，亦有"未病先防"之意。

二诊（2009 年 2 月 24 日）：服药后头晕明显好转，精力恢复，身体清爽，睡眠也有改善，现已停服诸多西药。就诊时诉仍感耳鸣，以右侧为甚，时有疲倦感，口微苦。舌暗红，苔薄黄，脉弦滑。上方去蔓荆子、茵陈，加青蒿 15g、炒黄芩 10g、活磁石 20g，14 剂，水煎服，每日 1 剂，每日 2 次。

二诊思辨　　患者药后诸证明显好转，然仍有耳鸣、口苦、乏力之症，结合舌脉综合分析，二诊时除脾气升清不及外，兼有少阳郁热。故去蔓荆子、茵陈，而宗蒿芩清胆汤之法，取青蒿配黄芩以升清阳、疏郁热；加以活磁石平肝潜阳，又可聪耳明目。

梅尼埃病属中医"眩晕"的范畴，《四圣心源·七窍解》言："耳目者，清阳之门户者也。清阳上达则七窍空明，浊阴上逆则五官窒塞。"路老认为脾主升清，且中焦为气机升降之枢纽，现代人饮食不规律容易损伤脾胃而酿生痰湿，加之生活压力大，肝气郁结日久则易化热，若与脾湿相合，则成湿热困脾之象。若脾失健运则升清不及、头面清窍失养而见眩晕、耳鸣等症。在选方用药上，路老认为应遵循"脾主升清"的生理特点和本病"升降失常"的病机特点，一方面，通过清热、利湿、化痰等法使脾土得建，从而为"脾主升清"功能的正常发挥提供保障。另一方面，路老善用僵蚕、葛根、蔓荆子、炒刺蒺藜等风药之属以助脾土升清之力，并配以行气降浊之品，如枳壳等，升降相因，使清阳得升、浊阴得降，则眩晕自止。同时，路老在临证中多予患者升清化湿之茶饮方，如本案中以清震汤加减的代茶饮，嘱患者频服，从而与汤药配合，增强升清运脾之力。

医案六十八 脑萎缩有标本先后之治

脑萎缩是指由于各种原因导致脑组织本身发生器质性病变而产生萎缩的一类神经精神性疾病，以老年人多见。脑萎缩最常见的症状是痴呆、记忆力障碍、共济障碍等，属中医学"痴呆""健忘""眩晕""震颤"等范畴。本病病位在脑，与肝脾肾关系最为密切，中医学认为脑为髓之海，肾主骨生髓，为"先天之本"，脾为气血之源，为"后天之本"，肾之精髓又由脾所运化之精微以充。肝肾同居下焦，肾主藏精，肝主藏血，精血同出一源，故脑髓之充，与肝肾又密切相关。肝脾肾三脏虚损，不能充养脑髓，则本病生矣，故脑萎缩以肝脾肾三脏虚为本矣。然老年之病多为复杂，临床又可见湿热、痰湿、瘀血、肝阳等标实之患。临证之时必当分标本先后以施治，本虚标实，当先治其湿热、痰湿、瘀血、肝阳之实，然后补其肝脾肾之虚，补虚则又当以补脾为先，脾健则肝肾有化生之源也，如此治可全矣。

张某，女，60岁，主因"头晕7年"于2010年8月26日初诊。患者7年前出现阵发性头晕，重时可出现视物旋转，同年查颅脑CT示："脑萎缩"。患者就诊时症见心烦急躁，后背发凉，前胸后背疼，耳鸣如蝉，着急生气后加重，胃胀，嗳气，食后腹胀，时有失眠，走路快时遗尿，大便尚正常，纳凉则便溏。舌质鲜红，舌下瘀斑，中有裂纹苔薄黄腻，脉沉细。既往史：2007 年诊断甲状腺功能亢进症，颈椎增生。过敏史：对花粉过敏。辅助检查：2002 年胃镜示："浅表性胃炎，幽门螺杆菌（＋）"。西医诊断为"脑萎缩"，中医诊断为"眩晕"，辨证属肝肾不足、虚阳上亢、脾虚湿热夹有瘀血，治以健脾祛湿清热、平肝潜阳化瘀为主。书方如下：天麻 12g，钩藤（后下）18g，僵蚕 12g，炒刺蒺藜 12g，葛根 20g，炒苍耳子 8g，生黄芪 20g，炒苍术 15g，炒白术 12g，青蒿 18g，黄连 8g，炒苦杏仁 9g，炒薏苡仁 30g，姜半夏 9g，泽泻 15g，醋香附 12g，当归 12g，赤芍 12g，生姜 1 片，14 剂，水煎服，每日 1 剂，每日 2 次。

初诊思辨　患者先于脑萎缩之前出现浅表性胃炎，故有脾胃运化失健在先。脾胃者，气血之化源，今脾胃失健，气血乏源。况此人已至花甲之年，精血自衰，加之其脾胃运化失常，精血更无后天之助。头晕、耳鸣是肝阳上亢所致。胃胀，嗳气，纳凉则腹胀、便溏，舌红苔黄腻，是脾虚湿热之象。前胸后背疼、舌下瘀斑，是瘀血为患。参其舌脉诸症，均示肝肾不足，虚阳已有上亢之势，另有脾虚湿热之机，夹有瘀血为患，故治时当平其上亢之阳，祛其湿热之患，通其瘀滞之血，脾胃病之久矣，又当急健其脾气，后天之气得健，湿热自去，气血精自有活水之源头也，故以健脾祛湿清热，平肝潜阳，化瘀为法。故方中以天麻、钩藤、僵蚕三者以平肝潜阳，使上亢之肝阳归于下也。生黄芪、炒苍白术，健脾益气，脾健则湿邪自去矣，脾健则肝肾有气血精生化源也。青蒿、黄连，姜半夏，清热燥湿。炒苦杏仁、炒薏苡仁、泽泻，使水湿从小便而解。当归、赤芍行气活血。诸药合用，使湿热、瘀血、肝阳等标实之邪得去，使虚馁之脾气得健，合乎标本先后之法也。

二诊（2010 年 9 月 30 日）：药后头晕头痛明显减轻，有时双太阳穴发紧，精神及体力好转，走路快时遗尿消失，耳鸣如蝉，急躁易怒，右眼飞蚊症，嗳气，食后腹胀，稍有不慎即腹泻，药后前胸后背疼痛减轻，颈部发紧，晨起心悸，偶有期前收缩，睡眠改善，体瘦，舌暗红，边有齿痕，苔薄白腻，舌下瘀斑，脉沉弦，服上方患者诸症减轻，然耳鸣，腹胀，呃逆等仍有，参验舌脉提示脾虚湿热，肝阳上亢，前方加减上方去苍耳子、黄连、香附加柴胡 15g、黄芩 12g、炒枳实 15g，书方如下：钩藤（后下）18g，葛根 20g，炒白蒺藜 12g，柴胡 15g，僵蚕 12g，生黄芪 20g，当归 12g，赤芍 12g，天麻 12g，炒苍术 15g，炒白术 12g，青蒿 18g，黄芩 12g，炒苦杏仁 9g，炒薏苡仁 30g，姜半夏 9g，泽泻 15g，炒枳实 15g，生姜 1 片，14 剂，水煎服，每日 1 剂，每日 2 次。

二诊思辨　复诊见眩晕明显减轻，可见标本先后治法得效，但仍有湿热、瘀血、肝阳为患，故仍守初诊治法。二诊见急躁易怒、仍有食后腹胀，故于前方加柴胡、黄芩以清其肝火，加枳实以行气也。本案之治，待其湿热、瘀血、肝阳等标实祛除之后，定当转为治本之法，补其肝肾之阴，充溢其脑髓，则其疾可愈也。

脑萎缩多属本虚标实之病，常以肝脾肾亏虚为本，以湿热、血瘀、肝阳为标。早在《黄帝内经》便有标本论一篇专论其标本缓急之治，脑萎缩一病，本虚标实为患，虽可标本兼治，但补其虚则助湿热之邪，壅瘀滞之血，故先治其标后治其本，邪实尽去，方可言补，是更胜一筹也。肝脾肾三脏虚损，治本又当先急健其脾气，脾气健则水谷精微可洒陈于五脏六腑，肝肾之精方有源源不断之活水来。

医案六十九　"持中央，运四旁"辨治运动神经元病

运动神经元病是以损害脊髓前角、桥延脑颅神经运动核和锥体束为主的一组慢性进行性疾病，在临床上以上或（和）下运动神经元损害引起瘫痪、肌肉萎缩为主要表现。本病属于中医学"痿证"范畴。《素问·痿论》载："阳明者，五脏六腑之海，主润宗筋，宗筋主束骨而利机关也"，指出阳明脾胃有约束关节，滋养宗筋的作用。因此，路老指出凡是遇见筋脉、关节、四肢等部位的病变应首先想到脾胃，故而在临证中提出了"持中央，运四旁"的治则思想。"持中央"即是指立足于中央脾胃，始终围绕"脾主运化""脾主四肢肌肉"等生理功能和特性，并兼顾脾胃与其他脏腑的功能联系来辨治本病；"运四旁"即指通过燮理升降、通调水道等方法使气血津液

得以正常输布。路老以此法来辨治本病，疗效显著。

刘某，男，40岁，主因"双下肢活动不利8年，加重3个月"于2011年10月23日初诊。患者8年前出现双下肢活动不利，步态不稳，行走时两腿交叉相绊，上肢无异常，语言流利，曾多方求治效不显，双下肢症状逐渐加重。3个月前无明显诱因出现双下肢活动不利明显加重。患者就诊时症见双下肢乏力，言语不利，形体瘦削，面色萎黄，纳差，腹胀，多眠，二便排泄困难。舌红稍胖，苔黄厚腻，脉弦滑无力。既往有肾上腺功能减退症、结肠炎、陈旧性脑梗死病史。西医诊断为"运动神经元病"，中医诊断为"痿证"，辨证属脾土虚弱、痰湿瘀阻、火不暖土，治以益气活血、健脾祛湿兼以温肾填精为法。书方如下：生炙黄芪各15g，当归12g，葛根30g，川芎10g，炒刺蒺藜12g，石菖蒲12g，郁金12g，炒苦杏仁9g，炒薏苡仁30g，僵蚕12g，桂枝8g，赤白芍各12g，淫羊藿15g，龟鹿二仙胶各8g，益智仁（后下）9g，14剂，水煎服，每日1剂，每日2次。

初诊思辨 中医学认为脾主四肢肌肉，即水谷精微需通过脾之升清与散精的作用输布至全身四末，以维持肢体的正常功能。若中央脾土虚弱，气血生化乏源，则四末失于濡养，故见双下肢乏力、形体消瘦、面色萎黄等表现。脾主运化，为气机升降之枢纽，脾失健运则气滞津停，中焦气机阻滞，故见腹胀、纳差；津停为湿，且脾为生痰之源，痰湿内阻，上扰脑络，故见言语不利；气滞则血瘀，瘀阻肢络，故见肢体活动不利。脾者土脏，若其失去命门肾火之温煦则可见脾肾阳虚之象，加之肾司二便，故见二便排泄困难；阳虚阴盛，故见多眠之症。结合舌脉，综合分析，初诊所见乃脾肾阳虚、痰湿瘀阻肢体经络所致。核心病位在脾，与肾密切相关。故其治当以"益气活血而建中州，燮理升降而运四旁"为要，兼以温肾益精。遣方用药上路老以中焦脾胃为主线，一方面法补阳还五汤以益气活血，方中黄芪大补脾气，气充则血行，继而营养周身；当归养血活血，与赤芍、川芎相配，祛瘀通络之效倍增。另一方面，法仲景当归四逆汤之旨以活血通络，桂枝与白芍相合以和营通脉，配以当归则可活血通经。在立足中央脾胃的基础上，路老亦强调"运四旁"的治则。以杏仁配薏苡仁，一宣一降，中焦气机得复，则脾湿可化；加之石菖蒲、郁金以豁痰开窍，亦可活血通络。益智仁与淫羊藿相合可温肾暖土，配之龟鹿二仙胶之血肉有情之品，可滋阴填精、益气壮阳，此亦有阴中求阳之意。方中僵蚕与炒刺蒺藜相伍，二者皆为风药，其意有二：一者风能胜湿，二药可加强祛风除湿之力；二者风药亦有升清之意，《素问·阴阳应象大论》言："清阳实四肢"，二药共奏升阳除湿，祛风养血之效。诸药相合，补中寓散，散中寓补，以中央脾土为核心，升降相因则四旁得运。

二诊（2011 年 11 月 23 日）：自述经上述治疗 1 个月后，患者步态不稳、语言不清晰较前减轻，可扶墙行走，两腿交叉相绊症状较前减轻，仍感双下肢乏力，流口水，胁腹内收感，时有腰酸，大便困难，小便可，纳可。舌红稍大，苔黄腻，脉弦滑，书方如下：石莲子 12g，天麦冬各 12g，石菖蒲 12g，郁金 12g，天竺黄 8g，蝉蜕 10g，僵蚕 12g，胆南星 10g，熟地黄 20g，砂仁（后下）8g，山茱萸 15g，枸杞子 12g，巴戟天 12g，肉苁蓉 12g，炒莱菔子 15g，火麻仁 12g，竹沥汁 30ml 为引，14 剂，水煎服，每日 1 剂，每日 2 次。服药半月后诉诸症改善，后以此方随证加减半年余，症状未反复。

二诊思辨 中州健运，升降因和，则气血津液输布有常，故其步态不稳、语言不清等症状得以缓解。然其双下肢乏力、涎多等脾虚之象未尽，结合舌脉综合分析，二诊所见乃湿郁日久，酿生痰热，且有肝肾不足之象。故治以清热化痰，滋补肝肾。方中法清心莲子饮之旨，取石莲子与天冬、麦冬相合以清心火，益气阴；加石菖蒲、郁金、砂仁、天竺黄、胆南星等豁痰开窍；山茱萸、枸杞子、巴戟天、肉苁蓉以滋补肝肾。同时，仿升降散之意，以蝉蜕、僵蚕升清阳、散郁热；以莱菔子、火麻仁降胃气，通腑气，四药相合，亦体现了路老燮升降以运四旁的治疗特色。

运动神经元病在临床上患者多以四肢活动障碍或伴乏力、肌肉萎缩为主诉。《素问·阴阳别论》云："四肢皆禀气于胃而不得至经，必因为于脾，乃得禀也。"因此，立足中州脾胃辨治本病与其基本病机和病理特点相切合，此亦是路老提出"持中央"治则的基础。脾土乃气血生化之源，主运化，主四肢肌肉，若脾失健运，则气血化生之源不充，四肢不得禀水谷之气，如本案中患者出现双下肢乏力、纳差等症状，故路老在辨治中提倡以黄芪大补脾气，以鼓舞气血；气行则血行，如本案中路老以补阳还五汤加减，佐以龟鹿二仙胶等血肉有情之品，共奏益气活血、益火暖土之效。同时，路老指出，脾胃为后天之本，运化一身之气、血、津液，并将营养物质输送到各个脏腑、器官、孔窍等。因此，路老之所谓"运"不仅有运送、营养的意思，亦有通道、枢纽之意。临证中，路老善于通过燮理升降的方法以资脾运，从而达到运四旁的目的。如本案中以杏仁、薏苡仁宣上渗下以通调水道而消脾湿，配以僵蚕、蝉蜕等风药之属，以复气机升降之权，亦可祛风湿、散郁热。

医案七十　化浊升清疗阿尔茨海默病案

阿尔茨海默病是以渐进性记忆障碍、认知障碍、人格改变及语言障碍等为主要表现的一种综合征，又称老年痴呆。现代医学对其病因尚未明确。中医学认为脑为髓海，髓为肾所主，痴呆与肾脏关系密切。但随着年龄的增长，肾气日渐衰惫，肾精逐渐匮乏，髓海之病则与后天之本，气血生化之源脾胃息息相关。脾胃升清降浊，清阳出于上窍，水谷精微充养髓海，则元神之府机能强健，神健则智清，若脾胃升降失职，清浊不分，痰浊蒙蔽髓海，则神昏智不明。因此，对于老年痴呆者，当以调理中焦，化浊升清为主。

周某，男，87岁，主因"记忆力减退4月"于2004年1月10日初诊。家属代述患者摔伤骨折后在某医院住院4月，骨折痊愈，唯记忆力差，反应迟钝，不能站立，下肢乏力，足趾浮肿，心悸时作，恶心，呕逆，头部沉困思睡，纳差，食后腹胀，眠可，尿量多，大便干。既往糖尿病，高血压。西医诊断为"阿尔茨海默病"，中医诊断为"痴呆"，辨证属脾虚痰阻、清阳不升，治以健脾升清、化痰开窍为法。书方如下：西洋参（先煎）8g，炒白术12g，炒薏苡仁20g，粉葛根12g，胆南星8g，石菖蒲10g，天竺黄6g，僵蚕10g，姜半夏10g，厚朴10g，郁金10g，佛手10g，紫丹参12g，桃仁9g，红花9g，炙甘草6g，15剂，水煎服，每日1剂，每日2次。

初诊思辨　患者87岁已是耄耋之年，《黄帝内经》言："男子八八，天癸竭，精少，肾脏衰，形体皆极，则齿发去"，其肾脏机能已极衰惫，且观其症状，记忆力差、反应迟钝，乏力、足趾浮肿、心悸，食后腹胀，知为脾虚清阳不升所致，西洋参、炒白术、炒薏苡仁、炙甘草，取四君子汤之意，益气健脾，加粉葛根，助其健脾升清之力。恶心、呕逆，头部沉困思睡，乃为胃气不降，浊阴上泛，闭阻脑窍之证，方加胆南星、石菖蒲、姜半夏、天竺黄、僵蚕，化痰开窍，厚朴、郁金、佛手，行气降逆止呕。患者此病发于骨折之后，恐其日久有血瘀之患，故加紫丹参、桃仁、红花，活血祛瘀。厚朴合桃仁有润肠通便之功。

二诊（2004年2月24日）：家人代述：患者记忆力略有好转，双下肢乏力有所改善，足趾微肿，呃逆、腹胀减轻，矢气消失。纳少，眠可，小便调，便秘。处方：厚朴花12g，藿苏梗各10g，姜半夏10g，茯苓18g，炒三仙各10g，鸡内金10g，胆南星8g，川贝母10g，天竺黄6g，炒枳实15g，佛手10g，旋覆花（包煎）10g，柏子仁10g，桃仁10g，当归10g，炙甘草6g，7剂，水煎服，每日1剂，每日2次。

二诊思辨 患者服药半月诸症均有好转，观其二诊诸症，记忆力差、乏力、呃逆、腹胀、纳少等症，乃是中焦痰湿内扰，清阳不升，胃气不降之象。藿苏梗、厚朴花、姜半夏、茯苓，取藿朴夏苓汤之意，合鸡内金、炒三仙、胆南星、川贝母、天竺黄，以健脾祛痰升清，化湿行气止呕。胃气不降，津液亦不下行，则大便秘结，方中炒枳实、佛手、旋覆花、柏子仁、桃仁、当归，下气润肠通便。

患者宗上法加减调治四年余，记忆力好转，乏力改善，纳食睡眠均佳，二便调，精神亦见明显好转。

痴呆一证，有虚实之分。虚者乃因髓海不充所致，肾藏先天之精，化而为髓，以充养脑窍，脾胃腐熟水谷，化生气血，升举清阳，濡养脑窍，或因年老体弱或因诸疾，而致脾肾失职发为痴呆。实者乃因脾虚痰浊内生，闭阻脑窍所致，脾虚则水谷化为湿浊，脾气不升，胃气不降，湿浊上行闭阻脑窍，而成痴呆。综上，无论病性属虚或属实，都与中焦脾胃密切相关，脾主升清，胃主降浊，脾胃清浊不分，则清阳不升濡养髓海，浊阴不降闭阻脑窍，神机失用，而成痴呆。

医案七十一 理血气，运脾土疗三叉神经痛案

三叉神经痛是指一侧面部三叉神经分布区内反复发作的阵发性剧烈疼

痛，属于中医学"面痛""面游风"等范畴。《张氏医通》言："面痛……手触之则痛，此足阳明经络受风毒，传入经络，血阻滞而不行"，认为手足三阳经皆走行于头面部，若外邪侵袭，易致面部经络气血阻滞，不通则痛。路老在总结前人论述的基础上，指出本病多因外邪侵袭头面，或伏邪遇感而发，其病变的中心环节在于痰瘀阻络，气血失和，不通则痛。同时，路老认为头面之病与风邪密切相关，推崇"治风先治血，血行风自灭"的思想，治疗时提倡分期论治，急性疼痛期以活血疏风、理气化痰为主，慢性缓解期以运脾扶正为主，兼以散邪。

孙某，男，89岁，主因"左侧面部三叉神经痛1年余"于2007年4月9日初诊。2006年4月中旬颜面部出现带状疱疹，予西药加激光治疗后于4月底痊愈。2006年5月1日原疱疹部位突发剧痛，对症治疗后疼痛缓解。近期疼痛反复，西医治疗效果不佳，故求中医治疗。就诊时见：右眼和右口角㖞斜，疼痛部位不定，呈游走性疼痛，得凉稍缓。痰多流涎，纳可，皮肤干燥易痒，小便可，大便质干，1～2天一行，眠差。舌体适中，苔薄黄略腻，脉弦滑小数。西医诊断为"三叉神经痛"，中医诊断为"面痛"，辨证属风痰挟热、脉络瘀阻，治以清热化痰、活血疏风、理气通络为法。书方如下：瓜蒌20g，竹沥半夏12g，郁金10g，胆南星8g，僵蚕8g，丹参15g，醋延胡索12g，川楝子10g，预知子12g，赤白芍各15g，桃仁9g，红花10g，甲珠10g，地龙12g，黛蛤散（包煎）8g，炒枳壳15g，片姜黄10g，甘草10g，14剂，水煎服，每日1剂，每日2次。

初诊思辨 患者寿至耄耋，因患颜面部带状疱疹后，遗留三叉神经痛。邪气未尽，伏于颜面，壅滞经脉，不通则痛，遇感而发，故见三叉神经痛反复发作。观其症：右侧口眼㖞斜，疼痛部位不定，呈窜痛，且痰多流涎，提示风痰内盛，痹阻经脉；痰浊之邪内伏，郁而化热，酿生痰热，故见疼痛得凉则减；痰热之邪内阻气机，津液不能濡养肌腠，故见皮肤干燥易痒，肠道失润，则见大便秘结；气为血之帅，痰阻气滞，加之痰热相搏，日久必致脉络瘀阻，且瘀为阴邪，同气相求，故患者夜间疼痛为甚。结合舌脉综合分析，初诊所见乃风痰挟热，脉络瘀阻之象。故以清热化痰，活血疏风，理气通络为法。方中法小陷胸汤之旨，以半夏燥湿化痰，瓜蒌涤痰清热，加胆南星，以增强清热化痰之功。法桃红四物汤之意，取赤芍、桃仁、红花以活血、散瘀、疏风，加郁金既可增强活血之功，与预知子、枳壳相配，又可疏肝理气，气行则血行；加金铃子散以疏肝泄热，行气止痛。芍药甘草汤柔肝止痛，又可酸甘化阴，养肝血以助肝用。方中僵蚕为点睛之笔，其味辛性平，能祛风止痛、清热散结，引清气上行头面，与姜黄相配，即合升降散之意，升清阳而降浊阴，使升降得复，则痰瘀自除；同时，与地龙、甲珠等虫类药物之品相伍，又可通络散结。肺合皮毛，肝火炼金则见肌肤干燥失养，故用黛蛤散以清解肝经邪热，使肺金得养，肌腠得濡。全方以血分药为主，体现了"血行风自灭"的治则思想，加入清热化痰、理气通络之品以达通络止痛之效。

二诊（2007年4月23日）：服药后左侧面颊痛偶有反复，但疼痛程度减轻。寐纳馨。小便调，大便溏结不调，时伴有腹痛。舌体胖质红，苔白腻，脉沉滑小数。上方去瓜蒌、赤白芍、桃仁、炒枳壳、甘草。加生白术15g，茯苓18g，炒三仙各12g，炒枳实15g，炙甘草8g，7剂，水煎服，每日1剂，每日2次。更服上方7剂后，诸症缓解，效不更方，继服7剂后疼痛消失，遂停药，后随访其疼痛未再复发。

二诊思辨 服上方三叉神经痛减轻，然从大便溏结不调，伴有腹痛，以及舌胖质红，苔白腻，脉沉滑小数等判断，当属慢性缓解期，其脾虚痰热内扰之象已显，须加强健脾之功。故去瓜蒌、赤白芍、桃仁、枳壳等寒凉碍胃之品，而加白术、茯苓、炙甘草、枳实、炒三仙等以加强健脾益气之功。

头面为诸阳之会，易受风热等邪气侵袭。若其人平素脾虚痰湿内盛，内外合邪则致痰热互结之证，迁延不愈，久则成瘀，痰热瘀阻，则进一步加重气机阻滞，以致清阳不得升发，浊阴不得下降，颜面部络脉闭阻，不通则痛，发为面痛。在本病的辨治中，路老认为应通过清热化痰、活血疏风、理气通络之法使痰热得消，邪风得散，络脉得通，则疼痛自除。路老认为头面之证当责之于风邪作祟，因此，在治疗中推崇法"治风先治血，血行风自灭"之旨，强调养血祛风，活血通络应贯穿本病治疗的始终，且应注重应用搜风通络之品，如僵蚕等。同时，路老认为在本病疼痛缓解期，若标实得去，应注意固护本虚之证。脾为生痰之源，况其为气机升降之枢纽，脾土得建，其气机升降自复，气行则痰消，气行则血行。因此，本病后期应注意加强健脾益气之力，即路老提出的"持中央，运四旁"的学术思想。

医案七十二　通补结合治中风后遗症案

中风者，突然昏倒，不省人事，半身不遂，口眼㖞斜，语言不利是也。现代医学中的脑出血与脑梗死均属于中风病范畴。历代医家认为中风多为本虚标实之证：气血衰少为本，痰浊、瘀血阻滞经脉为标。其气血衰少者当补，痰瘀阻滞者需通。路老认为纯用补益者易滋腻气机，单用通调者又耗伤正气，滋腻气机有助痰瘀阻滞之势，耗伤正气又夺气血之本，故治本病当通补结合，补中寓通必不腻气机，通中寓补方不耗正气，唯有通补兼施，方为正治之法。

宋某，男，53岁。主因"右侧半身不遂3年余"于2010年4月13日初诊。3年前突发脑出血，在当地医院急救治疗后转北京某三甲医院治疗，神志清，时有失语，不能行走，出院后康复锻炼，稍有改善。就诊时症见：神志清，面红，易急躁，右侧面肌活动不利，右侧手臂抬举费力，右下肢行走受限，需借助拐杖，平素喜食牛羊肉，嗜烟酒，口干苦，寐安，大便日行1次，成形，小便微黄，偶有呛咳。舌向右歪，质淡，尖赤，苔薄白，脉沉滑小数。父亲有高血压病，外祖父有脑出血病史。血压：140/100mmHg。西医诊断为"脑出血后遗症"，中医诊断为"中风，中经络"，辨证属肝肾亏虚、瘀阻脉络，治以补益肝肾、活血通络为法。书方如下：桑寄生15g，炒杜仲15g，川怀牛膝各12g，补骨脂12g，女贞子15g，当归12g，赤白芍各12g，竹节参12g，太子参12g，生黄芪20g，地龙12g，桑枝30g，甲珠10g，桃杏仁各10g，僵蚕12g，茵陈15g，胆南星6g，7剂，水煎服，每日1剂，每日2次。

初诊思辨　患者年过五旬，必有肝肾亏虚在先，后有痰瘀阻络为标，发为本病，就诊时所见症状：右侧手臂抬举费力，行走不利，脉沉滑小数，提示肝肾虚损为本，面红、急躁为肝肾亏虚，肝阳上亢之象。又有痰瘀脉络为标，故见半身不遂之症，加之病且三年有余，瘀阻更甚。当以补益肝肾，活血化痰通络为法。方中桑寄生、炒杜仲、怀牛膝、川牛膝、当归、白芍、竹节参，取独活寄生汤之意，达补益肝肾之功。更用女贞子、补骨脂以增补益肝肾之力。黄芪、当归以补益气血，赤芍、地龙、桃仁达活血通络之效。僵蚕、茵陈散肝热，平肝阳。胆星以化风痰。桑枝善祛风湿，利关节。山甲珠其性善通，专于行散，有活血通经之效。综全方以观之，独活寄生汤补益肝肾；僵蚕、茵陈、胆南星平肝清热化痰；赤芍、地龙、桃仁活血通经，补益与化痰活血通络共施，补而不腻，通而不耗，共达通补兼施之效。

二诊（2010 年 4 月 20 日）：药后诸症有所好转，右侧上肢抬举过肩，右侧面部麻木，肢体发凉，沉重，语言欠利，面色潮红，纳食可，睡眠少，每天只睡 5 个小时，口干减轻，心烦溲黄，容易出汗，后背发沉、发凉，伸舌右偏，舌质红苔薄，脉沉弦滑。血压：136/90mmHg。书方如下：五爪龙 30g，生黄芪 15g，炒防风 12g，炒桑枝 30g，赤白芍各 12g，当归 12g，川芎 9g，地龙 12g，甲珠 12g，天竺黄 8g，焦栀子 9g，淡豆豉 10g，僵蚕 12g，胆南星 12g，天麻 12g，忍冬藤 20g，生龙牡（先煎）各 30g，14 剂，水煎服，每日 1 剂，每日 2 次。茶饮方：南沙参 15g，西洋参（先煎）10g，炒麦冬 12g，五味子 5g，茵陈 12g，虎杖 15g，炒苦杏仁 9g，炒薏苡仁 30g，小麦 30g，糯稻根 15g，川牛膝 15g，竹沥汁 40ml 为引，14 剂，水煎服，每日 1 剂。

二诊思辨　服上方诸症好转，思其心烦溲黄，汗出，舌红，恐为补益肝肾已有助火之势，故暂去前方补益肝肾之品，增清热化痰通络之药，转为通调之法。加天竺黄，豁痰清热；栀子、淡豆豉取栀子豉汤之意，以清胸中郁热，忍冬藤、天麻以活血通络。久病须缓图为法，不可急攻进切，故以茶饮之法每日徐徐服之，茶饮方中以生脉补虚扶正，以茵陈、虎杖、薏苡仁、竹沥汁祛湿化痰，仍是通补兼施之法。通补兼施之法，当把握通补之孰多孰少，实多者通调自多，虚多者补益自多，然又有通补转换之法，不当补者，自可通调之，不当通者，自可补益之，通补兼施之法，唯视病情以灵活转换尔。

服上方诸症平稳，血压尚稳，因右足扭伤回当地就诊，一直照原法治疗，右侧肢体沉重、发凉明显减轻，出汗明显减轻。

通补兼施一法，最早源自仲景先师，例如《金匮要略》的大黄䗪虫丸是缓中补虚法之代表，在大剂补血药中加入活血之品，其本质是通补兼施之法，另有薯蓣丸、下瘀血汤、八味肾气丸等方，皆是补益与通调相结合，是通补兼施之代表。中风之证，病因繁复，虚实夹杂，本虚标实。常有本虚在先，又有痰瘀阻滞经络为标。虚则补益之，滞则通调之，但不可纯补纯通，补则易助邪气，通则耗伤正气。补中寓通，通中寓补，通补结合，二者相得益彰，方合中风之病机。

妇科疾病医案

医案七十三　丹栀逍遥散加减治疗月经不调案

丹栀逍遥散出自明代薛己所著的《内科摘要》，是由《太平惠民和剂局方》所载的逍遥散加牡丹皮、栀子而成，主治肝郁化火，血虚脾弱证。此方有疏肝泻火，健脾养血之功。在临床中有很广泛的应用，特别是对于女子月经不调有很好的疗效。路老常以此方化裁治疗月经不调，效果显著。

王某，女，41 岁，主因"月经紊乱两年"于 2011 年 1 月 25 日来诊，就诊时诉近两个月月经未至，平素月经量少，两天即净，色不黑，喜叹息，经常乳胀，少腹下坠，周身乏力，体瘦，面色偏暗，心烦易怒，背部灼热，时而潮热，腰不痛，食纳稍差，二便正常。舌质暗红，苔薄白，脉弦小数。西医诊断为"月经稀发"，中医诊断为"月经不调"，辨证属肝郁化火、脾虚血弱、气血瘀滞，治以疏肝泻火、健脾养血、活血调经为法。书方如下：牡丹皮 12g，焦栀子 8g，薄荷（后下）10g，当归 12g，炒白芍 15g，柴胡 15g，茯苓 20g，炒白术 12g，橘叶 15g，炒枳壳 12g，醋莪术 12g，郁金 9g，王不留行 10g，甘草 6g，生姜 1 片，14 剂，水煎服，每日 1 剂，每日 2 次。

初诊思辨　女子以肝为先天，肝主疏泄，主藏血，因此，女子月经每月按时来潮与肝之条达密切相关。本案中患者平素善叹息，是肝气郁滞的典型表现。肝气郁滞则藏泄失司，胞宫不能正常通行经血，故见月经紊乱。肝之经脉"抵小腹，布胸胁"，肝气不舒，故见乳胀、少腹下坠。脾主运化，为气血生化之源，脾虚则气血化生乏源，且肝木亦有疏土之功，肝气不舒亦可导致脾失健运，故见周身乏力、形体消瘦、纳差、月经量少且经期缩短等表现。肝郁日久则易化火，故见心烦易怒；气为血之帅，气滞日久则血行不畅，故见面色偏暗、舌质暗红等血瘀表现。结合舌脉，综合分析，初诊所见乃肝郁化火，脾虚血弱所致，且气滞血瘀之象已显。故治宜疏肝木以散郁热，健脾土以养精血，通血络以调经水。路老以丹栀逍遥散为主方，其既可疏泄肝经郁热，又可补益脾土气血，加橘叶、炒枳壳以增强疏肝解郁、行气消胀之力；莪术与郁金相合以破血逐瘀；王不留行其味苦性平，善入肝经，以奏活血通经之效。全方以解肝郁，散郁热，健脾运，行气血为主线，攻补相合，使肝木得舒，脾土得建，气血因和，则经血自来。

二诊（2011 年 2 月 28 日）：患者诉 2 月 16 日经来半日，经量少，淡红色，服前方后心烦好转，纳食可，乏力稍改善，然身体仍有憋胀感，背部发热，头胀而热，夜寐可，二便如常，舌体瘦，质淡红，苔薄白，中有裂纹，脉细滑。上方去茯苓，加蝉蜕 12g，白茅根 30g，14 剂，水煎服，每日 1 剂，每日 2 次。继续服用上方半月，月经基本正常，诸症不显。

二诊思辨　服方半月，经来诸证好转，然观其症，经血量少色淡，提示脾虚之象未尽，应继以健脾理血而治之；身体憋胀，背部发热，头胀而热，此皆提示肝郁化火之象仍较为明显，结合舌脉，综合分析，虑其二诊所见乃脾虚血热，且有阴亏所致，故去淡渗利水之茯苓。加蝉蜕，其质轻散，善入肝经，以解肝郁、疏肝热；白茅根甘寒质润，善走血分，可清血分之热。

肝木者主藏血，女子月经之按时储泻有赖于肝气的条达与疏泄，《河间六书》谓："天癸既行，皆从厥阴论之"；脾主运化，为气血生化之源，《黄帝内经》亦言太冲脉盛是女子月事以时下的前提条件。基于此，路老认为本病的病机在于肝气郁滞，气滞则血涩，故见经血疏泄失常，未能按时来潮；同时，脾虚血弱，经血化生乏源，故见月经量少、色淡等表现。且女子肝郁日久极易化生火热之邪，最终形成肝郁化火，血虚脾弱之证。丹栀逍遥散是调和肝脾的代表方剂，肝喜条达而恶抑郁，故方中以柴胡疏肝解郁，畅达肝气而为君药。白芍其性酸敛阴柔，可养血敛阴，柔肝缓急；当归其性甘温，兼具养血活血之效，其气香而走散，为血中之气药，归、芍与柴胡同用，意在补肝阴，和肝血，理肝气，三者共为臣药。木郁则土衰，肝病易传于脾，故以白术、茯苓、甘草健脾益气，共为佐药。加薄荷可以疏散郁遏之气，透达肝经郁热，生姜降逆和中，亦为佐药。牡丹皮入血分，栀子入气分，二者皆可清肝火，且二者皆有透散之性，以散肝气之郁滞，如此，治肝应一走气分、一走血分，两药合而用之。因此，路老临证多以本方加减化裁而治之。

医案七十四　滋阴清热治经期延长案

女子月经来时多 7 日即止，若超过 7 日，甚至淋漓不断者，称之为"经期延长"。早在《诸病源候论》中即有"月水不断"的记述，并认为其病因是劳伤经脉，冲任虚损，不能约制经血所致，后历代医家多有发挥。《叶天士女科证治》中说："经来十日半月不止，乃血热妄行也，当审其妇曾吃椒姜热物过度"，并提出了清热补肾，养血调经之法治疗。路老承前贤之大成，其认为经期延长多属于热，故清热为治疗经期延长之常法也，但热久往往伴有阴伤，若徒清热则伤其阴，故临床常用滋阴清热之法并治疗，屡获佳效，兹举一例如下。

熊某，女，21 岁，主因"经期延长 6 年"于 2007 年 8 月 7 日初诊。6 年前因上高中，环境改变，学习紧张，遂出现月经不调，经期延长，淋漓量少。近来经期长至 30 天，颜色鲜红，无血块，无腹痛，带下正常。患者就诊时症见面色略潮红。月经量少，经期延长色红，无腹痛，纳可，眠安，二便调。偶有手足心热，出汗较多。既往 2006 年 9 月行乳腺纤维瘤手术。舌质淡红，苔薄白，脉弦细小滑。西医诊断为"功能性子宫出血"，中医诊断为"经期延长"，辨证属气血亏虚、阴虚内热，治以益气健脾、滋阴清热为法。书方如下：太子参 12g，五爪龙 15g，麦冬 10g，黄精 12g，生白术 12g，炒山药 15g，枇杷叶 12g，桑寄生 15g，茵陈 12g，艾叶 8g，炒杜仲 12g，仙鹤草 15g，醋香附 10g，阿胶珠（烊化）8g，炮姜 6g，盐知母 9g，盐黄柏 9g，14 剂，水煎服，每日 1 剂，每日 2 次。

初诊思辨　患者青年女性，病之起因为学习紧张、环境改变等所致，情绪不畅，必使肝气不舒，郁久化热，热邪迫血妄行而有经水淋漓不止之症。肝肾同居下焦，肝主藏血，肾主藏精，经水延长已有六载，病久必伤血损阴，且郁热日久亦会耗伤肝肾之阴，故可见面色潮红、手足心热之症。气血由脾胃运化水谷而来，久患经水淋漓不断，必会殃及气血，株连脾胃。今观其来诊时所见，提示气血亏虚，阴虚内热，故其治当益气健脾，滋阴清热。方中太子参、白术、五爪龙，健脾益气，以固气血之源；盐知母、盐黄柏、山药，取知柏地黄丸之意，以滋阴清热，枇杷叶、麦冬助其清热；黄精、桑寄生、杜仲以增补益肝肾之功；艾叶、炮姜、仙鹤草、阿胶珠，四药合用以养血止血。诸药合用，脾气健则气血生化有源，清其热则经无邪气之扰，滋其阴则平其鸱张之热，热得清而阴得助，其经自调。

二诊（2007 年 8 月 25 日）：药后 17 日行经停止。此次行经约 10～12 天，现经虽停,手足心热,夜甚。前额两颧多湿疹,不痒,长期不断。近两日乳房胀(过去乳胀后经至)腰偶酸。纳眠可,小便正常。带下多,色黄。舌质淡暗,苔薄白,尖赤。脉沉弦小数。书方如下:炒苍术15g,盐黄柏9g,炒薏苡仁30g,炒苦杏仁10g,炒白术15g,五爪龙20g,炒荆芥穗10g,炒山药15g,椿根皮10g,鸡冠花12g,地肤子15g,徐长卿15g,竹沥半夏12g,车前子(包煎)15g,土茯苓20g,炒枳实15g,芡实12g,生龙牡(先煎)各30g,14剂,水煎服,每日1剂,每日2次。

二诊思辨 服上方行经已止,但见带下量多色黄,据舌脉诸症,判断阴虚有热,湿热下扰,本有阴虚内热之证,今有湿热邪扰,当先祛其湿热,故其治当宜清热利湿。方中苍术、黄柏、薏苡仁,取四妙散之意以清下焦湿热,合半夏加强燥湿健脾之功;杏仁、薏苡仁宣上而启下,使水湿从小便而解;合以车前子、土茯苓清利湿热;鸡冠花、椿根皮、芡实均是清热止带之品;徐长卿、荆芥穗、地肤子,除湿止痒;生龙牡滋阴潜阳。

经期延长的发生与脏腑经脉的气血失调,以及冲任失其固摄之功,经血失于制约等密切相关。女子以肝为用,肝主藏血,具有调节人体储存和调节人体血量的重要作用。肝气以条达为顺,职司情志,而女性易受情志影响,而使肝气不舒,郁久化热,邪热下扰冲任,迫血妄行,而有经血淋漓不止之象,但病之日久,热邪必当损阴,故治疗时当以滋阴清热之法并用,阴得裨助而热得以清,经血自有安宁之日。

医案七十五 运中州,燮升降疗闭经案

女子年逾16周岁,经水尚未初潮,或月事已有而又中断,且未受孕,亦未至绝经年龄者,称之为闭经。中医学称之为"经闭""不月""月事不来"。《素问·上古天真论》提出了"任脉通""太冲脉盛",则女子月事以时下的论述。路老认为,女子以冲任为本,冲为血海而隶属阳明,任主胞胎而联系太阴,若太阴脾土失于健运,阳明胃气失于和降则气血津液不能正常输布,胞宫未能按时储泻,则可见经闭之证。因此,路老提出经闭之证与中州失运密

切相关，在临证中提倡以"运中州，燮升降"之法治疗闭经，疗效显著。

李某，女，20岁，主因"闭经1年半"于2009年7月2日初诊。患者1年半前开始闭经，经北京某妇产医院诊为"多囊卵巢综合征"，经过激素治疗后行经2个月，停用激素后再次停经。患者就诊时症见喜酸甜食，易疲倦，脱发，关节酸痛，以骶尾部及肩胛骨为著，四肢发麻，手足发凉，有潮湿感，时有呃逆，胃脘胀满，皮肤干燥，小便可，大便偏干，睡眠少，易醒。舌体胖大，质淡红，苔薄黄，脉沉细。西医诊断为"多囊卵巢综合征"，中医诊断为"经闭病"，辨证属脾失健运、胃失和降，治以运脾和胃、燮理升降为法。书方如下：姜半夏10g，黄连10g，炮姜8g，太子参12g，苏荷梗各12g，厚朴花12g，炒枳壳12g，生谷麦芽各30g，炒神曲12g，鸡内金12g，娑罗子10g，醋香附10g，醋延胡索12g，桃仁9g，火麻仁15g，杏仁9g，甘草6g，14剂，水煎服，每日1剂，每日2次。

初诊思辨　患者平素嗜食酸甜之品，《素问·生气通天论》言："阴之所生，本在五味"，甘味入脾，酸味入肝，可知患者存在脾土不足，肝木疏土不及的病理基础。脾失健运，则体内气血升降失司，胞宫经血失充，不能正常按时储泻，故见月事不来。脾虚肢体失于气血濡养，故见乏力、四肢麻木不温；"发为血之余"，气血未能上荣则发脱落；津液转输不利，故见大便偏干、皮肤干燥。脾为一身气机升降之枢纽，脾虚则水谷精微运化无权，津停为湿，故见关节酸痛、手足发凉伴潮湿感。脾土不足则肝木更易乘之而致气机升降乖戾，胃气上逆，故见呃逆；胃失和降，气滞腹中，故见胃脘胀满；"胃不和则卧不安"，故见眠差。观其舌象，舌体胖大，质淡红，苔薄黄，虑其脾虚湿困，日久有渐趋化热之象。四诊合参，虑其经水不来当责之于中州运化无权，气血升降失常，治宜"运脾土，降胃气，燮升降"使中焦脾胃运化有权，气机升降因和，则经血藏泄之机可复。

此方效半夏泻心汤之法，取半夏、炮姜、黄连辛开苦降，以复中州升降之权；太子参与甘草相合可健脾调中，以益气血生化之源；加紫苏梗、荷梗以行气化湿，其性主升，亦合"脾主升清"之意。枳壳与厚朴相配宽中下气，以降上逆之胃气；与生谷麦芽、炒神曲、炒鸡内金相伍下气消食，健脾和胃之效倍增，故中州壅滞可消，此亦合"胃主降浊"之理。肝木有疏土之功，故加善入肝、胃二经之娑罗子以理气和胃。上述诸药升降相因，使脾湿得化，胃浊得降则中州运化有权。患者月事不来已有一年半余，久病入络，故应加以行气活血之品，路老法金铃子散之意，将香附与延胡索相合，行气活血；配以桃仁一者活血通脉，二者合杏仁、火麻仁以润肠通便，导浊气下行。全方以运脾土，降胃气为主，辛开苦降，寒温并用，以期恢复脾胃升降之权、气血运化之职。

二诊（2009年8月13日）：患者诉脱发、耳鸣均较前减轻。然经血仍未至，胃脘不舒稍缓解，时有烧灼感，小腹胀，排气困难，咽中生痰，口干发黏，呃逆，大便黏腻，有不尽感；四肢酸痛，急躁易怒，皮肤干燥，天气阴沉潮湿时颈部皮肤发黏，双下肢易起痤疮，眠浅。舌质暗，边有齿痕，苔白，脉沉缓。前方去谷麦芽、神曲、火麻仁、桃杏仁、枳壳，加炒枳实15g，炒白术12g，煅瓦楞子（先煎）20g，当归12g，益母草12g，石见穿15g，大黄炭3g，14剂，水煎服，每日1剂，每日2次。服上方后月经已至，诸症较前好转，依上法加减进退调治半年，经水已基本正常。

二诊思辨　二诊时所见诸症皆提示脾气不足，痰湿阻滞乃其根本病机，结合就诊所见，辨证当属脾虚气滞、湿毒内蕴、脉络瘀阻证。治宜加强下气消胀、祛湿化痰、活血解毒之力，故前方去谷麦芽、神曲、火麻仁、桃杏仁，易枳壳为枳实，以增强下气消胀之功，《药性赋》言："宽中下气，枳壳缓而枳实速也"；加白术以增强健脾燥湿之力，治其脾虚之本；加煅瓦楞子，其味咸，善消顽痰，又可制酸止痛；当归与益母草相合以活血调经；加石见穿、大黄炭以活血通络，清热解毒。诸药共奏运脾土，解湿毒，通血脉，调经血之效。是故中州得运，则痰湿自除；升降相因，则血脉得通，胞宫得养，经水自复。

本案较为集中地体现了路老从"运中州，燮升降"角度辨治闭经病的诊疗思路。在辨治本病时，路老提出分阶段论治，根据患者实际情况，首先解决主要矛盾，恢复脾胃升降之权，待其升降得复后，再加以健脾燥湿、活血调经之品，以待经水自复。如本案初诊时患者脾胃症状较为突出，尤以胃失和降为甚。路老虑其经水不来与中州失于运化，气血不能正常濡养胞宫，故而藏泄失司，经水不来。根据"急则治其标，缓则治其本"的原则，路老先以燮理升降，运脾和胃为主，以图恢复脾胃升降之权，气机升降相因，则气血运化有常，此亦是胞宫经水藏泻有常的物质基础。二诊时，患者脾胃失和的症状较前缓解，然脾土失运、痰湿瘀阻酿毒之象已显，故此期应以健脾土，利湿毒，调经血为主。中州脾胃得运，气机升降得复，则气血运行有常，胞宫藏泻有时，是故经水得以复来。

医案七十六 疏肝降浊疗经期头痛案

头者"诸阳之会""清阳之府"，居人体最高位，五脏六腑清阳之气皆上输头部。若外邪上犯清窍，阻遏清阳，或肝气不疏横逆犯脾，痰浊上扰清空，蒙蔽脑窍，抑或肝阴不足，肝阳上亢等均可致头痛。本案试从疏肝降浊之法辨治头痛一证，现附一验案如下。

梁某，女，20岁，主因"头痛反复发作5年"，于2009年3月19日初诊。患者5年前出现头痛，每至月经前或天气阴沉，或心情不畅紧张时感头痛，并伴有眼前闪光感，痛甚时曾有恶心欲呕，曾查头颅核磁未见异常。现天气阴沉时易发作，偶有经前期发作，时有情绪不畅，急躁易怒，纳可，夜寐可，二便调，月经正常。舌淡苔白腻有齿痕，脉细弦。西医诊断为"头痛"，中医诊断为"头痛病"，辨证属风湿外袭清窍、肝郁痰浊上犯，治以疏风祛湿止痛、疏肝和胃祛浊为法。书方如下：羌活8g，川芎10g，蔓荆子10g，荆芥穗10g，蝉蜕12g，炒刺蒺藜12g，当归12g，白芍15g，姜半夏12g，茯苓30g，厚朴12g，黄连10g，醋香附12g，炒枳壳12g，珍珠母（先煎）30g，甘草6g，生姜2片为引，14剂，水煎服，每日1剂，每日2次。

初诊思辨 此案患者头痛数年，且与月经、心情及天气相关。患者每于天气阴沉时头痛频发，风为阳邪，易袭阳位，头为清阳之窍，二者同气相感，且风为百病之长，常夹杂寒湿之邪，观此案患者头痛发作与天气阴沉有关，且其舌苔白腻，知其头痛乃为风湿之邪上扰清窍，闭阻清阳所致，方用羌活、甘草、蔓荆子、川芎、荆芥穗、蝉蜕、炒刺蒺藜，乃为羌活胜湿汤加减，此方出自李东垣《脾胃论》，有祛风、除湿、止痛之功。患者主要为上焦头痛，故去独活不用，易藁本、防风加荆芥穗、蝉蜕、炒刺蒺藜，蝉蜕、炒刺蒺藜皆归肝经具有清轻透散之性，可疏肝郁行血气，荆芥、防风二者药性大同小异，何以易防风而用荆芥？细查之可知，二者虽同，然同中有异，荆芥质轻透散，解表透窍之力更强，用于清阳闭阻之头痛效佳。女子以肝为用，肝主藏血，主疏泄，女子月经的应期而至与肝气的调畅密切相关，且肝主一身之气，具有调畅气机、疏泄情志的作用，此患者每于心情不舒或经前期头痛加重，平素易急躁易怒，可知肝气不疏，郁结不畅，气血亦行滞涩。头痛甚可有恶心呕吐，且苔白腻边齿痕，脉细弦，乃为肝气不疏横逆犯脾，致痰浊上犯，方中当归、芍药、川芎、茯苓、醋香附，乃当归芍药散加减，取其疏肝活血行气之意。姜半夏、茯苓、甘草、枳壳、厚朴、黄连、生姜，为黄连温胆汤加减，取其和胃利胆降痰浊之意。纵观全方祛风除湿止痛，疏肝和胃降浊，如此外邪去，肝气达，痰浊降，清阳升。

二诊（2009年4月3日）：自述服药后头痛未作，纳寐可，二便畅，急躁症状稍缓，舌体适中，边有齿痕，苔薄，脉弦细。上方去羌活、川芎，加丹参12g，柴胡12g，黄连改8g，醋香附改10g，生姜2片为引，14剂，水煎服，每日1剂，每日2次。

二诊思辨　患者服上方后诸症悉减，故去温燥升散之羌活、川芎，急躁症状仍有，故加丹参、柴胡疏肝泄热，清心除烦。上方已取效，黄连、醋香附减其量。

三诊（2009年4月27日）：患者服上方后头痛未再发作，急躁症状已消失，舌淡红，苔薄，脉弦细，以上方加减调治月余，诸症均好转。

头痛的病因可分为外感和内伤两大类。外感头痛多因感受风、寒、湿、热等外邪，其中而以风邪为主；内伤头痛多与肝、脾、肾三脏相关。六淫之邪外袭，上犯颠顶，邪气稽留，阻遏清阳，气血不畅，阻遏络道而致头痛。因于肝者，多因情志所伤，肝失疏泄，郁而化火，上扰清空而为头痛或肝气横逆犯脾，致痰浊上犯清窍而为头痛，对于此证，总以祛风祛湿散外邪，疏肝和胃降痰浊为宜。

医案七十七　辨治痛经，不离气血

妇女正值经期或经行前后，出现周期性小腹疼痛，痛引腰骶，称之为

"痛经"，中医学有关痛经的记述最早见于《金匮要略》，在《金匮要略·妇人杂病脉证并治》中说："带下，经水不利，少腹满痛，经一月再见者，土瓜根散主之。"指出瘀血内阻，经行不畅是本病的重要原因，并且用活血散瘀的土瓜根散治疗。痛经病在胞宫、冲任，变化在气血，气为血之帅，血为气之母，气血常相兼为病，或因气滞血瘀、气虚血瘀，而致不通则痛，或因气随血脱，气不摄血，气血亏虚，而致不荣则痛。痛经一证，临证应详辨气血的盛衰，虚则补之，实则泻之，总在以调治气血为要。

穆某，女，51岁，主因"痛经3年"于2008年6月24日初诊。患者3年前无明显原因出现月经来潮腹痛（左少腹），月经量多，伴有黑紫血块，甚则影响工作；月经前后易发腰痛。2006年9月行子宫B超检查提示"子宫壁间多发性肌瘤"，其间多次复查B超，提示子宫肌瘤有逐渐增多的趋势。患者就诊时症见经期腹痛，腰痛，时突发头痛，行经时感周身疲劳，心悸，心烦，汗出多，月经量多，有血块，经期4~5天，周期2个月左右，纳眠可，小便色黄，大便秘结，每日一行，但需服牛黄解毒片。舌质中，体瘦小，色暗滞，苔白稍厚，脉沉滑略细。既往左侧卵巢囊肿已于20岁时切除。西医诊断为"痛经"，中医诊断为"经行腹痛"，辨证属气虚不摄、瘀血内阻，治以益气摄血、活血消癥为法。书方如下：竹节参12g，五爪龙30g，生白术20g，炒山药15g，仙鹤草15g，丹参15g，白芍15g，茯苓30g，泽泻12g，桂枝8g，桃仁9g，杏仁9g，牡丹皮12g，阿胶珠（烊化）10g，炮姜8g，醋延胡索12g，川楝子10g，甘草10g，14剂，水煎服，每日1剂，每日2次。

初诊思辨　患者久患痛经之证，且已年过七七，《黄帝内经》言："女子七七，任脉虚，太冲脉衰少，天癸竭，地道不通，故形坏而无子也"，患者本已血海空虚，今反见月经量多，行经时感周身疲劳，心悸，汗出多，知系乃为气虚不摄，津血外泄之象，脾主统血，故方加五爪龙、生白术、茯苓、甘草、炒山药，取四君子汤之意，益气健脾摄血，加竹节参、仙鹤草、阿胶珠，益气补血，化瘀止血。经血色紫暗，有血块，子宫多发肌瘤，可知血室有瘀血形成，子宫肌瘤属中医"癥瘕"范畴，《医学入门·妇人门》指出"善治癥瘕者，调其气而破其血，消其食而豁其痰，衰其大半而止。"桂枝、茯苓、牡丹皮、白芍、桃仁、丹参，乃桂枝茯苓丸加减之意，活血化瘀，缓消癥块。血不利则为水，活血即可利水，利水亦助活血，茯苓、牡丹皮、泽泻，乃取六味地黄丸三泻之意，活血兼利水。血得温则行，加炮姜暖宫祛瘀，以助血行。气为血之帅，气虚则血滞，气血闭阻不通，故经期腹痛、腰痛，方用四君子益气行血滞，再加金铃子散行气止痛。患者大便秘结，加桃仁、杏仁，降气润肠通便。

二诊（2008年7月12日）：药后经期腹痛减轻，疲劳、汗出好转，时有心悸、心烦，纳眠可，大便通畅，日1次。舌质暗淡，苔薄白，脉沉弦细。书方如下：上方去泽泻，加麦冬12g，14剂，水煎服，每日1剂，每日2次。

二诊思辨　服上方后患者诸证好转，然时有心烦心悸，思其血海空虚，且月经量大，日久伤及营血，血不养心，故有此证，泽泻为利水之品，易伤阴液，故去之，加滋阴之麦冬。

三诊（2008年7月29日）：药后诸症好转，以上方加减调治两月余，自述痛经之症明显好转。

《景岳全书·妇人规》曰："经行腹痛，证有虚实，实者，或因寒滞，或因血滞，或因气滞，或因热滞；虚者有因血虚，有因气虚。"指出痛经多归于气与血。同时女子以血为本，以气为用，气血失调瘀滞才能形成，故调治气血的治疗原则应贯穿于痛经的全过程。痛经一证，临床虽实证居多，但亦有虚实夹杂、虚实转化者，例如本案，对于此证，不可攻伐太过，亦不可犯"虚虚实实"之戒。

医案七十八　疏肝理脾治不孕案

不孕指婚后没有避孕，有正常的性生活，同居2年而未受孕者。《素问·上古天真论》中首先提出"肾气盛，天癸至，任脉通，太冲脉盛，月事以时下，故能有子"之说，因此可知女子受孕与肾气、天癸、冲任二脉的充盛相关。肾主藏精，为天癸之源；冲、任二脉皆起于胞中，任脉有"阴脉之海"之称，主阴经之气血，亦主胞胎；冲脉有"血海"之称，主十二经之气血，亦主经血之来潮，二者均以血为用。路老认为肾需脾之裨助，气血需脾之化生，而肝主藏血，主调达气机，具有贮藏调节气血之功用。若肝气郁滞，气血郁而不畅，肝木太过，克伐脾土，肝脾失调，又可成气血生化乏源之势，气血失调，不能荣养胞胎，亦可成不孕之症。故治不孕一症，可从调理肝脾入手，兹举一例以述之。

陈某，女，30岁，主因"婚后2年不孕"于2008年7月9日来诊，自述婚后2年欲怀孕而不遂心，故求中医调理。患者素来痛经，月经色暗，有血块，曾服中药后月经颜色及血块好转，痛经亦缓解，但仍有前症，少腹畏寒，冬天手足冷，夏天手足热，两胁微痛，纳眠可，大便不成形，舌质红，苔薄白，脉沉细弦。西医诊断为"不孕症"，中医诊断为"不孕"，辨证属肝郁脾虚、血虚血瘀，治以疏肝健脾、养血活血为法，方用逍遥散和金铃子散加减。书方如下：柴胡12g，当归12g，炒白芍12g，太子参12g，党参10g，炒白术12g，莲子肉15g，阿胶珠（烊化）8g，仙鹤草15g，艾叶8g，炮姜8g，预知子10g，延胡索12g，川楝子10g，14剂，水煎服，每日1剂，每日2次。

初诊思辨　此例患者婚久不孕，心绪不畅，故使肝气郁结不舒。肝气郁结益盛，气血郁而不行，更使冲任不得相资，不能摄精成孕，且肝气横逆犯脾，脾伤而气血乏源，不能通任脉而达带脉，肝脾失调，是不孕之因。患者四肢畏寒，素有痛经，其经色暗且有血块，胁痛，当为肝气不疏、气滞血瘀之证。其脉沉细弦，当有血虚之象。合参舌脉诸证，断为肝郁脾虚，血虚血瘀之象，故此时治当需疏肝健脾，养血行血。此方以逍遥散合金铃子散化裁而成。逍遥散出自《太平惠民和剂局方》，主治肝郁血虚脾弱之证。此患者日久不孕，心绪不畅，故有肝气不舒，肝气横逆犯脾，则脾之运化失常，气血之化源不足，故以此方加减治之。以柴胡疏肝解郁，白芍柔肝养血，当归养血和血，当归、白芍与柴胡同用，补肝血而助肝用，使血和肝柔。延胡索、川楝子相合为金铃子散，可疏肝活血止痛。合以预知子疏肝理气，活血止痛。白术甘、苦、温，归脾、肺二经，此药有"脾脏补气健脾第一要药"之称，可健脾益气。太子参、党参二者合而用之以补益脾气。莲子肉甘平之中兼有涩性，可补脾气之虚兼有收涩之功。艾叶、炮姜合用以温经散寒、助血之行。阿胶珠、仙鹤草皆为调经之品，阿胶过于滋腻，今患者脾气虚弱，恐更伤脾胃，故用阿胶珠，阿胶珠是以蛤粉或蒲黄炒之，以去其滋腻之性；仙鹤草既可调经祛瘀，又可补虚。纵观全方，肝脾同调，气血并治，调肝脾之气，达气血之运，助气血之源，胞宫冲任有气血之养，自有孕育胞胎之源。

二诊（2008年12月17日）：患者遵医嘱服上方14剂，痛经缓解2个月，后停药4个月，近1个月又出现痛经，月经量少，行经7~8天，月经色暗，有血块，经前乳房发胀，饮食正常，睡眠可，大便稀溏，日行1次。既往有乳腺增生结节病史。舌质红，苔薄白腻，脉象弦细。书方如下：当归12g，炒白芍18g，炒白术20g，太子参15g，麦冬12g，炮姜10g，艾叶8g，阿胶珠（烊化）10g，延胡索12g，川楝子10g，桃仁9g，桂枝8g，炒枳壳12g，炙甘草10g，黄酒作引5g，14剂，水煎服，每日1剂，每日2次。

二诊思辨 患者服上方见效，但因停药而致反复，见痛经、乳房发胀、大便稀溏等症，舌红，脉弦细，说明仍有肝郁脾虚之证，故此在上方基础之上去党参、莲子、预知子，增白术至20g以健脾益气，加桃仁、桂枝，加强益气活血温中之功，加枳壳以增行气之力，黄酒为引以通行血脉，共奏疏肝理脾、调达气血之功。

不孕为妇科常见病症，临证之时当需抓住主诉，查明原因，分析病位，辨明虚实，需明脏腑、气血、冲任、胞宫之寒、热、虚、实，而后辨证施治。此例患者素来痛经，且色暗有块，当知其素有气滞血瘀之证，加以求子心切，心绪不畅，而致肝气不舒，从而影响脾胃气血之化生，而致不孕，故以调肝理脾为主。加之今人生活压力大、节奏快，多有情志不调、饮食失节之病因，此二者最损肝脾，肝脾失调，气血不达，殃及胞宫，而成不孕之症，故治不孕，亦当注重疏肝理脾、调达气血。

医案七十九 "调和营卫" 论治产后痹案

路老于20世纪80年代初提出了"产后痹"这一病名，并制定了诊断规范，后被国内众多学者认同而广泛应用于临床。产后痹病乃因妇人产后气血亏虚，营卫不调，卫表不固，风湿之邪乘虚而入，闭阻肢体、筋骨、关节肌肉等处，而致经络气血痹阻不通，轻则有重着、麻木感，重则发为疼痛、僵硬、关节屈伸不利，甚者日久肢体关节萎废不用而成痿证。路老认为本病应从"调和营卫"辨治，常以玉屏风散、防己黄芪汤、黄芪桂枝五物汤加减治疗，临床疗效显著，现附一验案浅谈之。

宋某，女，43岁，主因"四肢关节疼痛，伴后背痛17年"于2008年8月6日初诊。患者于1992年5月产后月子里出现周身关节疼痛，后背痛，甚者不能下床活动，其间寻求中医、针灸等治疗后稍缓解，但一年四季常用电褥子，衣服厚着，阴天疼痛加重。患者就诊时症见周身关节疼痛，后背痛，怕冷怕风，四肢乏力，活动后手脚肿，现在晚上还用电褥子，出汗不多，晚上常咳嗽，无痰，食欲不振，睡眠可，大便干燥，4～6日一行，常饮用芦荟汁通便，月经正常。舌质淡，体胖，苔白腻，脉沉细。西医诊断为"产后风湿"，中医诊断为"产后痹"，辨证属营卫失和、风湿内袭，治以益气固表调营卫、祛风除湿、通络止痛为法。书方如下：生黄芪20g，炒白术15g，防风12g，防己15g，桂枝10g，炒桑枝30g，赤芍12g，白芍12g，茯苓30g，藿香梗8g，紫苏梗8g，炒薏苡仁30g，当归12g，川芎9g，炒枳实15g，生白术15g，火麻仁15g，肉苁蓉12g，14剂，水煎服，每日1剂，每日2次。

初诊思辨 患者虽关节后背疼痛数十年，但根源为产后感受外邪所致，故仍以产后痹治之。方中生黄芪、炒白术、防风，取玉屏风散益气固表，加防己亦是防己黄芪汤之意，用以祛风除湿，合桂枝、赤白芍、炒桑枝，益气和营通滞。患者病属产后血虚受风，风邪与血搏结，且患者关节疼痛多年，病久当有入络之弊，方中当归、芍药、川芎，亦寓当归芍药散之意，取其活血和营止痛。观其舌体胖，质淡苔白腻，食欲不振，四肢乏力，周身关节疼痛，大便干燥，为中焦脾虚湿阻，清浊不分，痹阻关节肌肉气血所致，津随气动，气转津流，湿阻气机，津液无法下达肠道，则有大便干燥，方中藿香梗、紫苏梗、茯苓、炒薏苡仁、炒枳实、生白术，为藿朴夏苓汤合枳术丸加减，行气化湿宽中，流转津液，下润肠道，加火麻仁、肉苁蓉，兼以润肠通便。

二诊（2008年9月17日）：自述服药后诸症稍缓，仍后背疼，四肢关节窜痛，周身酸胀，乏力，每晚要用电褥，怕冷怕风，大便干，吃了芦荟保持每天一次，食欲稍好转，睡眠可，梦多，月经正常，舌体胖，质淡苔白腻，脉沉弦细。书方如下：党参 12g，生黄芪 20g，生白术 30g，防风 12g，防己 15g，炒桑枝 20g，赤芍 10g，秦艽 12g，威灵仙 12g，独活 10g，桑寄生 15g，炒杜仲 12g，当归 12g，芍药 10g，川芎 10g，火麻仁 15g，炒莱菔子 12g，14 剂，水煎服，每日 1 剂，每日 2 次。

二诊思辨 诸症稍缓，仍以玉屏风散、防己黄芪汤、黄芪桂枝五物汤加减，以益气固表，调和营卫，祛风除湿。肾主骨，肝主筋，痹证日久累及肝肾。患者其脉沉弦细，沉在脏应肾，弦者肝脉，脉细提示精血不足，方以独活寄生汤化裁，独活寄生汤出自《备急千金要方》，主治痹证日久，肝肾不足，气血亏虚，腰背疼痛、肢节屈伸不利、畏寒喜暖、舌淡苔白、脉细弱之症。炒莱菔子、火麻仁润肠通便。

三诊（2008 年 11 月 27 日）：患者自述一直用上方，药后四肢关节及后背痛减，但仍怕冷，仍要晚上用电褥保暖，饮食可，睡眠梦多，月经正常，大便干，2～3 日一行。舌质淡苔白腻，脉沉弦细。书方如下：生黄芪 20g，生白术 30g，防风 12g，防己 15g，桂枝 10g，当归 12g，秦艽 12g，威灵仙 12g，甲珠 10g，地龙 15g，炒枳实 15g，乌梢蛇（先煎）10g，桃仁 10g，杏仁 9g，生何首乌 12g，肉苁蓉 20g，炙甘草 6g，生姜 2 片，14 剂，水煎服，每日 1 剂，每日 2 次。

三诊思辨 经治患者关节及后背痛减，仍以玉屏风合黄芪桂枝五物汤，益气固表、调和营卫，防己、黄芪、甘草、白术、桂枝、秦艽、威灵仙、甲珠、地龙、乌梢蛇等，为防己黄芪汤加减，取其益气祛湿，祛风通络止痛之功。桃仁、杏仁、生何首乌、肉苁蓉，润肠通便。路老治痹证喜用乌梢蛇，该药性善无毒，可治疗顽痹诸风，再加地龙以增强活血通络之力。

四诊（2009 年 2 月 25 日）：患者精力较前见好，自述上方服两月余，药后四肢关节及后背痛减。但晚上仍需使用电褥，纳眠可，二便调，舌淡，苔白腻，脉沉弦细。上方去何首乌，秦艽，威灵仙，生黄芪改 30g，加川芎 9g，赤白芍各 12g，制附子（先煎）6g，14 剂，水煎服，每日 1 剂，每日 2 次。

四诊思辨 三诊药后诸症减轻，但主要仍有夜间怕冷一症，思其为阳虚表现，故上方加制附子，合方中桂枝、白术、甘草等药，取甘草附子汤之意，与《伤寒论》中"风湿相搏，骨节疼烦，掣痛不得屈伸，近之则痛剧……或身微肿者，甘草附子汤主之"甚合，用以温经散寒止痛。

五诊（2009年3月12日）：药后夜间怕冷减，四肢关节痛减，余无明显不适，纳眠可，二便调，舌质淡苔白腻，脉沉弦细。效不更方，续以上方加减调治月余，诸症均明显改善。

此例患者是由于产后护理不周受外邪侵袭而致关节痹痛一证。女性产后本已气血亏虚，若日久不愈，则使气血阴阳更加亏损，卫阳不顾，愈加受外邪侵袭。路老临证善用调和营卫法，以益气固卫为先，审其虚实，或先标后本，或标本同治。路老主张用药不能偏寒偏热，寒则冰伏血病，热则伤津动血，宜选性平之药，调补气血营卫，方以防己黄芪汤加味治疗。除用药治疗外，路老还强调应注意适寒温，调畅情志，避免感受风寒湿热外邪，注意产后的调理和保健，未病先防，既病早治，将疾病消灭于萌芽状态。

医案八十　温卫养营治产后痹案

《灵枢·邪客》有云："营气者，泌其津液，注之于脉，化以为血，以荣四末，内注五脏六腑，以应刻数焉。卫气者，出其悍气之慓疾，而行于四末分肉皮肤之间，而不休者也。"《灵枢·本藏》："经脉者，所以行血气而营阴阳，濡筋骨，利关节者也，卫气者，所以温分肉，充皮肤，肥腠理，司开阖者也。"因此卫气可温煦四肢肌肉关节，而营血则可濡润和滑利骨节与肌肉。肌肉关节的正常活动，需要营卫的共同作用，营充卫强，肌肉筋骨关节方能发挥正常功能。痹证多由风寒湿三气侵袭肌肉关节而成，如《素问·痹论》所言："风寒湿三气杂至，合而为痹"，路老针对妇人产后关节疼痛、麻木等首次提出产后痹的病名，并制定了临床诊断规范，后被国内众多学者认同而广泛应用于临床。产后痹多发生于产褥期或产后百日内，由于失治或误治也可数年不愈而反复发作，类似于现代医学的产后风湿，但其病机又与痹证有所不同。产后气血亏虚，营卫俱不足，筋骨关节失于濡养，复为风寒湿邪所袭，发为产后痹，因此路老认为营卫失调是产后痹发病的重要病机，临床常用温卫养营之法，兹举一例如下。

金某，女，30岁，主因"周身关节疼痛，伴左下肢屈伸不利3年"于2008年6月4日初诊。患者2005年12月因汗后受冷风出现左侧腰痛，左侧下肢不能蹲起，后左腰痛，逐渐延至左髋部，2006年10月因引产后受风，出现怕风怕冷，双手、肘、膝关节疼痛，曾服中药，效果欠佳。患者就诊时症见手足冰凉，左侧为重，双膝、肘、锁骨、肩关节游走性疼痛，手脚肿，手指晨僵，腰痛连及左髋部。纳眠可，大便干，约3～4日一行，月经正常，既往体健，舌体胖、质暗紫滞，脉沉细，左手小滑。西医诊断为"产后风湿"，中医诊断为"产后痹"，辨证属营卫俱虚、营血瘀滞之证，治以温卫养营、活血通脉为法。书方如下：生黄芪20g，当归12g，桂枝10g，赤芍12g，细辛5g，通草15g，片姜黄12g，海桐皮10g，川芎9g，甲珠10g，地龙12g，鹿角8g，制附子6g，怀牛膝12g，生姜2片，大枣3枚，14剂，水煎服，每日1剂，每日2次。

初诊思辨　患者产后本有营卫不足，复受风邪所扰，发为产后痹，症见手足冰冷，是卫阳不足、失于温煦之象。舌质暗紫滞、脉沉细，是营血不足，而有郁滞不运之象。综合舌脉，辨为营卫俱虚，营血瘀滞之证，治当温卫养营，活血通脉。方中黄芪、当归、桂枝、赤芍、生姜、大枣取归芪建中汤之意也，黄芪、桂枝、生姜以助卫阳，当归、大枣以助营血，共行温卫暖营之功，赤芍代白芍以助活血之力。加细辛、通草，又有当归四逆汤之意也，取温经散寒之功。川芎者"血中之气药"可活血行气，祛风止痛；姜黄行气活血；海桐皮通经络；鹿角、附子助肾阳，肾中阳气乃卫阳之根本；怀牛膝补肝肾；地龙、甲珠通经活血。纵观全方，温卫与养营并用，活血与通脉兼施，共达温卫暖营，活血通络之功也。

二诊（2008年9月10日）：自述前方服用14剂，自感诸关节痛逐渐消失，未再服药，近10天来，天气转凉后，觉左肩关节、左侧腰眼部疼痛，手足冷，脚趾痛，遇寒加重，遇暖则缓，纳眠可，大便3～4日一行，舌淡有齿痕，苔薄白，脉沉细。上方生黄芪为30g，鹿角改10g，加炙甘草10g，14剂，水煎服，每日1剂，每日2次。

二诊思辨　患者服上方症减，又因天气转凉后症状加重，是卫阳不足、不能固护肌表之象，故于前方增黄芪之剂量，以温卫助阳，增鹿角以温肾助阳，加甘草以助脾胃之气，以脾胃为气血生化之源也。

三诊（2008年11月12日）：服药后，腰腿处疼痛消失，现在手足冷，自膝至足有冻僵感，足趾偶有疼痛，怕冷，纳眠可，大便干5日一行，舌暗淡，苔薄黄，脉沉细。9月10日方加生地黄15g，制附子改10g，14剂，水煎服，每日1剂，每日2次。

三诊思辨　服上方症减，但见膝足僵硬怕冷，故增附子以温阳散寒，今大便干结而多日方行，是前药有温补之虞，故加生地黄以增液行舟，平温补之过。

四诊（2009年4月23日）：近日气温骤降，今又小雨，四肢关节冷痛，左小腿肚子发凉，有时肌肉僵硬，腰凉伴疼痛，呈针刺样感觉，四肢末梢冰凉，阴雨天时加重，平素易发火，时有烦躁，对患者大有影响，胃有凉气，纳眠可，便秘，5~6日一行。素有带下之疾，白带稍多，无异味。舌淡紫，苔薄白，体胖，脉沉细滑。书方如下：麻黄4g，桂枝10g，炒苦杏仁9g，炒薏苡仁30g，鹿角（先煎）12g，生熟地黄各15g，肉苁蓉30g，赤白芍各12g，干姜8g，制附子（先煎）8g，炒枳壳12g，柴胡15g，萆薢15g，晚蚕沙（包煎）20g，川牛膝12g，甘草8g，14剂，水煎服，每日1剂，每日2次。茶饮方：太子参12g，生白术30g，当归12g，火麻仁15g，桃杏仁各9g，炒莱菔子15g，炙甘草8g，7剂，水煎代茶饮，每日1剂。

四诊思辨　患者今又感风寒湿之邪气，是故病情加重，当急发其邪气从外而出，防其深入，盘踞关节也，用麻黄、桂枝、杏仁，取麻黄汤之意，功在发散风寒。加杏仁、薏苡仁又有麻杏薏甘汤之意，祛其风湿邪气也，加萆薢、晚蚕沙增祛湿之功。鹿角、熟地黄、干姜、附子，取阳和汤之意，以补营助阳。如此则风寒湿可化，卫阳得复，营血得生，血脉通畅。患者素有气急易怒，为肝气过旺，又因有阳郁之症，故用四逆散，可调和气血，透邪解郁。同时又以益气养血通便之茶饮方通大便之秘结也。

妇人产后，气血亏损，营卫俱弱，百脉空虚，最易受风寒外邪侵袭而生痹证。产后痹之为病虚实夹杂，临证之时当需明辨虚实，分清寒热。治疗当注重妇人产后营卫俱虚之本，常以温卫养营之法以补其正气，营卫通利则腠理密而关节利，正气足则风寒湿邪自去，正复邪去，其疾自可愈也。

医案八十一 产后杂病当随证加减

女性产后，血脉空虚，正气衰惫，易受外邪侵袭，而变证丛生，正如《金匮要略》所言："新产妇人有三病，一者病痉，二者病郁冒，三者大便难"。路老认为妇人产后患病易虚易实、易寒易热，临证不可拘泥于诸如"产后多虚""产后多寒"之说，而应遵《伤寒论》"观其脉证，知犯何逆，随证治之"之大法。现附验案一则浅谈之。

刘某，女，36 岁。主因"产后身热 1 年余"于 2008 年 2 月 19 日初诊。2006 年 11 月底在澳门剖宫产一女孩，住院期间因吹空调受凉，月子期间劳累，时值夏季，开始有自觉身热、汗出症状，半年后症见午后喷嚏，易感冒，日间热感减轻，变为夜间身热、汗出。患者就诊时症见夜间身热，有少汗，平素情绪急躁，双上肢无力，活动时酸痛感，手足心汗多，双目干涩，口干渴不欲饮，近几日感冒，咳嗽痰多色白，偶黄黏不易咯出，纳少，不喜食凉，眠多梦不实，二便调，舌体胖，有齿痕，质暗红，苔根薄黄，左弦滑右沉弦。月经史：月经周期不定，经期 10 天左右，经前期头痛，以前额部为显，经期第 1~2 日量多，色暗，有少量血块，无腹痛。此次例假 2 月 16 日来潮。西医诊断为"产褥期感染"，中医诊断为"产后身热"，辨证属卫表失固，治以益气固表为法。书方如下：竹节参 12g，紫苏叶（后下）10g，柴胡 12g，炒黄芩 10g，浙贝母 10g，桔梗 10g，百部 12g，秦艽 12g，赤芍 12g，白芍 12g，前胡 10g，紫菀 10g，炒薏苡仁 30g，生谷芽 30g，生麦芽 30g，炒神曲 12g，山药 15g，莲子 15g，炒枳壳 12g，甘草 8g，生姜 1 片，14 剂，水煎服，每日 1 剂，每日 2 次。

初诊思辨 患者因产后护理不周，劳作受风而伤肺卫之气，正如《金匮要略》所言："新产血虚，多汗出，喜中风"，卫表失固，致其"温分肉""充皮肤""肥腠理""司开合"功能失职，则平素易感冒，卫表不固，营阴外泄，则时有汗出，脾胃为气血生化之源，"脾为孤脏，中央土以贯四旁"，脾气亏虚，清阳不升，则无力升发布散水谷精微运达周身，则有双目干涩、口干渴、眠多梦不实，脾主四肢肌肉，脾虚则四肢无力，舌胖大，边齿痕，纳少，俱是脾气亏虚之象，但因当下外感邪实为主，故应宣肺祛痰止咳为先。方中竹节参、炒枳壳、桔梗、甘草、柴胡、前胡、百部、紫菀、生姜、紫苏叶、浙贝母，乃人参败毒散合止嗽散加减，取其益气扶正固表，宣肺化痰祛邪之意。秦艽、赤芍、白芍、山药、莲子，养阴和营，以解虚热，兼以缓解肌肉酸痛不适。患者每于经前期头痛不适，且脉有弦滑之象，可知少阳枢机不利，方中柴胡、炒黄芩、生姜、甘草、竹节参，乃小柴胡汤加减，用以和解少阳。方中炒薏苡仁、生麦芽、生谷芽、炒神曲，宣上启下，健脾升清降浊。

二诊（2008年3月4日）：药后咳嗽发热好转，余症变化不甚明显。现四肢肌肉酸痛，双目干涩，平素不喜饮水，手足心时有汗出，夜间时有燥热。纳食尚可，眠多梦，小便可，大便干，日2次。舌体胖大，质暗滞微紫，苔薄白，脉弦滑略细。月经史：2月16日月经来潮，一直持续至2月26日，前4日量多，色暗红，有少量血块。书方如下：上方去桔梗、前胡、柴胡，加银柴胡15g，丹参12g，14剂，水煎服，每日1剂，每日2次。

二诊思辨　药后患者咳嗽发热好转，故去桔梗、前胡等化痰止咳之品。患者初为日间发热汗出，《素问·阴阳别论》言："阳加之阴谓之汗"，汗出日久，耗气伤阴，故转为夜间时有发热汗出，故易柴胡为银柴胡。患者平素口干渴但不喜饮水，且经水色暗红，有血块，舌质亦是暗滞微紫，可知内有血瘀之象，故加丹参活血散瘀。

三诊（2008年3月22日）：药后夜间燥热除，手足心汗出减，眠好转，大便已成形，现咽干，咽痒，轻咳，痰清稀透明，量多易咳。食纳一般，二便调。舌体胖，边有齿痕，质暗红，苔薄白，脉细弦。月经史：本次月经提前5天，3月11日来经，至今未净，前2天色鲜红量大，以后暗红有少量血块。书方如下：竹节参12g，太子参12g，炒白术15g，前胡12g，炒苦杏仁10g，炒薏苡仁30g，竹沥半夏12g，川贝母10g，款冬花12g，丹参12g，炒白芍15g，山药15g，莲子15g，仙鹤草18g，阿胶珠（烊化）8g，醋香附10g，生龙牡（先煎）各30g，14剂，水煎服，每日1剂，每日2次。

三诊思辨　身热已愈，大便通畅。然仍有咳嗽、痰多诸症，脾为生痰之源，肺为贮痰之器，脾气亏虚，则水谷精微化生痰浊上壅肺窍，患者月经提前，经期延长，且量多鲜红，结合舌脉，可知乃为脾气亏虚不能固摄精血所致。方中竹节参、太子参、炒白术、山药、莲子、炒白芍、丹参、仙鹤草、阿胶珠、醋香附、生龙牡，益气健脾，养血活血，收涩止带，同时脾气得健则杜生痰之源。炒苦杏仁、炒薏苡仁、竹沥半夏、前胡、川贝母、款冬花，宣上启下，化痰止咳平喘。

妇人产后诸病常虚实夹杂，用药不可专于苦寒清热抑或辛热温阳，正如《傅青主女科》所言："夫产后忧、惊、劳、倦，气血暴虚，诸症乘虚易入，如有气毋专耗散，有食毋专消导；热不可用芩、连，寒不可用桂、附；寒则血块停滞，热则新血崩流。至若中虚外感，见三阳表症之多，似可汗也，在产后而用麻黄，则重竭其阳；见三阴里症之多，似可下也，在产后而用承气，则重亡阴血。耳聋胁痛，乃肾虚恶露之停，休用柴胡。谵语出汗，乃元弱似邪之症，非同胃实。厥由阳气之衰，无分寒热，非大补不能回阳而起弱。痉因阴血之亏，不论刚柔，非滋荣不能舒筋而活络，乍寒乍热，发作无期，症似疟也，若以疟治，迁延难愈。言论无伦，神不守舍，病似邪也，若以邪治，危亡可待。"

医案八十二　带下从湿论治之治未病思想

带下过多是指带下量明显增多，色、质、味等异常，可伴有局部及全身症状，类似于现代医学各类阴道炎、宫颈炎、盆腔炎、内分泌功能失调等。中医学有"赤白沥""赤沃""下白物"之称。关于其病因历代医家多有论述，刘完素《素问玄机原病式·附带下》中说："故下部任脉湿热甚者，津液涌而溢，以为带下。"清代医家傅山也认为"带下俱是湿证"，其所制完带汤、易黄汤等均是从湿论治之方。国医大师路志正尊圣贤之旨，亦重从湿论治带下，但路老从湿论治带下，常有治未病思想蕴藏其中，或未病先防，或既病防变，或用药防弊，其对于疾病发展以及用药的预见性，值得吾辈学习，兹举一例以述之。

陈某，女，41 岁，主因"经前 10 余日白带多"于 2009 年 7 月 25 日初诊。27 岁人流术后至今未孕，就诊时见：经前 10 余日白带多，清稀透明，伴两踝酸楚，月经周期约 30 天，经量可，经前多右侧头部外侧疼痛，恶心，头晕，双足于每日下午发胀，晨起口渴，眠佳，食纳馨，二便正常。舌体胖有齿痕色暗红，尖微赤，苔薄白。脉沉细迟弱。既往有甲状腺肿大伴结节，宫颈腺体囊肿，左前分支传导阻滞病史。西医诊断为"阴道炎"，中医诊断为"带下病"，辨证属肝郁脾虚、湿蕴化热，治以疏肝健脾、清热祛湿为法。书方如下：五爪龙 20g，炒苍白术各 12g，车前草 15g，炒荆芥穗 10g，炒山药 15g，芡实 12g，炒黄柏 10g，炒薏苡仁 20g，萆薢 15g，晚蚕沙 15g，鸡冠花 12g，土茯苓 20g，乌药 10g，预知子 12g，醋香附 12g，炮姜 6g，14 剂，水煎服，每日 1 剂，每日 2 次。外洗方：马鞭草 20g，蛇床子 10g，苦参 10g，白矾 6g，椿根皮 12g，黄柏 10g，当归 12g，甘草 10g，防风 15g，防己 15g，14 剂，水煎外洗，每日 1 剂。

初诊思辨 本案患者以带下量多为主症，其带下色白而清晰透明，舌体胖有齿痕，是脾虚湿盛也。晨起口渴，舌尖微赤，又有湿郁化热之象。双足下午发胀，是为湿邪阻滞也。经前右侧头痛，是肝气郁滞之故。今观患者所见舌脉诸症，提示肝郁脾虚，湿蕴化热，下注带脉而成带下之证。方由完带汤、易黄汤、四妙丸加减而成。所选药物山药、芡实、黄柏、车前草，取易黄汤之意，本方出自《傅青主女科》，有健脾止带，清热祛湿之效，诸药合用，重在补涩，辅以清利；炒苍白术、山药、荆芥穗，取完带汤之意，以健脾胜湿；苍术、黄柏、炒薏苡仁又有四妙丸之意，以清热祛湿；五爪龙可健脾益气；萆薢、土茯苓、鸡冠花，利湿止带；稍加乌药以蒸腾肾气，肾之气化如常则湿浊随小便而解；预知子、香附之用，功在疏肝理气，亦有见脾之病、防肝克伐之意；炮姜一味，功在反佐，防用药之弊，恐攻伐太过，有损脾胃。以上诸药共用，奏清热祛湿，健脾疏肝之功效。复以外洗之方，马鞭草、苦参、枯矾、椿根皮、黄柏、防己以清热燥湿止带，蛇床子虽是性温之药，但配于诸苦寒之药中，意在去性而存其燥湿之功用，防风有祛风胜湿之意，当归之用，功以活血行血，防诸苦寒药太过，有凝塞胞宫血脉之弊，上药合用，共显清热燥湿止带之功。此案治之，观内服方预知子、香附、炮姜之用，既有防肝伐脾之意，又有防苦寒伤脾之功，品外洗方当归之用，亦是防用药之弊，蕴含了既病防变、用药防弊之思想。

二诊（2009 年 8 月 19 日）：上药服至 10 日，服药后带下减少，头痛发作次数减少，余症同前，眠佳，食纳馨，二便正常，舌体胖有齿痕，质淡暗，苔薄白。脉沉细弦。既见效机，守方进退，上方去鸡冠花、芡实，加当归 12g，赤白芍各 12g，14 剂，水煎服，每日 1 剂，每日 2 次。

二诊思辨　　上方服后，带下显减，药中病机，故有佳效。效当守法，故以前方加减进退以变化，去鸡冠花、芡实凉涩之品，而加当归、赤芍、白芍活血行瘀之属，意在防清热祛湿止带之药太过，恐碍血脉通行，阻其经血之运。此加减变法，用药兼防其弊，治病莫伤其正，其用甚妙。

带下之名，首见于《素问·骨空论》。历代医家多认为本病主因湿邪伤及任、带二脉，使任脉不固，带失其约，故有带下之称。湿之所生由内外之分，内因者，多因脏腑功能失调，水液代谢异常，聚而生湿。外湿多因久居潮湿之所、涉水淋雨等，以使湿热之邪外侵所致。合而言之，带下之病多湿，故化湿是主要治法。但万不可见湿只治湿也，脾为生湿之源，脾健则湿自去。而治病当有预见之思，见脾之病，当防肝木克伐，可提前予以扶土抑木之法，防生他变，用祛湿清热止带之药时，亦当虑其苦寒伤脾之弊也，可提前予温中补脾之药，防生中焦败乱之变。观路老治病用药，既有见脾之病、防肝克伐之治未病思想，又有用药防其弊、治病不伤正之预见性，非大家手笔，莫能如此。

第四章

皮肤疾病医案

医案八十三　滋化源，调气血治头发花白案

头发花白亦称白发症，即见头发呈散在性花白，甚至全白。中医学认为发之荣枯与人体的精血相关。路老认为肾之华在发，发又为血之余，故发之所养与精气血密切相关。头发花白当滋养精血之源，同时亦当调气血，必使化源充足，气血调达，发方能得以精气血之濡养。现举一例如下。

桑某，男，15岁，主因"头发花白2年，加重半年"于2011年1月24日来诊。患者于2年前因骨性关节炎在当地医院治疗后出现头痛、高热、腿麻，退烧后头发开始出现白发，半年前打篮球后膝关节受损，局部瘀血，头发变白加重，去年7月份于北京某大型三甲医院皮科治疗后效不显。平素易急躁，纳眠可，舌质暗红，苔薄白腻，脉细滑。患者6年前扁桃体摘除，既往有过敏性哮喘病史。西医诊断为"早老性白发病"，中医诊断为"头发花白"，辨证为精血不足、血瘀血热，治以滋养精血、凉血活血为法。书方如下：墨旱莲12g，女贞子15g，制何首乌12g，桑葚15g，川怀牛膝（各）12g，当归12g，炒白芍15g，生地黄12g，熟地黄12g，太子参12g，莲子15g，侧柏叶12g，皂角刺10g，紫草10g，陈皮9g，14剂，水煎服，每日1剂，每日2次。茶饮方：荷叶12g，浮小麦30g，绿萼梅10g，玫瑰花9g，芦茅根各20g，山茱萸12g，佛手8g，甘草3g，7剂，水煎代茶饮，日1剂。

初诊思辨　发为血之余，肾之华在发，本案患者因发热灼伤阴津，血燥失荣，故而出现头发花白。局部外伤，血滞失运，发失所养，故而头发白加重。舌质暗红是为血热血瘀之象。据舌脉诸症，辨证为精血不足，血瘀血热，治以滋养精血，凉血活血。方中墨旱莲、女贞子取二至丸之意，以补益肝肾，滋养精血；桑葚、制何首乌、怀牛膝以补肝肾、益精血、乌须发；炒白芍、当归、生地黄、熟地黄，取四物汤之意，以滋养阴血，充发之所养；侧柏叶、紫草、皂角刺、川牛膝以活血凉血，功在畅达气血；太子参、莲子、陈皮以健脾胃之运，助滋补药之运，资化源之生。以上诸药共用，一滋精血之化源，一调气血之运，使头发得以精气血之充养。患者平素性情急躁，同时以疏肝清热养阴之代茶饮，肝气之调达可助气血之运行，气血之行可助发之所生。

二诊（2011 年 3 月 24 日）：药后诸症平稳，唯性情易急躁，宜调气和血，佐以滋养精血，书方如下：柴胡 12g，黄芩 8g，青蒿 15g，太子参 12g，炒白术 12g，白芍 12g，玉竹 10g，墨旱莲 12g，女贞子 15g，炒酸枣仁 15g，桑葚 12g，丹参 12g，莲子 15g，炙甘草 6g，生姜 1 片，14 剂，水煎服，每日 1 剂，每日 2 次。

二诊思辨 患者性情急躁明显，是气机失和之象，气失安和，血亦不安，故当调和气血。方中柴胡、黄芩之用，取小柴胡汤以调达气机，青蒿以舒达少阳之气；白芍、玉竹、桑葚、墨旱莲、女贞子、酸枣仁，滋化源以养精血；太子参、白术、甘草，取四君子汤之意以健运中气，莲子以健脾胃，中焦气立，气血精之化源方能源泉不竭。诸药共用，以调畅气血，滋养精血。

服药后诸症平稳，无烦躁易怒，口不干苦，发根部已有黑发生出，无腰膝酸软等，自觉精神体力尚佳，纳谷馨，无腹胀，二便如常。以上方加减调理一年余，头发花白明显减少。

《诸病源候论》卷二十七："肾主骨髓，其华在发……若血气虚，则肾气弱，肾气弱，则骨髓枯竭，故发变白也。"强调了人之须发与精血相关，因此治疗时当从精血着手，可用生熟地黄、何首乌、牛膝、桑葚、黑芝麻、雄黑豆等补益精血之药，滋其化源。中医学认为"发为血之余"，人体须发的荣枯需要气血的滋养濡润，因此在滋养精血的同时需要加强调和气血的作用，气血虚者宜补之，气血瘀者宜运之。故而治疗头发花白当注重滋养精血之化源，亦当注重气血之畅达，必使化源充足，气血畅达，发方能得以濡养。

医案八十四　普秃首重脾肾，勿忘治心

正常人平均每天要脱发约 50 根左右，属正常的新陈代谢，但脱发超出正常现象，且比以前明显变稀即为病理性脱发，病情严重者眉毛、睫毛、腋毛、阴毛和全身毫毛全都脱落，形成普秃。路老认为普秃的治疗首重脾肾之

治。普秃虽多从脾肾论治，但亦勿忘治心，心主血脉，倘心血不足，或心阴亏虚，血失助运，发失血之所养，亦会出现脱发，早在《黄帝内经》就有心气损导致毛发悴的记载，如《灵枢·本神》："心怵惕思虑则伤神，神伤则恐惧自失，破䐃脱肉，毛悴色夭，死于冬。"可见古人早已认识到心与脱发的密切关系，兹举一例如下。

董某，男，17岁，主因"普秃3年"于2010年4月15初诊。患者10岁时曾出现斑秃，外用章光101后至13岁时头发全部长齐，14岁住校半年后又开始脱发，服用韩勇9＋9（自制中药），复加住校睡眠不足，至15岁时头发完全掉光，2009年暑假休息2个月，外用章光101，头发未生，患者就诊时见头发全脱，伴眉毛、睫毛、胡须脱落，手易脱皮，偶尔胸闷，口干，乏力，怕冷，睡眠差，不易入睡，纳可，二便调。舌质淡紫，苔少有裂纹，脉弦涩。西医诊断为"普秃"，中医诊断为"油风"，辨证属心阴不足、血虚不运，治法为滋阴养心、补血行血。书方如下：太子参15g，天麦冬各12g，玄参10g，炒酸枣仁20g，莲子15g，石斛12g，玉竹10g，当归12g，白芍12g，川芎9g，制何首乌12g，桑葚15g，侧柏叶12g，预知子12g，菟丝子15g，生龙牡各（先煎）30g，14剂，水煎服，每日1剂，每日2次。外洗方：马鞭草30g，川怀牛膝各15g，墨旱莲12g，女贞子15g，鸡血藤20g，黑豆20g，首乌藤15g，小麦30g，7剂，水煎外用洗头。

初诊思辨　本案患者，幼年即得此病，必有脾肾不足、发失所养在先，复观其舌，苔少且有裂纹，参其口干、手易脱皮、眠差之症，提示心阴不足之象，再者从舌红紫、脉弦涩来判断，又有血虚不运之象。心阴不足之证最显，当先治之，脾肾不足是为本，于后治之，故先治以滋阴养心，补血行血为法方中药物太子参、玄参、天冬、麦冬、当归、酸枣仁等取天王补心丹之意，以益气滋阴养心，莲子、石斛、玉竹增滋阴养心之功，心阴得养，心血得助，气血得运而荣毛发，毛发自有可生之机，当归、白芍、川芎取四物汤之意，意在补血行血，合以制何首乌、桑葚加强养血之功，血得助而发自生；侧柏叶取其生发之功；病久必情绪不畅，故以预知子疏肝理气；菟丝子取其益肾生发也；生龙牡取其重镇以安心神之功也。幼患斑秃，曾用多种成药，戕害肌肤毛窍，必当内外兼治，庶几有望，故又以滋阴养血、活血生发之剂外洗，使药物直接作用于皮肤而发挥药效。

二诊（2010 年 5 月 20 日）：经上方治疗 1 月，睡眠、乏力改善，毛发微有生机，舌红暗，嫩胖大，舌面较多细小裂纹，舌中较大沟裂，苔薄黄腻，脉弦滑细。书方如下：太子参 12g，生黄芪 15g，当归 12g，防风 10g，黄精 12g，莲子 15g，炒酸枣仁 15g，远志 10g，桑葚 15g，功劳叶 15g，桑寄生 15g，炒杜仲 12g，紫河车 10g，制何首乌 12g，枸杞子 12g，侧柏叶 12g，14 剂，水煎服，每日 1 剂，每日 2 次。茶饮方：西洋参（先泡）6g，麦冬 10g，五味子 5g，墨旱莲 12g，女贞子 15g，怀牛膝 12g，7 剂，水煎代茶饮，每日 1 剂。患者以上方加减治疗 1 年余，眉毛较前有所生出，现已存有一半的眉毛，少量变黑，长出眉毛不易脱落，头皮未见明显生长，仅见头皮少量白色绒毛。

二诊思辨 上方服后，心阴得滋，故睡眠转佳、毛发微生。故仍以太子参、当归、酸枣仁、何首乌等滋阴补血养心。脾为气血生化之源，而肾之华在发，脾气健则气血以充，肾气强则发得以荣，且患者幼年既有脱发之患，知其肾气虚弱在先，故增健脾补肾之功，黄芪以健脾益气，黄精、桑寄生、杜仲、紫河车、枸杞子以增滋补肾阴之功。合而用之，心阴得养，脾肾得补，发得气血以养而自生，并辅以滋阴养血之代茶饮，缓缓图之以增疗效。

《灵枢·决气》说："中焦受气取汁，变化而赤，是谓血。"精血互生互化，精和血之间存在着相互资生和相互转化的关系，血能生精，如《诸病源候论》说："肾藏精，精者，血之所成也。"故普秃之治，首重脾肾，精血充足，则发有所养也。血之生虽在脾肾，但血之所主为心，心主血脉是也，《素问·五脏生成篇》亦有"诸血者，皆属于心"之语，心之阴血充足，气血得运，发方有所养。临床治疗普秃当重脾肾，同时亦当勿忘从心论治。

医案八十五 **清金化痰治仓廪，祛邪扶正疗湿疹**

湿疹是一种常见的变态反应性、过敏性炎性皮肤病，症状多变，病位不一，治疗棘手，迁延难愈。中医学无湿疹病名，《金匮要略》"浸淫疮"之病与之相似，此病多因湿热火毒之邪浸淫肌肤所致，后世医家亦创"湿疮"之病名流用至今。《医宗金鉴》认为此证由湿热内生，又外受风邪，袭于皮肤，郁于肺经，而致遍身生疮。中医治疗湿疹当从肺脾二脏论治，以化痰湿、清肺热为手段，明相傅而治仓廪，仓廪治则中州运，正气复而邪实去，病由此可瘥。下文举湿疹验案一则。

白某，女，34岁，主因"湿疹3年余"于2008年8月30日初诊。患者自2005年入伍军训时劳累，易患感冒，身体乏力，皮肤出现湿疹，反复发作，时轻时重，服中药调理疗效不佳。患者就诊时症见脐下、腰部及颈部可见散在湿疹，感冒，时咳嗽少痰，口中黏膜易起溃疡，时口干口苦，不喜饮水，肢体困倦无力，面色萎黄，纳食尚可，进凉食则脘腹胀满，偶伴泄泻，睡眠不佳，入睡困难，多梦易醒，大便秘结，日行1次，小便正常。月经经期正常，量偏少。曾流产1次，至今未生产。白带稍多，无异味。舌质红，苔小白，脉沉滑。西医诊断为"湿疹"，中医诊断为"湿疮"，辨证属痰热郁肺、湿浊中阻、兼有风燥，治以清金化痰、利湿化浊，辅以疏风润燥为法。书方如下：浙贝母10g，桔梗10g，前胡12g，胆南星8g，僵蚕10g，炒苦杏仁10g，炒薏苡仁30g，炒黄芩10g，枇杷叶12g，紫菀12g，炒紫苏子12g，芦根30g，甘草6g，14剂，水煎服，每日1剂，每日2次。

初诊思辨 患者因军训劳累易发感冒，出现湿疹，其病机尚不明确，但可知其素体虚弱。就诊时症见肢体困倦无力，面色萎黄，口干不欲饮，冷食后脘腹胀而飧泄生，脉沉滑，脾虚湿盛之候尽显。脾虚日久，湿邪壅盛郁热，阻于中州，化生痰饮上贮于肺，肺脾主皮肤、肌肉，肺脾所蕴湿热之邪散布肌肤，其人常外感风邪，困湿热于肌肤而未攘，湿疹由此而生。析其本源，脾虚为要，然湿热之邪壅盛，健脾恐滋腻而助邪，湿热之邪生于脾，化生痰热贮于肺，肺者，相傅之官，主治节，相傅昏则治节废，相傅明则脾土仓廪可治，湿热可运化。故初诊以清金化痰治仓廪，由标治本，兼行利湿化浊之法。勿忘湿热搏结可化燥，疏风润燥亦不可忽视。

方中以黄芩、芦根、浙贝母、桔梗、胆南星、炒苦杏仁、炒紫苏子合用仿清金化痰汤之意清化痰热：黄芩、芦根性寒凉以清肺热，浙贝母、桔梗、胆南星三者皆清热化痰，炒紫苏子、炒苦杏仁降气祛痰，其中炒苦杏仁又兼润燥之功。前胡、紫菀同桔梗共奏止嗽散之意，疏风止咳。薏苡仁炒制利湿化浊又不失健脾之功，通调水道。独用枇杷叶清肺、止咳、降浊，襄助上述诸药配伍。僵蚕一味祛风兼化外犯肌表之痰湿。诸药合用，先治外感咳嗽，清化肺金痰热，通利肺脾水道，疏风止咳，明相傅以治仓廪。

二诊（2008 年 9 月 13 日）：上方服用 7 剂，药后感冒愈。就诊时症见：咳嗽减轻，偶干痒，时有少许白痰，口干喜热饮，颈部及脐上皮肤湿疹已明显减少，仍瘙痒，脱皮，夜间加重。夜寐不安，入睡难，多梦，夜间汗出。纳食可，饭后胃胀，大便日行 2～3 次，黏滞不畅，有不尽感，月经正常。舌质淡红，苔薄白，脉细滑。中医辨证基本同前，痰热之邪减轻，湿浊之邪仍留恋，治则不更，稍扶正气鼓邪外出，化裁予之。上方去紫菀、芦根，枇杷叶改 15g，加锦灯笼 10g、地肤子 15g、苦参 8g，14 剂，水煎服，每日 1 剂，每日 2 次。另予茶饮方：金蝉花 12g，牛蒡子 12g，炒苦杏仁 10g，炒薏苡仁 30g，赤小豆 15g，绿豆衣 12g，白茅根 30g，防风 10g，防己 12g，14 剂，水煎代茶饮，每日 1 剂。

二诊思辨　患者初诊服药后外感咳嗽减轻，口干喜热饮，稍显寒象，故上方去紫菀、芦根。患者湿疹明显减少，湿热邪气较前减轻，仍需前法以巩固，故枇杷叶加量以益清肺、止咳、降浊之功。又加锦灯笼、地肤子、苦参以加强清热利湿止痒之效，清化外犯之湿浊。茶饮方以金蝉花为首，补益肺卫以扶正气；牛蒡子宣肺利咽；炒苦杏仁、炒薏苡仁、赤小豆通调三焦水道，降湿浊以渗利而尽，祛痰湿之余邪；绿豆衣、白茅根性寒，清肺热之余邪；防风、防己二者合用祛肌表风湿之余邪。茶饮方诸药合用，共奏扶正祛邪之功，日常代茶饮之，襄助主方。患者以上方为基础，加减调理月余，湿疹痊愈。

湿疹其病，仓廪失司、脾虚湿盛是其本，湿浊之邪郁热化痰上贮于肺，相傅昏则仓廪乏治，湿热之邪外犯，素体虚而受风，诸邪困于肌表则生湿疹。治当从肺脾二脏论之，先以清金化痰之法明相傅佐君之官，复治节百官之用，方能治仓廪，运中州，通调水道，湿邪不生则无以外犯。纵览全程，扶正祛邪理念贯穿始终，谨防邪去正虚复生新疾之虞。

医案八十六 调气和血治疗黄褐斑案

黄褐斑是指面部出现边界不清楚的褐色或黑色的斑块，多呈对称性，主要以颧部、颊部、鼻、前额、颏部为主。现代医学认为多与内分泌特别是女性雌激素水平相关。路老认为黄褐斑之形成与气血最为相关，气血不能上荣于面是其主要病机。因此，治疗时注重调和气血，气血虚者宜补之，气血滞者宜行之，气血调和，则其斑自去。兹举一例以述之。

冯某，女，38岁，主因"面部黄褐斑2年"于2006年8月29日初诊。2年前无明显原因出现面部黄褐斑，逐渐加重，伴两颧色暗。患者就诊时症见形体消瘦，面色晦滞，平素月经量少，经期5天，有血块，工作压力较大，易急躁，经前情绪不佳，乳房胀痛，纳食正常，二便正常，睡眠可，舌质偏暗红，舌体瘦苔薄白，脉象细弦。西医诊断为"黄褐斑"，中医诊断为"黧黑斑"，辨证属气血失和，治以调和气血为法。书方如下：太子参15g，生白术12g，炒山药15g，莲子15g，生谷麦芽各20g，焦楂曲各12g，素馨花12g，郁金10g，预知子12g，娑罗子10g，丹参15g，川芎9g，炒白芍12g，炒酸枣仁15g，知母10g，炙甘草8g，7剂，水煎服，每日1剂，每日2次。

初诊思辨 患者年过五七，《黄帝内经》中说："女子五七，阳明脉衰，面始焦，发始堕"，阳明者，中焦脾胃是也，脾胃气虚，无以上荣于面，面色晦滞，面部黄褐斑。今观其来诊时所见诸症，当知其气血失和，气虚气郁并见，血运瘀滞亦存。故治疗时当气血并调，调气和血之法并举。方中药物太子参、生白术、甘草取四君子汤之意，合以生谷麦芽、焦楂曲、山药、莲子等意在健运脾胃，以充气血之源；川芎、白芍，取四物汤之意，合丹参运血之滞以养肌肤，酸枣仁养心血而安神志；素馨花、郁金、预知子、娑罗子意在调达气机，知母滋阴液而清虚热。全方共行补气行气，调和气血之功。

二诊（2006年9月5日）：药后诸症平，无明显不适，舌体瘦，质淡红，苔薄白，脉沉细。首方稍作加减，上方生白术改炒白术15g，去知母，加厚朴10g，生姜2片为引，14剂，水煎服，每日1剂，每日2次。

二诊思辨 药后诸证减轻，然气血不足无以充养面部是其根本原因，而气血之源在脾胃，故去寒凉之知母，而加生姜、厚朴二药以健中州。其后依上法调治数月，褐斑渐消，诸症皆愈。

中医学认为面部肌肤需气血之滋养，气血调和，方可使面部光泽莹润。若因饮食、情志等因素，或耗于气，或损于血，气虚者，血易虚易滞，气滞者，血易瘀，气血失和，或气血亏虚，或气血瘀滞，面部之肌肤失于气血之荣养，发为黄褐斑。治疗本病当从调和气血入手，虚者补之，滞者行之，或调气以和血，或和血以调气，气病多者治气和血，血病多者和血调气，观其脉证，随证治之，必使气血调和，自能容光焕发。

医案八十七　气血同调治老年皮肤瘙痒症案

皮肤瘙痒是一种无明显原发性皮肤损害而以瘙痒为主要表现的一种疾病。中医学称之为"风瘙痒"或"痒风"。《外科证治全书·痒风》中有"遍身瘙痒，并无疮疥，搔之不止"的论述，明确地记载了本病的特点。老年患者正气不足，若罹患皮肤瘙痒症，常反复发作，久久不能痊愈。究其病因，每多因血虚风燥所致，症见皮肤干燥瘙痒，夜间为重。针对此类病机，路老主张从气血同调入手，调气在于益中气升清阳，调血在于活血祛风止痒。现附一则验案如下。

姜某，男，75岁，主因"皮肤瘙痒近3年"于2008年7月19日初诊。3年前无明显诱因出现周身皮肤瘙痒，夜间重，皮肤干燥，口鼻咽干。纳可，量偏少，眠差。二便调，舌体中，质暗淡，苔薄水滑，脉沉缓。既往有神经性皮炎病史。西医诊断为"变态反应性皮肤病"，中医诊断为"风瘙痒"，辨证属清阳不升、血虚风燥，治以益气健脾升清、活血祛风止痒为法。书方如下：竹节参12g，生白术18g，当归12g，炒白芍10g，生谷麦芽各20g，炒枳实15g，广木香（后下）10g，醋香附10g，山茱萸12g，女贞子12g，墨旱莲12g，枸杞子12，豨莶草15g，地肤子15g，煅自然铜（先煎）20g，生龙牡（先煎）各30g，7剂，水煎服，每日1剂，每日2次。

初诊思辨 中老年人脏腑机能衰退，脾胃运化腐熟之力衰惫，水谷不化，气血生化乏源，营血虚滞，血虚则生风，风血相搏郁于肌肤，肌肤失养，而成皮肤干燥瘙痒之症，夜间阳入于阴，暗耗营血，故瘙痒夜间为重，脾虚清阳不升，官窍不得濡养，故有口鼻咽干，方中炒枳实、炒白术相合，取枳术丸之意，合生二芽益气健脾升清，输布精微达于肌肤、官窍，此亦路老"持中央，运四旁"学术思想。《素问·上古天真论》曰："男子八八，天癸竭，精少，肾脏衰，"老年患者肝肾精血亏虚亦是肌肤瘙痒之因，方中墨旱莲、女贞子取二至丸之意，合枸杞子、山茱萸滋补肝肾精血。当归、炒白芍、竹节参、煅自然铜，养血活血润肤，加广木香、醋香附，助其行气活血，意在寓"治风先治血，血行风自灭"之意。地肤子、稀莶草，祛风止痒。生龙骨、生牡蛎镇静安神，疗其夜间痒甚不能入眠。

二诊（2008 年 8 月 12 日）：服上方瘙痒减轻，头晕，双下肢轻度水肿，皮肤暗红，晨起明显。纳少，眠可，大便干燥不畅，日 1 次。舌体中，质淡红，苔薄白，脉细弦尺弱，时结代。当地医院检查提示："重度骨质疏松"。书方如下：生黄芪 15g，炒白术 12g，炒枳实 12g，炒三仙各 12g，蔓荆子 10g，炒荆芥穗 10g，炒刺蒺藜 12g，金蝉花 12g，天麻 12g，当归 12g，川芎 9g，生白术 12g，茯苓 30g，泽泻 12g，紫石英（先煎）20g，补骨脂 12g，柏子仁 18g，14 剂，水煎服，每日 1 剂，每日 2 次。

二诊思辨 一诊获效，仍宗前法组方，生黄芪、炒白术、炒枳实、炒三仙、蔓荆子，益气健脾升清。《诸病源候论》曰："风瘙痒者，是体虚受风，风入腠理，与血气相搏，而俱往来于皮肤之间，邪气微而不能冲击为痛，故瘙痒也。"荆芥穗微温不燥善祛血中之风。风动则痒，肝为风木之脏，无论血虚抑或是外风侵袭，皆易引起肝风内动，故加炒刺蒺藜、金蝉花、天麻，疏肝经风热以止痒。二诊患者双下肢水肿，皮肤暗红，知其有血瘀水停之象，当归、川芎、生白术、茯苓、泽泻，为仲景当归芍药散，取其活血利水。紫石英定惊悸、安魂魄，助其入眠。患者年高骨质疏松，加补骨脂补肾强骨。柏子仁润肠通便。

老年性皮肤瘙痒病程长，症状易反复发作，乃为老年正气不足，体虚易感外邪或感邪不能速去，久滞于肌肤，正如伤寒所言"以其不能得小汗出，身必痒"，因此，治疗时应注意时时顾护正气，顾正气尤以重视中焦脾胃为主，益气健脾升清，化生气血御外邪，布散精微润肌肤。同时注意祛风邪，祛风不可用辛燥刚烈之药，以免耗伤营血，加重血虚风燥之弊，祛风当遵"治风先治血，血行风自灭"之意，补血活血，断其羁留之所，则风邪自去。如此气血同调，则老年皮肤瘙痒症自能缓缓消退。

医案八十八　从风血辨治瘾疹案

　　瘾疹是指皮肤出现红色或苍白色风团，时隐时现的瘙痒性、过敏性皮肤病，相当于现代医学所言"荨麻疹"。其主要特点是：皮肤上出现瘙痒性风团，发无定处，骤起骤退，退后不留痕迹。中医学认为本病多因平素体虚或体质特禀，外受风热湿等邪气所致。《诸病源候论·风瘙隐轸生疮候》指出"人皮肤虚，为风邪所折，则起瘾疹。"故又将其称为"风疹块"。路老根据本病风团游走不定、皮肤瘙痒等表现提出治疗时应注重因势利导，疏风为要，推崇"治风先治血，血行风自灭"的学术思想，强调以理血疏风为主线，结合兼症，随证治之。

　　左某，男，51岁，主因"周身红疹1年余"于2007年1月13日初诊。患者一年前因着急上火后周身起红疹，发无定处，时断时续，皮疹色红，不高出皮肤，连接成片，瘙痒，挠后易出淡黄色液体，急躁、温度高时易发，不受季节影响。否认药物、食物过敏史。患者就诊时症见周身皮肤散在红疹，唇干裂，唇红，口渴喜饮，失眠，纳可，二便调。舌质暗，苔薄，少津，脉细略数。西医诊断为"荨麻疹"，中医诊断为"瘾疹"，辨证属风热袭表、营阴内伤，治以理血和营、疏风清热之法。书方如下：当归12g，生地黄30g，赤芍15g，丹参15g，槐米18g，生石膏25g，土茯苓25g，地肤子20g，白鲜皮15g，蝉蜕10g，僵蚕12g，姜黄6g，大黄2g，乌梢蛇（先煎）12g，乌梅15g，炙甘草10g，7剂，水煎服，每日1剂，每日2次。

　　初诊思辨　风为阳邪，其性善行而数变，故见患者皮疹散布全身，发无定处，并伴瘙痒。每次起病时多因情绪急躁诱发，且红疹发作亦与情绪、高温有关，挠破后可见淡黄色液体，皆提示刻下所见乃因其七情内伤而致血热有余，风热相煽，侵袭肌表而致病。同时，风热相搏，轻扬开泄，易耗伤营阴，故见口渴喜饮，口唇干裂等阴伤之象。结合舌脉，综合分析，刻下所见乃风热袭表，营阴内伤之象，其病机核心在于血热风盛。故治以凉血和营、疏散风热为要。

路老在遣方用药时遵"治风先治血，血行风自灭"之法，法《外科正宗》消风散之旨，取当归、生地黄养血滋阴清热；生石膏、土茯苓清热解毒；加槐米以增强清热凉血之功，且其尤善清泻肝经邪热。取蝉蜕以散风热、透疹，与僵蚕、姜黄、大黄相伍，即合升降散之意，一方面，可燮理气机，使气行则血行，且与丹参、赤芍等活血之品相合，使凉血而不留瘀；另一方面僵蚕、蝉蜕相配可透风热以外达，轻用姜黄和大黄，二者相伍既可活血又可导血热以下行，上下分消，因势利导，共奏疏风凉血清热之效。地肤子、白鲜皮、乌梢蛇三药相配以加强疏风清热止痒之功。方中乌梅，性味酸涩收敛，可敛阴生津，以制风性轻扬开泄之害。炙甘草以调和诸药。诸药合用，使风热得散，血热得消，营阴得和，则瘙痒自止。

二诊（2007年1月27日）：服药后诸症减轻，舌脉同前。前方进退，上方去乌梅，加玄参15g、防风8g，14剂，水煎服，每日1剂，每日2次。后随访一年，瘾疹未复发。

二诊思辨　患者服上方诸证明显减轻，故去收涩之乌梅，加玄参以增强养阴清热之功，又可凉血化斑，同时，加防风以固卫肌表，疏散风邪，扶正与祛邪并用，收效甚佳。

瘾疹之所生或因表虚不固，风寒、风热之邪侵犯肌表致营卫失调而发；或因饮食失调，过食辛燥之品，肠胃积热，复加风邪，内不得疏，外不得散，郁于皮肤之间而发。路老认为在本病辨治中"风"和"血"作为主要矛盾贯穿疾病的始终，提倡"治风先治血，血行风自灭"的治疗思路，对于治血之法应根据证候不同，灵活使用养血、活血、凉血、行血之法，在临证中要做到"凉血不留瘀，活血不伤正"。同时，风为阳邪，易成风热相合之势而致营阴受损，因此，生石膏、土茯苓、大黄等清热解毒之品亦应随症加减。在本案中，路老用升降散以理气机、调血行，疏风邪，散郁热，亦体现了理血疏风对于本病治疗的重要意义。在本病的调养方面，路老强调对于临床症状缓解期的患者，应注意固护卫气与阴液。

医案八十九 畅中焦疗口腔扁平苔藓案

口腔扁平苔藓是一种皮肤黏膜的慢性炎症疾患，口腔黏膜发生珠光白色条纹，条纹周围充血发红，并出现糜烂、溃疡，病程长，易复发，患者痛苦不堪。凡心肾之火上炎，脾胃湿热上蒸，外感风热火毒燔灼，都可引发该病。本案病机以湿热阴虚为中心，湿去热孤，畅中焦，顾津液，灵活论治，谨扣病机，取得了较好的疗效。

陈某，女，67岁，主因"口腔扁平苔藓10年"于2006年9月18日初诊。10年前开始出现口腔扁平苔藓，曾在北京多家医院诊治，确诊为"口腔扁平苔藓"。患者就诊时症见口腔溃疡灼痛，口干，口涩，牙龈红肿，纳眠可，形体稍胖，大便黏滞，小便调，口唇暗红，舌体暗胖大，有裂纹，苔黄而干，脉沉弦数。西医诊断为"口腔扁平苔藓"，中医诊断为"口疮"，辨证属湿热内蕴、阴津亏虚，治以清热燥湿、养阴润燥为法。书方如下：清半夏10g，茵陈12g，生薏苡仁30g，苏荷梗（各）10g，藿香10g，南沙参15g，西洋参（先煎）10g，麦冬12g，桔梗10g，石斛12g，赤芍12g，白芍12g，生谷芽30g，生麦芽10g，石见穿12g，蒲公英12g，厚朴12g，甘草8g，8剂，水煎服，每日1剂，每日2次。

初诊思辨 脾开窍于口，口疮的发生与脾密切相关，脾喜燥恶湿，脾胃损伤，脾损生湿，湿困脾运，久则湿郁生热，湿热上蒸可致本病发生；牙龈属脾胃，龈为手足阳明经分布之处，牙龈红肿提示胃火亢盛；见黄苔此主里热之证；患者体胖，且兼见大便黏滞、舌胖，示脾经有湿；口干、口涩、舌有裂纹、苔干，此为患病日久，湿性黏腻重着，湿与热和，缠绵难分难愈，湿热邪毒久伏于体内，化为火毒蕴于中焦，火热灼阴，津伤不上承，火灼血凝，口唇暗红。藿香、厚朴、半夏、薏苡仁，取藿朴夏苓汤之意，芳香宣化内湿，淡渗通利湿邪，藿香、厚朴又兼以调脾胃气机升降。湿热病多缠绵难愈，湿热两分，其病易去，湿热两合，其病重而速，藿朴夏苓汤分消湿邪，使湿去而热无所依，稍加清热之品即可达到热祛病除之效，配以茵陈增强除湿热之功，荷梗味苦入膀胱经，理气化湿，梗者通直，使湿邪从小便而出。辛香化湿，淡渗利湿有耗伤阴津的顾虑，且久病伤阴，但多数滋养阴津之品又黏腻碍胃，反助湿邪，用南沙参、西洋参、麦冬、石斛滋阴轻灵之品，取沙参麦冬汤之意，甘寒生津。西洋参、石斛主生中焦津液，养阴生津，滋阴又不黏腻碍胃，且不生湿，桔梗载药助津上承治口干、口涩，加酸甘之白芍，敛阴生津，酸敛收疮。脾胃为气机之枢纽，本病以脾胃为病变中心，脾为湿困，湿性黏腻，脾之气机升降受困，上药可使湿去脾自健，脾胃不为湿热所困，患病已久，脾胃之气受损，生谷芽、生麦芽助脾胃受纳运化复气机，生化有源，可使脾不再生湿；蒲公英、石见穿清热苦寒，可消湿热所蕴火毒，赤芍清热凉血散瘀血。全方相配，标本同治，清湿热而不伤脾胃，健脾胃而不滋腻，量不在大，用药轻灵，注重调中。

二诊（2006 年 9 月 26 日）：服药后诸症好转，现牙龈红肿，溃疡疼痛，口干口涩，纳寐二便可，舌胖质淡红，苔厚腻，脉沉弦小数。宗上方加减，去竹沥半夏、荷梗、赤白芍，加当归 12g，黄连 8g，牡丹皮 12g，生地黄 12g，14 剂，水煎服，每日 1 剂，每日 2 次。

二诊思辨 患者服上方诸症好转，其牙龈红肿溃痛，口干口涩，舌胖淡红，苔厚腻。此次就诊，大便已恢复正常，说明湿邪可去，牙龈属胃，红肿溃痛，当为湿热余邪内蕴肠胃，热重湿轻，胃有积热，循经上冲；口干口涩阴津仍未复，故其治以清胃热化湿为要。湿邪已去之八九，湿浊已化，热邪易消，湿邪已可去，过用反而伤津，故去清半夏、荷梗、藿香、赤芍，而加当归、黄连、牡丹皮、生地黄取清胃散之意，以清阳明胃之火，乘胜追击以治孤热。黄连苦寒，直折肠胃之火，合桔梗引药上行，火热之邪轻清透发，宣达郁火，胃热则阴血亦必受损，故以生地黄凉血滋阴；牡丹皮凉血清热，当归养血和血，与生地黄相合滋阴养血，与牡丹皮相伍可活血消肿止牙龈痛。其余各药未变，重在养阴生津，以治病本。

路老在治疗本病时以藿朴夏苓汤为底方分消湿邪，平淡之中有精妙，湿热当先治湿，治以脾胃为枢纽，分消湿邪，湿邪已去，热无所依，孤热易清；养阴重用轻灵之品，养阴而不碍腻中焦。脾为土脏，治中央以长四脏，灌溉四旁，开窍于口，又为气机升降枢纽，主周身气机，脾胃为人体之轴枢，脾胃畅，脾胃健，畅达中焦，病自除，黄元御在《四圣心源》云："中气者，和济水火之机，升降金木之轴。"本病以畅达脾胃为线，贯穿始终，除脾胃之湿以复气机升降，除中焦积热以除灼痛，养脾胃之阴以解干涸，为临床治疗本类疾病提供了参考。

医案九十 益气养血、疏风润燥治银屑病案

银屑病是一种由于多基因遗传而引起的慢性炎性皮肤病，在临床中主要表现为界限清楚的具有银白色鳞屑的红色斑块。中医学中银屑病属"白疕"范畴，病理机制为肌肤失气血之濡润所致，其内因为气血亏虚，无以濡养肌肤，外因为风燥邪气袭表，耗伤阴血之精华，内外因夹杂日久，肌肤失濡养，则生本病。故治疗本病应兼顾其内外病因，益气养血与疏散风燥并重，下文举验案一则。

杨某，男，36岁，主因"银屑病5年"于2008年3月18日初诊。患者于2003年无明显诱因发现头上有红色结节，瘙痒脱屑，就诊于医院，诊断为"银屑病"，经西药治疗无效，后又采用多种治疗措施，效果不佳，病情反复，周身先后出现散在病灶，均瘙痒脱屑，故求诊于中医。患者就诊时症见患者周身麻木瘙痒不适，脱屑痒痛，时觉轻微胸闷，纳呆，因痒痛难忍而眠差。不能坐立，起身走动，双下肢膝关节以下发胀，大便2～3日1次，便干难解，小便调，舌质淡暗，苔灰白腻，脉沉滑。西医诊断为"银屑病"，中医诊断为"白疕"，辨证属气血两虚、风燥犯表、兼血瘀湿阻，治以益气养血、疏风润燥并重、兼活血利湿为法。书方如下：五爪龙30g，白鲜皮12g，乌梢蛇（先煎）10g，防风10g，防己15g，地肤子15g，苦参12g，当归12g，生地黄15g，炒苦杏仁10g，炒薏苡仁30g，赤白芍各12g，刺蒺藜12g，露蜂房10g，黑芝麻12g，生何首乌12g，制乳没各12g，鸡血藤20g，14剂，水煎服，每日1剂，每日2次。

初诊思辨 患者自觉周身麻木瘙痒，据症舌脉，舌淡暗，苔灰白腻，脉沉滑，此乃脾虚无以化生气血濡养肌肤，风燥之邪乘虚而犯肌表之象，风燥之邪耗伤气血势盛而邪气难去，故病程绵延日久。脾虚而痰湿内生，阻于中焦则脾胃运化失司，气血化生乏源故上述病候尽显。气虚无力推动血行，

故血瘀湿阻之候并存。方中以素有"南黄芪"之称的五爪龙合当归、赤芍、白芍、生地黄、生何首乌、防风、防己、刺蒺藜、白鲜皮取当归饮子之意益气养血、疏风润燥，五爪龙仿黄芪，存其益气之功而去其温燥之性；又加黑芝麻、何首乌补肾填精，培补先天之本以益后天气血生化之源。方中杏仁、薏苡仁、苦参合用通调水道，利水渗湿；制乳没、鸡血藤合用活血散瘀、通经活络。全方又加乌梢蛇、地肤子、露蜂房增益疏风润燥之功。全方用药主次有序，不失精专。

二诊（2008 年 6 月 20 日）：上方服用三个月后，周身麻木及瘙痒明显减轻，病灶面积减小，部分消失，余症皆减轻。纳可，眠稍差，二便调。查舌脉，舌稍暗，苔白，脉沉。辨证同前，予上方加减：加首乌藤 12g，余药同前。患者进服 2 月后，病情基本缓解。

二诊思辨 患者服初诊处方效佳，遂效不更方，稍加化裁。其睡眠不佳，加首乌藤宁心安神，襄助睡眠。治则同前，攻补兼施，患者症减且新症未生。

本病常以中医学"白疕"之理法方药论治，与肺脾肝三脏关系密切。肺合皮毛，易受风燥之邪；脾司气血化生，脾虚则气血化生无源，气血无力濡养肌肤；肝主疏泄，疏泄不畅则气血津液难散布于皮腠，肌肤不荣。故治疗本病当围绕此三脏展开，又以中州脾脏为要，气血化生有常则肌肤皮腠有所养。同时重视肝之疏泄、肺之宣降及朝百脉之功，治则当以益气活血、疏风润燥并重，使气血可至其位、各司其职，濡养得当，则疥癣难生。

医案九十一 **理肝肺，和气血疗面部痤疮案**

痤疮是由于性激素分泌失调，皮脂腺分泌旺盛，毛囊皮脂腺导管的角化异常以及面部炎症感染等因素引起的以面部丘疹、脓包、囊肿结节等为表现的一种疾病，属中医学"粉刺"的范畴。叶天士云："女子以肝为先天"，青春期后痤疮的发病多关系到肝脉受损，先天肝阴不足，肝火天癸过旺，清《外科大成》云："燥淫所胜，民病疡疮痤痛，病本于肝是也。"肝脉郁火，外灼肌肤，肝脏不调，气血失和，故生痤疮；《素问·痿论》曰"肺主身之皮毛"，《素问·咳论》曰"皮毛者，肺之合也"，肺经积火，外应肌肤，灼血成瘀，而成痤痹。故治疗肺风粉刺当以滋阴疏肝，通腑泻肺，凉血活血。

王某，女，30岁，主因"面部痤疮"于2006年12月9日初诊。患者就诊时见面部痤疮，背部偶有痤疮，伴腰部疼痛，失眠多梦，头重脚轻，神疲乏力，喜生气，善太息，胸闷，小腹痛，月经色暗，经期尚准，大便干，溲黄赤，伴有尿频急。舌红暗滞，苔薄黄，脉沉细弦。西医诊断为"痤疮"，中医诊断为"粉刺"，辨证属肝肺失和、血热气滞，治以调和肝脏、通腑泻肺、凉血活血为法。书方如下：酸枣仁20g，川芎12g，土茯苓25g，知母10g，炙甘草10g，佛手12g，炒杜仲15g，珍珠母（先煎）30g，枳实15g，大黄2g，败酱草30g，百合15g，生地黄25g，当归10g，赤芍15g，槐米15g，地肤子18g，白鲜皮15g，14剂，水煎服，每日1剂，每日2次。

初诊思辨　肝主藏血，疏泄全身，对于女子尤为重要。叶天士云："女子以肝为先天"，肝主藏血而又有疏泄之功，此脏有体阴而用阳之特性，肝为阴脏，有将军之特性，故需藏血以养其身，肝又主疏泄而用其阳性，使所藏之血通行全身，另者《素问·刺禁论》云："肝生于左，肺藏于右"，肝肺通调一身之气机，为人体气机之龙虎循环，且《素问·生气通天论》云："诸气膹郁，皆属于肺"，故肝脏舒，肺脏通，则气不郁；肺主治节，有宣发肃降之功，宣散精微外达皮毛，肺与大肠相表里，顺大肠肃降浊阴于下窍，宣降有常，则肺气通调。此例为青春期后痤疮患者，长年情志失常，肝气不舒，故外无以推血而行，血气交阻于腠理之中，则为痤疮，在内气机郁滞，则出现善太息、胸闷这一现象，气机郁滞于下，则在下不通，不通则痛，故小腹发痛，肝气不舒，久积于内，郁而化火，灼伤阴血，阴血不足，无以滋养于下，故头重脚轻，神疲乏力，且阴分不足，则虚火内旺，虚火渗入血分，疏泄于心，扰乱心神，故失眠多梦；肺与大肠相表里，大肠不通，则肺气宣发肃降失调，腑中实热熏蒸，则肺脏郁火，《灵枢·本脏》载"肺应皮"，肺火外应，又肺宣散精微于皮毛之功失常，故在外生有粉刺。结合舌脉，辨证分析，患者此为肝肺失和，血热气滞而至此症，病位在肌肤，主涉肝肺两脏，治以调和肝脏，通腑泻肺，凉血活血为法。

方中用酸枣仁、知母、土茯苓、川芎、炙甘草，此为张仲景之酸枣仁汤变方，此治肝血不足，虚热扰动，其中酸枣仁养肝柔肝，知母滋肝阴分又泄其虚火，土茯苓解其痈毒，川芎为血中气药，既可调肝血，又可疏肝气，使诸药补而不滞，配以炙甘草调和诸药，故为补泻同施，补中兼行，另加一佛手，引动气机，气血同行，故可消其疮，疗其疡，同时配上杜仲和珍珠母，强益肝体，平息肝风，以杜绝头重脚轻，神疲乏力之象；此患者大便干结，用大黄、枳实，败酱草，通阳明大肠之实邪，大肠邪热去，则肺中浊热清，因肺主外，故肺热清则无灼热壅于肌肤，故可消痤于其本，另用百合、生地黄，此有百合地黄汤之意，以资肺之阴精，凉肺中虚火，肺阴充足，可源源不竭散精于皮毛，皮毛得养，则痤无以生；配上当归、生地黄、赤芍、川芎、槐米，取四物汤之意，既凉其血分，又推其血行，还可养阴火已伤之血；此患者为外皮肤之疾，故加用地肤子、白鲜皮，使诸药走于皮肤，解皮肤之毒，实为治标之妙药。全方标本同调，肝肺同理，气血共治，养中有泻，补中有行，实为阴平阳秘这一治疗大法之妙用。服上药后痤疮稍有缓解，患者自己按上方又服1月余，面部痤疮已消失。

中医学认为本病的形成多因先天肝脉不足，肝气不舒，肺经郁火，气血壅结等有关。若素体先天肝脉不足，会导致女子二七时相火亢盛，天癸过旺，阴虚内热而面生粉刺，再有肝者，女子之先天，主疏泄而通气于全身，调冲任以盈血海，肝之疏泄失常，则气行不畅，血行受阻，气血互结于面部而出现结节、囊肿和瘢痕。肺合大肠，腑气不行，则肺热，《医宗金鉴·外科心法要诀》称"肺风粉刺肺经热，面鼻疙瘩赤肿疼……"，肺热蕴于腠理，散至皮肤，气血阻滞，终成痤痱。故治此者，调和肝脏，通其肠腑，以顺肺气，养其肺精，外散皮毛，则疮疡无以生也。

第五章

儿科疾病医案

医案九十二 **益后天、建中州治小儿孤独症案**

　　小儿孤独症亦称小儿自闭症，是一种发生于儿童早期并多伴其终生的广泛性发育障碍类精神疾病，以语言交流障碍、社交障碍和行为异常为三大核心症状。中医学无此疾病对应病名，从症状论，又可以"形病"与"神病"分而论之：从"形病"论者多属"五迟"范畴，从"神病"论者多属"郁证""狂病""癫病"等范畴。审其病源多由先天肾精亏虚所致，诸脏腑皆受累，病机冗杂，头绪烦乱，脏腑气血盈亏多变，临证论治则争论纷纭。路老治此病，先顾脾胃，再及余脏，先天之不足难补，后天之精微益之，幼儿体弱，稚阴稚阳，治当慎之又慎，先建中州脾胃，再行各损益众法，病情虽多变却难撼其本。兹举验案一则以浅窥其义。

　　方某，男，11 岁，主因"哭闹、语言障碍 8 年"于 2009 年 9 月 28 日初诊。西医诊断为"小儿孤独症"，长期进行语言、行为训练均效不著，曾服西药镇静剂半年余，稍显效，后镇静剂不断加量，服至 1 年时突然出现哭闹不止经常发作，遂自行停服镇静剂，哭闹更甚。曾查头颅 MRI 等多项检查，均未见异常。就诊时症见：多动，表情淡漠，对各种事物缺乏兴趣，厌学，喜哭闹，时自主袭击身边人，常自击头部，晨起流涕，打喷嚏，大便日行 3～4 次，不成形，小便色黄，每于秋季见皮肤瘙痒，望之发育尚可，皮肤色暗，口中喃喃自语，两目斜视，肢体颤动，舌体居中，舌质淡红，有瘀斑，苔薄白，脉滑数。西医诊断为"小儿孤独症"，中医辨病属"癫病""狂病"范畴，证候特点为本虚标实，本虚以气血两虚为主，标实可见肝风内动、痰火扰心之候，治法以攻补兼施为要，健中州以益气养血，祛邪实以息风祛痰，两法并重。书方如下：西洋参（先煎）8g，炒苍白术各 12g，炒苦杏仁 9g，炒薏苡仁 30g，竹沥半夏 9g，明天麻 12g，茯苓 20g，炒三仙各 12g，金蝉花 12g，白芍 20g，当归 12g，炒防风 8g，娑罗子 10g，生龙牡（先煎）各 30g，炙甘草 8g，生姜 1 片为引，水煎服，7 剂，每日 1 剂，每日 2 次。另取全蝎（后下）12g，蜈蚣（去头足）8 条，蝉蜕 6g，僵蚕 10g，磁朱丸 6g，天竺黄 6g，煅龙齿 8g，共为细末，装胶囊，奏止痉散之功，每服 4 粒，温水送下，每日 3 次。

初诊思辨 《素问·奇病论》所论"癫狂"之病云"病名为胎病，此得之在母腹中时，其母有所大惊"，患儿年幼，天癸不足，肾精亏虚，而成此病。诸邪居内，稚阴稚阳，脏腑气血娇嫩未成，邪气中之，中心则血脉不畅、神失所养；中肝则肝风内动、血失所藏；中脾胃则健运失司、水谷不化；中肾则纳煦失司、作强痿弱；中脑则髓海虚损、神机废乱。诸邪并盛，风、火、痰、气、瘀并存于体内，形神皆伤，故见五迟、癫狂、淡漠、震颤等众症。查其舌脉，舌质淡红，有瘀斑，苔薄白，脉滑数，痰热瘀之象皆显。患儿年幼体弱，诸病源于先天禀赋不足，当由后天脾胃补之；其脏腑受邪、气血亏虚，亦当从中州脾胃论之，建固中州以益气补血，气复则瘀血可消、痰饮可化，血复则内风可息、虚火可灭。其病日久，诸邪错杂，从症状论以风、痰二邪最盛，故攻法当以息风祛痰为要。初诊之时病势汹涌湍急，虽患儿虚甚，亦当治标不弱于治本之势，攻补并重为法。方中以西洋参、炒白术、炒苍术、茯苓、炙甘草、白芍、当归、竹沥半夏取归芍六君子汤之意，以六君子健脾益气、行气化痰，易人参为西洋参，其性温润，益气补虚而不燥；半夏竹沥制之，缓其温燥之性；当归养血和血，使瘀血去而新血得归；白芍护阴敛津，润半夏、苍术之燥性，又其以桂枝制之，养血柔肝而不碍肝木之气血循行。炒三仙消脾胃积滞、健运中焦枢纽之功。炒防风辛散之力不显，而升发脾阳之功独具，可助气血津液运化，以奏止泻痢之功；婆罗子理气和胃，主降，此二药合用升清降浊，调畅枢机。炒苦杏仁、炒薏苡仁化痰祛湿，通调上下水道，使中州运而惠及上下。明天麻息风止痉、金蝉花祛风止痉，两药同用胜风邪、止痉挛。生龙牡镇惊安神。生姜1片为引以辛散为性，助诸药攻实祛邪之功又可温中固本。诸药合用，从中州为源补之而以诸法惠及四旁，以治"形病"为主，治"神病"次之。另取止痉散一方共为细末，方中全蝎、蜈蚣、蝉蜕、僵蚕仿五虎追风散之意祛风痰止痉挛。天竺黄清痰热、定惊悸，磁珠丸镇惊安神，煅龙齿平肝潜阳以安神。止痉散诸药以祛风、镇惊、化痰、安神为用，以治"神病"为要，又助主方治"形病"之功。初诊诸药，虑其病势正盛，正虚而邪顽，治以标本兼顾、攻补并重、形神同治，围绕中州脾胃展开施治。

二诊（2009年10月7日）：药后肢体震颤改善，纳谷旺盛，仍易兴奋，望其面色晦暗，两目周围色青，其间哭闹一次，大便日行2次，成形，小便调。舌体居中，舌质淡，苔薄白，脉濡而无力。既见微效，风痰之候稍减，病势稍缓，治则不更，仍以攻补兼施为要，攻以理气消滞为主、兼息风化痰之法消其余邪，补亦循建中州之法，稍兼滋阴潜阳之法以阴阳通调，宗上方加减进退。书方如下：西洋参（先煎）6g，炒苍术12g，莲子15g，预知子12g，胆南星8g，僵蚕10g，当归12g，白芍30g，素馨花12g，炒三仙各12g，五谷虫10g，茯苓30g，炒枳实12g，珍珠母20g，生龙牡各30g，竹沥汁20ml为引，10剂，水煎服，每日1剂，每日2次。止痉散继服，每服4粒，温水送下，每日3次。

二诊思辨　患儿肢体震颤较前改善，风痰内扰所显之症减，余邪仍在。面色晦暗，系气阻于中焦而无以携精微上荣头面。两目周围色青，系肝郁气滞所显。患儿易兴奋、偶哭闹不止，因气乱致风痰之邪扰心、脑乱神，神失所养所致。故二诊治则仍以攻补兼施为要，攻重在理气消滞，兼除风痰余邪；补仍以补脾胃、建中州为法。方中仍以归芍六君子汤为建中州、补气血之关键，因患儿纳谷旺盛、痰湿稍祛、脾胃得健，故去炒白术、炙甘草、半夏，以西洋参益气养阴，当归养血和血，白芍护阴敛津，炒苍术健脾燥湿，茯苓利湿化浊，诸药精简不冗，功用精专。枳实合苍术，取枳术丸之意，与前方相合健中州，畅中焦气机。炒三仙加五谷虫消脾胃积滞。素馨花善行脾胃瘀滞之气。预知子善解肝气之郁。竹沥汁、胆南星、僵蚕清热化痰、息风止痉，消风痰余邪。生龙牡加珍珠母增益镇惊安神之功。诸药辛散攻邪易伤阴津，独予莲子分入心、脾、肾，性味甘涩，奏平补敛阴之功。主方诸药，治形之功同初诊时，治神之功稍增，仍以攻补兼施为要，围绕中州脾胃论治，重视脾胃枢纽升降之功。另予止痉散以治"神病"。

三诊（2009年11月28日）：患儿外感风寒，流涕不止，前方增疏风解表之品，治其外感，主方治则同前，外感既解再行论治施与主病。

四诊（2010年1月9日）：今日复诊，家长代诉药后哭闹次数明显减少，近期仅发作一次，但兴奋较显，服药期间语言较前清楚，但近两日欠清，手足喜动不能自制，独语，皮肤瘙痒减轻，晨起流涕亦减，口干唇裂，夜寐可，纳食多，大便每日1～2次，成形，小便如淡茶色，舌红，中央有浅裂纹，苔薄白，脉滑数。辨病同前，稍兼独语之症，证基本同前，气滞之候减而风痰之候偏盛，由痰火扰心之虞，故见兴奋、手足喜动、独语不停。其病程日久伤阴，治则攻补兼施之法，攻以息风化痰为主，稍予理气之法，补仍以建中州、补脾胃、益气血为法，顾润燥、养阴津。书方如下：西洋参（先煎）8g，炒苍白术各12g，炒苦杏仁9g，炒薏苡仁30g，竹沥半夏9g，明天麻10g，石菖蒲10g，郁金12g，炒三仙各12g，金蝉花12g，当归12g，白芍20g，醋香附10g，生龙牡各30g，炙甘草8g，生姜1片，大枣2枚为引，7剂，水煎服，每日1剂，每日2次。止痉散继服。

四诊思辨 患儿四诊时气滞之候较前明显减轻，故理气消滞之药酌减。痰湿之邪凝滞难化，受外风于前又夹杂成风痰之邪入里，扰乱神明，耗损心气，故见独语、多动、亢奋诸症，然症虽偏盛，但因建固中州之法施治日久，正气得养，故病邪为强弩之末，攻补之法兼施予之则易攘邪外出，仍以前法稍加变更予之。方中仍以归芍六君子汤建中补虚，半夏竹沥制之以去其温燥之性，去茯苓以石菖蒲、郁金代之利湿化浊兼行气，加炒苦杏仁、炒薏苡仁通调水道，加醋香附奏诸药理气消滞之功，不生冗杂之邪。药引加大枣2枚补中益气安神，增益主方建中州之功。止痉散继用，功同前。患儿服上方1月余后症状基本消失，平素言行可同常人。

本案所述小儿孤独症之病，中医学虽无此病名，却对此疾病具有深刻认识，可从"形""神"两病分论之，属"五迟""郁证""狂病""癫病"等范畴。此病多由先天禀赋不足，后天脏腑失养所致，病及多脏，若分而论治，易思虑不周，忖度无法，脏腑气血盈亏失常，新病丛生。先天之诸不足，当从后天补之；诸脏腑之虚实，有当从中州运之。脾胃为后天之本，盘踞中州，患儿年幼，气血津液化生皆系于此，生长发育亦可循源至此。故此病当从脾胃论之，虽风、火、痰、气、瘀诸邪可并见于周身，亦当循此病源，以脾胃为本，据诸邪之变化、虑脏腑之盈亏，调变诸法，化裁方药，解其疾患，余邪不生。

医案九十三　治痿者独取阳明

痿者，痿软不用之意，主要表现为进行性肌肉萎缩，肌张力逐渐减退，甚至完全丧失运动能力。现代医学称之为"进行性肌营养不良"，属中医学"痿证"之范畴。《素问·痿论》中有"治痿独取阳明"之论，强调了脾胃在痿证治疗中的重要性。盖"阳明虚，则宗筋纵，带脉不引，故足痿不用也"，脾胃虚弱则肌肉筋脉失于气血濡养，且脾主四肢，脾胃虚弱则四肢失其所主，故可发为痿证。古虽有独取阳明之论，但又不可拘泥于阳明，临床更当辨证以论治，治阳明勿忘治及它脏，尤其小儿为患，又当顾其肝肾，以肝主筋、肾主骨也，肝肾不足，四肢筋骨失于先天之充养，亦会发为痿证。兹举一例如下。

董某，男，8岁。主因"进行性肌营养不良5年"于2010年3月11日初诊，曾服中药治疗，现感双下肢肌肉疼痛，活动后加重，夜间睡眠流口水，自汗盗汗，食欲差，大便干，小便可，吞咽无异常，无恶心呕吐，四肢活动可，双眼睑无异常，双腓肠肌肥大。舌红暗，胖大，苔薄黄，脉弦细。西医诊断为"进行性肌营养不良"，中医诊断为"痿证"，辨证属脾虚兼湿、肝肾不足，治以健脾祛湿、补益肝肾为法。书方如下：生黄芪30g，太子参15g，生炒白术各15g，炒山药15g，炒苦杏仁9g，炒薏苡仁30g，桑寄生15g，炒杜仲12g，狗脊12g，紫河车（研粉）10g，黄柏9g，鹿衔草15g，鸡血藤20g，怀牛膝15g，豨莶草15g，忍冬藤15g，14剂，水煎服，每日1剂，每日2次。

初诊思辨 患儿五年前即确诊为"进行性肌营养不良"。观患儿纳差、夜间流口水，提示脾虚之象，舌体胖大，苔薄黄，是脾虚生湿也，且幼年即得此疾，见自汗盗汗、脉弦细，提示必有先天肝肾之不足，前人治痿多取阳明，以脾主四肢肌肉也，此人证属脾虚兼湿，肝肾不足，宜健脾祛湿，补益肝肾。方中太子参、生黄芪、生炒白术、山药以健脾益气，脾气健则肌肉自有充养之源也；杏仁、薏苡仁以祛湿；太子参、桑寄生、杜仲、怀牛膝，又取独活寄生汤之意，以补肝肾之不足；且合狗脊、紫河车加强补肝益肾之功；鹿衔草以补肾强骨；黄柏有助下肢气力之功；豨莶草、忍冬藤、鸡血藤以通经活络。以上诸药，共奏健脾祛湿、补益肝肾之效。治痿独取阳明，当扶助脾胃正气，扶其正则肌肉自有气血以充。治痿虽以阳明为重，但又不可拘泥于阳明，更当注重辨证论治，此患者本有肝肾不足在先，故又当补其肝肾，助其先天之本。

二诊（2010 年 5 月 27 日）：服药后双下肢肌肉疼痛及活动后加重和疲劳感等症均明显好转，现活动后或走路多时无下肢肌肉疼痛感，仍有流涎，自汗较多，饮食转佳，睡眠好，小便正常，大便干，2 日一行，舌质淡稍胖，苔白，脉细弦略数。书方如下：生黄芪 30g，太子参 15g，生白术 20g，桑寄生 15g，炒杜仲 12g，炒山药 15g，紫河车（研粉）10g，黄柏 9g，炒苦杏仁 9g，炒薏苡仁 30g，桃仁 9g，鸡血藤 20g，狗脊 12g，川牛膝、怀牛膝各 10g，生龙骨、生牡蛎各 20g，忍冬藤 15g，14 剂，水煎服，每日 1 剂，每日 2 次。

二诊思辨　患儿服上方后，症状明显好转，效不更方，仍守前方加减，患者脉证提示仍有脾虚，且大便干燥，故上方去炒白术，加生白术 20g，去鹿衔草、豨莶草，加桃仁 9g，以加强润肠通便的作用，怀牛膝改用川怀牛膝各 12g，补肝肾的同时加强活血通络的作用，加生龙牡各 20g 先以加强收敛止汗的作用。

治痿独取阳明，当灵活运用，治实治虚，随症以施。独取阳明不仅重视脾胃在论治痿证中的重要性，更当辨证论治。如肺热叶焦可成痿，肝肾亏虚亦可致痿。要知病在何脏，必当据证以论治。尤其幼儿患此症，多有肝肾不足在先，当重视扶助其先天之本。

医案九十四　消补兼施建中州疗小儿脾疳案

疳证是小儿常见疾病"麻痘惊疳"之一，其病程转归与小儿生长发育密切相关，故非由其居末位而略之。《小儿药证直诀》有云："疳证有五，谓五脏所受，故得其名。"所谓五疳者，即心疳、肝疳、脾疳、肺疳、肾疳。其中脾疳由乳食不节，损伤脾胃令运化失常所致，临床上常有面色萎黄、形体消瘦、食积便秘等症状。审其病机，乃乳食积滞脾胃致虚，阻遏中州运化四旁所致，论治当以建固中州为总则，施以消补兼施之法。小儿脏腑初成，阴阳稚嫩，治当虑此而药势酌减，临证妥当增减消补二法之势。现举脾疳验案一则如下。

杜某，女，年5岁8个月，主因"胃脘不适，形体消瘦5年"于2009年10月初诊。患儿2004年3月顺产后百日之内发育较好，体重、身高发育正常，6月月龄后因中午无法食母乳出现体重下降，后随辅食增加不当常有食积、便秘，此后身体消瘦日增，食多或饮食不节即出现呕吐，间断予捏脊治疗及口服小儿消食化积之中药，疗效一般。2009年上半年检查13碳吹气试验为阳性，示幽门螺杆菌感染，予三联杀菌药，效不显。就诊时症见：胃脘不适，时腹胀、呃逆，食多即呕吐，时头晕，易晕车，畏寒，四肢末梢易冷，纳差，眠少易醒，多梦，大便时干，情绪易急躁，形体消瘦，面色㿠白，舌质淡红，苔黄白稍腻，脉弦滑。西医诊断为"慢性胃炎"，中医诊断为"脾疳"，辨证属乳食积滞、脾胃虚弱、兼肝火犯胃，治以遵循建固中州为要，以消补兼施、兼清肝和胃为法。书方如下：太子参10g，炒白术15g，茯苓20g，炒三仙各15g，胡黄连6g，五谷虫10g，使君子10g，炒枳实12g，连翘8g，青陈皮各6g，蒲公英10g，甘草6g，7剂，水煎服。因患儿较小，服药困难，嘱其2日服1剂，慢饮之。

初诊思辨 患儿年幼，诸脏腑稚嫩羸弱，乳食不节则先伤脾胃，日久可生湿热，故见舌苔黄腻、脉弦滑；脾胃居中州，受伤则运化失常、气血津液化生乏源，累及诸脏，水谷精微难养肢体，影响生长发育，故见畏寒、四肢末梢易冷、形体消瘦、舌质淡红；脾胃又为升降之枢纽，中州失运则脾不升清、胃难降浊，清阳不升故见头晕不解，浊阴不降故见呃逆、呕吐、大便难解；又脾胃虚弱，戊己之土虚而甲乙之木乘之，肝火犯胃，故见情绪急躁、腹胀。其病机以中州失建固为本，究其由，乃乳食积滞、脾胃虚弱所致，故建固中州当以消积导滞、健脾和胃并重，消补兼施，稍兼抑木之法，方保无虞。方中以太子参、炒白术、茯苓、甘草、炒三仙、胡黄连、使君子、青皮、陈皮合用仿肥儿丸之意，消食导滞、健脾和胃。肥儿丸者出处繁多、组方各异，上方取自明代《古今医鉴》所载之肥儿丸一方，方中用药主次有序、君臣分明：以太子参、炒白术、茯苓、甘草四君子健脾益气为君；青皮、陈皮理气祛滞，胡黄连退虚热共为臣；炒三仙消乳食积滞，使君子杀虫消积共为佐；又甘草调和诸药。加枳实增益理气祛滞之功，五谷虫清脾胃积热，共助上方消补兼施、健固中州；又加连翘、蒲公英清肝火与消积滞兼具。患儿年幼，故用药剂量酌减，以防伤正。

二诊（2009 年 12 月）：连续服用上方加减 2 个月后，患儿明显长胖，体重由 13.5kg 增至 16kg，面色红润，胃脘不适基本消失，腹胀、呃逆不显，纳食明显增加，大便正常。处方同前，另予炒山药 12g，鸡内金 8g，川黄连 3g 共为极细末，以面粉 300g 发酵，加适量水及白糖，低温烤箱制成饼干，供小儿平时食用以巩固。半年后患儿体质明显增强，体重已增至 20kg，无特殊不适。

二诊思辨 患儿诸症减轻，发育趋于正常，故效不更方。以建固中州为总则，另予炒山药健脾益气、鸡内金消食化积、川黄连清热燥湿，三药共为末，加白糖调节口味制川黄连之苦味，烤制成饼干，供日常食用。此三药虽简，却以精简化裁共奏上方消补兼施之效。患儿年幼，虑其厌恶进食中药而加予此食疗方，甘甜可口，每日进之以增益建固中州、补益后天之效。

脾疳多因乳食不节，食生冷过多，脾胃损伤，运化不健，积滞不消，久之脾胃虚损，运化乏司，吸收功能长期障碍，脏腑失养，气液干涸而成。此系积滞于脾胃，病久生化乏源，土病则木易乘之，脾胃损伤，易致肝木亢旺，积食日久又易于化火，于是由乳食积滞脾胃发展为肝火内生犯胃，故临床表现以胃滞、脾虚、肝旺为主，而且三者常常相互影响，相兼夹杂。路老治此病主次分明，以建固中州为治则关键，消补兼施为法，兼扶土抑木，并予药疗、食疗两方，方异而法同，周全考虑患儿饮食口味特点，食疗之方，可每日进食无虞，药食并用，消脾疳而壮生长。

医案九十五 形神同调疗难治性婴儿痉挛症案

婴儿痉挛症又名点头样癫痫，是婴儿期最常见的癫痫综合征之一，与基因突变、脑干发育障碍、围产期感染等多种病因有关，其发病具有 3 大特征：点头发作、进行性智力减退、脑电图呈现高度节律失调。目前西医主要采用传统抗癫药治疗，然其治疗后可能遗留有不同程度的智能和运动发育迟滞等表现。本病属中医痫病的范畴，《本草纲目》言："脑为元神之府"，即说明了脑部疾病与"神"的密切关系。点头样癫痫患儿不仅会出现抽搐、阵发性点头等"形病"的表现，还会出现嗜睡、神志异常、意识丧失等"神病"的表现。因此，路老提倡以形神同调的思路辨治本病，临床疗效显著。

杨某，男，5岁，主因"阵发性点头，四肢痉挛5年"于2009年7月12日初诊。初诊时患儿未至，其父代诉：患儿为剖宫产产出，但产后3天即发现患儿双眼阵发上视，完善相关检查后，诊断为"新生儿缺血缺氧性脑病"。其后，因阵发四肢痉挛再次入院，诊断为"婴儿痉挛症""脑发育不全"。5年来患者阵发性点头，四肢痉挛抽搐，双目上视，有异样叫声。曾反复多疗程服用抗癫痫类西药，疗效不佳。2009年5月上述症状发作频繁，严重时24天内曾发作20次。发作时先点头、低头、弯腰、屈肘，继而眼上视、握拳、意识丧失、肢体有强直，持续约1~2分钟。发作时或有嘴角流涎，伴唇闭发绀；或有颜面、眼周发红；或有腹部痉挛，咕咕作响。之后嘴里发出含糊不清、喉咙不清爽声，每次发作后疲乏思睡，睡醒起来后有时额头有红斑点。就诊时症见：阵发性点头，四肢痉挛抽搐，食纳不馨，小便频，大便溏，睡眠一般，舌淡色暗红，舌体短缩，伸出不利，苔黄白相间，脉沉弦滑。西医诊断为"婴儿痉挛症"，中医诊断为"痫病"，辨证属风痰夹热、脾虚血滞，治以祛风止痉、清热化痰、兼以健脾和胃、活血通络为法。书方如下：牛蒡子12g，蝉蜕10g，僵蚕10g，炒刺蒺藜12g，葛根15g，石菖蒲12g，郁金10g，胆南星8g，姜黄10g，炒苦杏仁9g，炒薏苡仁30g，全蝎（后下）6g，蜈蚣2条，炒谷麦芽各15g，炒神曲12g，珍珠母（先煎）30g，佛手8g，14剂，水煎服，每日1剂，每日2次。

初诊思辨 患儿出生后相继确诊缺血缺氧性脑病、脑发育不全等先天性疾病，此皆说明患儿先天禀赋不足。小儿之体"阳常有余""心肝常有余"，肝阳过亢则易动风，且风善行而数变，易伏邪于内，故见阵发性点头、四肢痉挛抽搐。小儿脾胃运化功能尚未健全，"脾为生痰之源"，脾虚则运化无权，津液转输受阻，津停为湿，湿聚为痰，故见发作时嘴角流涎；脾虚不运，则胃失和降，故见纳食不馨、便溏；且小儿乃"纯阳之体"，痰湿与阳热相合，易酿生痰火，肝风夹痰火上扰神窍，故见两目上视，言语不清。痰火内郁日久则易炼血为瘀，况脾虚气血不运亦可致血行滞涩，痰瘀互结，故见肢体强直，伴唇闭发绀。结合舌脉，综合分析，初诊所见以阵发性点头、四肢抽搐等"形病"为主。病性当属虚实夹杂，以实为主，标实乃肝风夹痰火上扰神窍；本虚以脾虚为要。因此，在治疗时路老遵"急则治标，缓则治本"的治疗大法，以祛风、清热、化痰为主，兼以健脾和胃，活血通络，此亦是本病治"形"之要法。

在选方用药上，全方以治形为主，兼以调神。在"治形"方面，法升降散之意，取僵蚕、蝉蜕祛风散邪；姜黄与二者相合，燮理升降，又可活血通络；加牛蒡子、葛根之属以增强疏风清热之效；加炒蒺藜以祛风活血，又可助姜黄通络之功；配以全蝎、蜈蚣之虫类药物，取其走窜之性，善搜风通络，息风止痉。取定痫丸中石菖蒲、郁金、胆南星三药以清热豁痰，配以宣上之杏仁，畅中之薏苡仁，则健脾宣肺化痰之效倍增。炒二芽、神曲与佛手相配，三药相合可健脾和胃，行气消痰。胃气得降，气机得复，则脾土得建，以杜生痰之源。同时，在"调神"方面加珍珠母以镇惊安神、平肝潜阳。全方形神同调，以祛风、化痰、清热、活血等治形之法为主，兼以平肝镇惊调神。

二诊（2009 年 8 月 11 日）：患儿服上药一月后，其父母带其亲自到路老处复诊，诉其意识丧失、四肢痉挛等症状的发作频率明显减少，停药 6 天后约 1~2 天有 1 次发作，然持续时间缩短。就诊时见：精神欠佳，遇生人惧怕而哭闹不止，言语欠清，食欲一般，手足心热，睡觉时汗出，喜冷饮，大便溏，日行 1 次，尿少而频，每次发作后嗜睡 2~3 个小时，舌脉大致同前。既见效机，路老于上方去牛蒡子，加天麻 8g 以加强平肝息风；天竺黄6g 以清热化痰，28 剂，水煎服，每日 1 剂，每日 2 次。并自制息风止痉散，嘱其共研细末，每服 1g，2 次 / 日，白水送下，全方如下：全蝎（后下）10g，蜈蚣 6 条，僵蚕 12g，天麻 12g，珍珠粉 20g，紫河车 12g，首乌藤15g。同时，配以磁珠丸 1.5g，2 次 / 日以镇惊安神，恐其损伤肝肾功能，嘱其服用半月后停一周，若无恙再继服。

二诊思辨　复诊时患儿肝风上扰，痰火内蕴之象仍较为突出，故去牛蒡子，加天麻以平肝潜阳、祛风止痉。同时，小儿"心肝常有余"，且舌为心之苗，心火偏亢故见舌体短缩，舌质偏红，故加天竺黄，取其清热豁痰之效以"治形"，清心定惊之功可"调神"，此药亦是"形神同调"之代表药物。同时，因病程较久，伏邪久积，难以速去，故路老以自制散剂加磁朱丸以增强息风止痉、安神定惊之力。方中重用全蝎、蜈蚣、僵蚕等虫类药以搜风止痉通络；配天麻、珍珠粉以增强平肝潜阳之功；紫河车系血肉有情之品，能补气、养血、益精，路老此处妙用紫河车，一则取"胞病当以胞衣治"之意，二则用其补益诸虚，盖正气充足，肝脾健旺，则痰不自生，风阳自灭，以上诸味皆"治形"之品。同时，加首乌藤以宁心安神，与磁朱丸相合，有平肝潜阳、安神定惊之效，以增强"调神"之功。

三诊（2009 年 10 月 15 日）经上述治疗后，患儿癫痫大发作的频率和持续时间较前明显减少，精神状态较前明显改善，额头红斑较前减少，食欲较前好转，能按照指令完成简单日常动作。然晨起仍点头，乏力明显，时有肠鸣漉漉，肢体偶有强直或痉挛，手脚发凉，手足心发热，大便溏，小便可，多眠。舌淡暗稍红，舌体短缩较前好转，边有齿痕，苔黄厚腻，脉弦滑。虑其痰火之邪渐祛，然脾虚之象更显，肝风余邪未尽。故治以健脾平肝、祛风活血，兼以镇惊调神为法，书方如下：炒白术 12g，茯苓 20g，炒三仙各 12g，黄连 8g，胆南星 8g，炒枳实 12g，天麻 10g，钩藤（后下）15g，炒刺蒺藜 12g，葛根 15g，防风 10g，僵蚕 10g，蜈蚣 1 条，当归 10g，炒白芍 15g，生龙牡（先煎）各 30g，14 剂，水煎服，每日 1 剂，每日 2 次。另：息风止痉散与磁朱丸原量继服。后每月至门诊调方，随证加减半年余后随访半年，患儿病情平稳，未见反复。

三诊思辨 三诊时癫痫发作频率、持续时间和相关症状都有明显改善。然综合其就诊所述及舌脉分析，考虑其一方面脾胃本虚之象更显，另一方面，肝风痰火之邪虽渐祛，然余邪未尽，气机不畅，故见肢体强直或痉挛，四末不温。故应加强扶土疏木之力，兼顾疏风通络，镇静安神。路老法四君子汤合黄连温胆汤之意，取白术、茯苓、炒三仙、枳实健脾和胃，黄连、胆南星以清热化痰，诸药相合，使脾土得建，痰热得祛则气机升降自复。天麻与钩藤相伍即合天麻钩藤饮之意以平肝潜阳，宗前方配以炒刺蒺藜、葛根、防风等风药之属以祛风散邪，僵蚕、蜈蚣等虫类药以搜风通络。当归与白芍相配暗合四物汤之意，既可活血通络，又可柔肝养血，补肝体以养肝用，加以生龙牡可镇惊调神，平肝潜阳。汤剂与散剂并用，形神同调，故收效较显。

婴儿痉挛症属于婴儿期癫痫综合征的一种，路老认为本病是典型的"形神同病"，其直接病位在脑，与肝、脾、心三脏密切相关。一方面，本病存在风、火、痰、瘀等邪气上扰神窍，脉络瘀滞的"形病"之病机，因此会出现阵发性点头、抽搐痉挛、双目上视等"形病"的表现；另一方面，脑为元神之府，心主神明，神失所养，故有或嗜睡、或眠差、或惊悸不安等"神病"的表现。因此，在临证时，路老提倡婴儿痉挛症应从"形神同调"的角度辨证论治。结合本案来看，患儿有典型的阵发性点头、四肢抽搐等"形病"的表现，因此以平肝息风、清热化痰、活血通络、健脾燥湿等方法祛除肝风、痰火等邪气及瘀血等病理产物，从而使气机调畅、神窍得清则形病可除。此即"治形"之法；二诊、三诊时患儿精神欠佳，嗜睡等"神病"的表现渐显，是故路老加用磁朱丸配合汤药，通过镇静安神、平肝潜阳等方法调理神志以及睡眠等精神相关的症状，从而使心神得宁、元神得安。是故五脏元真通畅，形与神俱，气血调达则痉挛自止。同时，路老在辨治本病中，注重汤药与丸散剂的配合亦是一大治疗特色，本病发作呈阵发性，缠绵难愈且有伏邪内藏等慢性病程特点，因此路老善加用丸散剂以取"散者散也""丸者缓也"之意。

医案九十六　从"三有余，四不足"论治小儿遗尿案

正常小儿 1 岁以后随着经脉渐充，脏腑气血充盛，五脏阴阳调和，故可有效地控制排尿，若 3 周岁以上小儿仍不能控制自己的排尿，出现睡中小便自遗，醒后方知，称之为小儿遗尿，也称"遗尿"。历代医家多认为此证与虚寒有关，如《诸病源候论》言："遗尿者，此由膀胱虚冷，不能约于水故也。……膀胱为津液之腑，腑既虚冷，阳气衰弱，不能约于水，故遗尿也。"故多采用温补之法。路老博采众家之长，认为小儿遗尿之证应从儿科名医万全之"三有余，四不足"学说论治，即"心肝有余，肺脾肾不足，阳常有余，阴常不足"。今附一验案简述于下。

石某，男，8 岁。主因"遗尿 8 年"于 2008 年 1 月 5 日来诊。患者自幼眠中遗尿，眠不易醒，晨起腹痛，偏食，平素嗜肉食，喜饮凉，平素易心烦易怒，二便调。舌体瘦，质红，苔薄白少津，脉弦小滑。西医诊断为"遗尿

症"，中医诊断为"遗尿"，辨证属心肝有余、肺脾肾不足，治以补虚泻实、调补五脏为法。书方如下：竹节参 6g，麦冬 8g，莲子 10g，茯苓 12g，生白术 8g，桂枝 6g，泽泻 8g，桔梗 6g，醋香附 6g，白芍 10g，桑寄生 10g，山茱萸 8g，金樱子 6g，益智仁（后下）6g，芡实 6g，生龙牡（先煎）各 10g，14 剂，水煎服，每日 1 剂，每日 2 次。

初诊思辨 小儿五脏气血未充，五脏阴阳不调，常表现心肝有余，肺脾肾不足，阳常有余，阴常不足之象。今小儿平素易心烦易怒，舌体瘦，质红少津，脉弦，俱是心肝有余兼有阴伤之象。小儿乳食没有节制，偏食不分优劣，此案患儿嗜肉食，喜饮凉，更易损伤脾胃，肾主水液，膀胱的正常排泄与肾气的蒸腾气化密不可分，今患儿二八未至，肾气未充，天癸未至，故时遗尿而不受约制。处方竹节参、麦冬、莲子，乃取清心莲子饮之意，清心火、益气阴，使君火下潜温煦肾阳，则州都之官气化如常。茯苓、生白术、桂枝、泽泻，取苓桂术甘汤建中阳，复中焦化生气血，输布水液精微之职，加桔梗亦有培土生金，复上焦通调水道之能。《医学衷中参西录》言："夫肝之疏泄，原以济肾之闭藏，故二便之通行，相火之萌动，皆与肝气有关，方书所以有肝行肾气之说。"小儿肝常有余，肝气横逆，疏泄肾气太过，则小便遗溺不受约束，方加醋香附、白芍，疏肝敛肝，复少阳氤氲生长之气，防其疏泄肾气太过，且白芍合桂枝，调和营卫以缓腹痛。桑寄生、山茱萸、金樱子、益智仁、芡实、生龙牡，滋补肝肾，固精缩尿以固本。

二诊（2008 年 5 月 1 日）：1 月份因遗尿前来就诊，原每周遗尿 1 次，服药 14 剂后转为每月遗尿 1 次，近 3 个月来很少有遗尿现象。现饮食、睡眠可，晨起腹痛症状消失，二便正常。脉弦小滑，舌质红，苔薄少津。再以前方加减巩固之。原方去泽泻加桑螵蛸 6g，生山药 8g，14 剂，水煎服，每日 1 剂，每日 2 次。

二诊思辨 患儿服上方后遗尿明显好转，然从舌红少津之象治其当系阴虚有热，故去泽泻，恐其利水而更伤阴液，而加以咸甘之桑螵蛸，咸以入肾，甘以补益，功善补肾固精，山药乃脾肾双补之品。以上法调理半年余，遗尿之疾已愈。

小儿五脏的有余与不足都是相对的，所谓"心常有余"，是由于小儿阴常不足，木火同气，心肝之火易亢，肾阴之水不足，水不制火，心火易炎的生理状态。明代万密斋认为"肝常有余",主要是指小儿时期肝主疏泄,其性刚而不柔,为将军之官,具有升发疏泄全身气机的功能,并不是指小儿"肝阳亢盛"。"脾常不足"主要是指脾为后天之本,生化之源,小儿生机旺盛,发育迅速,但脏腑气血未充,加之乳食不知自节,因此小儿脾胃功能易于紊乱。"肺肾不足"亦是结合小儿的生理特点来看。小儿乃稚阴稚阳之体,患病易虚易实,临证应详审五脏特性,勿犯追虚逐实之弊。

医案九十七 首立中宫治小儿紫癜性肾炎案

紫癜性肾炎是由于过敏性紫癜而引起的肾脏的损害,表现为皮肤紫癜、关节肿痛、腹痛、便血、血尿、蛋白尿、水肿等,本病多发于儿童及青少年。中医学认为其多为先天禀赋不足,复感外邪,或先天阴虚血燥,血中伏火,复加风热、温热或药毒,两热相搏,热伤血络,迫血妄行,血不循常道则外溢于肌肤,发为紫癜。如若耗损脾肾之气,不能运化水液,泛溢肌肤,可见水肿,血热内蕴,血溢脉外,可见尿血,发为紫癜性肾炎。路老认为此病多继发于紫癜之后,多有脾气之损伤,脾气虚弱不能运化水液,水湿内停日久,又可郁为湿热,脾气虚弱不能统摄血液,则血脉易动,脾气虚弱不能固护肌表,则易受邪气来犯,若是紫癜未尽者,又可见血热,病情较为繁杂。论其治,当立足于中焦,必先健运匮乏之脾气,清化中焦之湿热,脾气健则后天之本立,湿热清则中焦之气正,中宫建立,正气充足,外无邪扰,再清内邪,自可拨乱反正。兹举一例示于下。

石某,男,10 岁,主因"眼睑浮肿半年"于 2006 年 7 月 18 日初诊。患者 2006 年 1 月无原因出现下肢暗红色皮疹,反复发作,无其他症状,当地医院诊断为过敏性紫癜,予泼尼松等药物治疗,皮疹逐渐消退,但眼睑浮肿,2006 年 3 月于某医院诊断为"过敏性紫癜性肾炎"。患儿就诊时症见眼睑浮肿,目眶暗黑,急躁,易感冒,纳可,大便可,尿频。尿常规示:红细胞偶见,尿蛋白(±),望之体形适中,面色萎黄,目眶暗黑,舌胖质淡,苔根黄腻,脉沉弦小数。西医诊断为"过敏性紫癜性肾炎",中医诊断为

"①紫癜；②水肿"，辨证属脾虚湿热、兼有血热，治以益气健脾、清热化湿、清热凉血为法。书方如下：黄芪 15g，生白术 10g，防风 10g，防己 12g，生麦芽、生谷芽各 20g，鸡内金 10g，芦根 30g，六一散（包煎）20g，生炒薏苡仁各 20g，连翘 10g，赤小豆 15g，蝉蜕 12g，茜草 12g，仙鹤草 15g，小蓟 12g，紫草 10g，鸡血藤 15g，14 剂，水煎服，每日 1 剂，每日 2 次。

初诊思辨　患者以"眼睑浮肿半年"就诊，曾在医院诊断为"过敏性紫癜性肾炎"，患儿本有脾气虚弱，则其易受外邪之扰，易犯感冒之症，邪气深入，为患甚多，脾虚不能运化水液，水液内停，而见眼睑浮肿、目眶暗黑，水湿内停，日久蕴而化热，形成湿热之症，可见舌苔黄腻。紫癜未尽，又有血热，参验舌脉诸症，辨证为脾虚湿热，兼有血热。故治疗当以益气健脾、清热化湿、清热凉血之法。方中药物防己、黄芪、生白术，取防己黄芪汤之意，黄芪益气固表，白术补气健脾，运化水湿，防己利水，三者相合，先立中宫，健运脾气，祛除水湿；防风合黄芪、白术又有玉屏风散之意，先立中州，固护肌表，祛除外邪；生麦芽、生谷芽、鸡内金之用亦是健运中州之意；连翘、赤小豆取自麻黄连翘赤小豆汤，有清利湿热之意，六一散、生炒薏苡仁、芦根，三者相伍以清热利湿，使水湿从小便而去；茜草、仙鹤草、小蓟、紫草皆凉血止血消斑之品，蝉蜕轻清透散，以散营血之伏热。上方合用，先健中州，助立后天之本，同时以清热祛湿、清热凉血之品以除邪气之扰，脾气健，则中宫立，正气足，则邪易祛。

二诊（2006 年 8 月 1 日）：药后效平，尿频好转，手足心热，仍目肿眶暗，入睡难。纳便正常。舌胖质红，苔薄黄，脉沉细小数。既见效机，上方加减：上方去芦根、六一散，加五爪龙 15g，14 剂，水煎服，每日 1 剂，每日 2 次。另以玉米须 20g，赤小豆 15g，绿豆 10g，黑大豆 30g，白茅根 30g，佛手 12g，生薏苡仁 30g，西瓜翠衣 80g，14 剂，水煎代茶饮，每日 1 剂。

二诊思辨　服上方诸症好转，从舌脉症状来判断湿热得减，故去芦根、六一散清热利湿之品，以减清热利湿之力，而加以五爪龙，加强益气健脾之功。同时予以健脾利湿清热之代茶饮，以缓服图之，防湿热之邪复生。患者以上方为基础加减调治 1 年余，病情基本稳定，大型三甲医院检查尿十项仪器检验及 UF-100 尿沉分析指标均正常。

中医学认为血之运行受脾之所统，水液之运行受脾之所运化，肌表之顾护受脾气之所裨助。路老认为紫癜性肾炎当首立中宫，健后天之脾气，脾气健则水液得运，脾气健则血运得统，脾气健则无外邪之犯，复以清热、凉血、祛湿等法，祛除邪气之扰动，正气充，邪气祛，湿得化，热得清，血得安，本病自有可愈之时日也。

医案九十八　从"伏邪"论治小儿癫痫案

癫痫是指由于大脑神经元异常放电所致短暂大脑功能障碍的一种疾病。其病因多与遗传、脑部疾病等相关。《临证指南医案》言："痫病……或由母腹中受惊，以致内脏不平，经久失调，一触积痰，厥气内风，卒焉暴逆，莫能禁止，待其气反然后已。"路老在继承前人经验的基础上，结合小儿"阳常有余，阴常不足""心肝常有余，肺脾肾常不足"的生理特点，认为小儿特发性癫痫当责之于妊娠或胎产之时受到刺激而致禀赋不足，若有外邪侵袭，正虚而无力抗邪，则邪气易于内伏。况小儿肺脾常不足，气机升降乖戾，津液运化无权，则易出现痰湿等病理产物，内外相合，邪伏于内，加之小儿阳常有余，则易郁而化火，酿生痰火伏邪。伏邪在各种致病诱因的作用下，上扰脑络则致痫病反复发作。因此，路老临证时多从"伏邪"辨治小儿特发性癫痫，疗效显著。

牛某，男，15 岁，主因"癫痫间断发作 5 年"于 2005 年 8 月 20 日初诊。患者 10 岁半时无明显原因出现癫痫发作，持续 2～3 分钟，自觉手麻，继而全身抽搐，于某医院服用"拉莫三嗪"，曾稳定 2 年余，自 2004 年 2 月至今发作 3 次。患者就诊时症见平素右侧头痛时常发作，食纳不佳，二便正常，眠差，舌暗红，苔薄白，脉沉弦小滑。既往出生后曾诊断为"缺血缺氧性脑病"，有过敏性紫癜、血小板减少史，4 岁时患心肌炎，6 岁时发现过敏性鼻炎，伴偏头痛。西医诊断为"特发性癫痫"，中医诊断为"痫病"，辨证属肝风夹痰火上扰、气虚血瘀，治以清痰热、息肝风为主，兼以益气血、通经络为法。书方如下：石菖蒲 10g，郁金 10g，胆南星 6g，远志 9g，全蝎（后下）3g，僵蚕 8g，生磁石（先煎）30g，五爪龙 15g，太子参 12g，炒刺蒺藜 12g，当归 10g，川芎 9g，知母 10g，黄精 12g，炒柏子仁 15g，首乌藤 18g，佛手 9g，14 剂，水煎服，每日 1 剂，每日 2 次。

初诊思辨 患者自幼患缺血缺氧性脑病、过敏性紫癜、过敏性皮炎、血小板减少提示其先天禀赋不足，存在肺脾两虚的本虚之象，加之幼年时外感邪气而罹患心肌炎，综合其既往病史，分析可知其正气不充，外邪侵袭后正气无法驱邪外出而伏藏于内。一方面，肺脾气虚日久则气血生化乏源，可进一步加重本虚之象，四肢末梢气血不荣，故见手麻；另一方面，脾为生痰之源，脾失健运，津液不得布散则内停为湿，湿聚生痰，加之小儿为纯阳之体的生理特点，痰湿郁久化热，酿生痰火之邪，久伏于内。若遇外感相引，痰火可循经上扰，瘀阻头面经脉，不通则痛，故见偏头痛；且小儿"肝常有余"，肝阳偏亢则易于化风，加之痰热内伏，则肝风夹痰火上扰神窍，故见癫痫反复发作、缠绵难愈；痰火扰心，神失所养，故见眠差；脾失健运，水谷未能及时运化，故见食纳不佳。参其舌脉综合分析，当知刻下病性当属本虚标实，本虚乃气血亏虚，正气不足；标实乃肝风夹痰火上扰神窍，脉络瘀滞，且刻下所见标实之象更为突出，故其治法当以"清痰热、息肝风"为主，兼以"益气血、通经络"。全方法定痫丸之旨，取石菖蒲、胆南星、远志、全蝎、僵蚕之属以清热豁痰、搜风通络，加郁金可疏肝理气，化瘀止痛，亦可增强化痰开窍之功，配以生磁石，其性味咸寒，有镇惊安神、平肝潜阳、息风止痉之效。头面之疾，非风药不至，故以炒刺蒺藜配当归、川芎以平肝疏风，活血通络而止头痛。另一方面，伏邪内藏必因本虚为患，因此，应加强益气健脾之功。取素有"南黄芪"之称的五爪龙，其味甘性平，功擅益气补虚、健脾化湿，具有补而不燥，祛邪不伤正的特点，配以太子参共奏益气健脾，扶正祛邪之效，加以佛手疏肝健脾，行气和胃，使其补而不滞。小儿之体"肝常有余，阴常不足"，故以黄精补肝体以养肝用；知母甘凉质润，可滋阴降火、生津润燥；首乌藤与柏子仁相合滋阴养血，养心安神。全方以清热化痰，平肝息风为主，兼以扶正祛邪，组方严谨，攻补兼施。

二诊（2006 年 11 月 20 日）：患者诉服上方癫痫发作次数减少，头痛等症状缓解，遂自行按原方服药。然近 3 个月来癫痫频繁发作，每次发作前均有手掌麻酥样异常，1 周前因气候变化且休息不佳而突然出现头痛，恶风，伴流清涕，鼻塞咽痒，晨起似有痰，但咳不出，口唇干燥，纳食二便可，眠一般。舌尖红赤，苔薄白，脉沉弦小滑。辨证当属风热犯表，肝风夹痰火内扰。故以疏风泄热，润肺利咽、通窍解表为先，兼以平肝息风、降火化痰。书方如下：桑叶 8g，菊花 10g，炒苦杏仁 10g，芦根 20g，牛蒡子 12g，川贝母 10g，天麻（先煎）2g，炒刺蒺藜 12g，胆南星 8g，僵蚕 8g，蝉蜕 12g，黄连 8g，黄芩 10g，炒苍耳子 8g，辛夷 6g，炒枳壳 12g，白茅根 20g，7 剂，水煎服，每日 1 剂，每日 2 次。

二诊思辨　服前方后气血得养、肝风渐息、痰火渐祛则癫痫发作次数减少，然近期增多，且出现头痛、恶风、痰黏难咯、鼻塞流涕等肺卫失和的表证。参其舌脉诸证，综合分析，虑其乃余邪未尽而又伴发新感所致，一方面存在风热化燥，肺卫失和的表证；另一方面，原有余邪未尽而痰火内伏，肝阳化风，灼伤肺金而致肺失宣降、津液失布。故其治当以解表为先，兼以平肝息风，降火化痰而清利伏邪。方中法桑菊饮和桑杏汤之意，桑叶与菊花相配共散肺经之热，且有平肝之功；杏仁苦降，可下气开胸，芦根善清热生津，加之川贝母、胆南星清热化痰又有润肺之功，伍以黄连、黄芩，可增强清热燥湿之力。苍耳子配辛夷花即合苍耳子散之意，两者共奏疏风散邪，宣肺通窍之效。同时，取升降散中蝉蜕与僵蚕二味，僵蚕味辛苦气薄，喜燥恶湿，得天地清化之气，轻浮而升阳中之阳，故能胜风除湿，清热平肝，可引清气上朝于口，散逆浊结滞之痰也；蝉蜕气寒无毒，味咸且甘，为清虚之品，能祛风而胜湿，涤痰火而解热毒，此二者与炒枳壳相伍，升降相因，使气机得复则痰热自除。天麻与炒刺蒺藜相合可平肝潜阳，息风止痉。方中牛蒡子与白茅根二药皆有清热之功，且其亦有通利二便之效，一方面通过清利之法给新感表邪以出路；另一方面，清利的同时，亦给伏邪以出路，此亦是路老辨治本病的用药思路之一。诸药共奏清热化痰，理气润肺，祛风通窍之效。

　　路老认为小儿特发性癫痫与先天禀赋不足和其生理特点密切相关，结合本病阵发性反复发作、抽搐等特点，路老提出了从伏邪的角度来辨证施治。本病之伏邪即指痰火之邪，伏藏于内，遇感而发；同时，邪气内伏必然有其禀赋不足，正气无力抗邪的病变基础，如本案中患儿因胎产时受到缺血缺氧等刺激，其后又陆续发现过敏性紫癜、血小板减少症等疾患，其先天禀赋明显不足，且加之既往外感后罹患心肌炎，此皆为癫痫之证埋下隐患。因此，路老认为应抓住本病伏邪的特点，根据本虚标实之病性分而论之。一方面，针对本虚之证，应根据其"肺脾不足、阴常不足"的特点，结合痫病肝风夹痰火上扰脑络的病机特点，以健脾益气，宣肺化痰为要，且"脾为生痰之源""肺为贮痰之器"，若脾土得建、肺津得布，则痰湿自除。同时，应注意应用滋阴养血之品，如本案中所用柏子仁、首乌藤、当归等，既切合痰热伤阴的病理特点，也符合小儿阴常不足的生理特点。另一方面，针对标实之证，应根据小儿"心肝常有余，阳常有余"的特点，以清热化痰、平肝疏风、养心安神为要，使肝阳得潜、肝风得息、痰火得祛、心神得安，则其抽搐等癫痫症状自安。在祛邪方面，路老在临证中善用芳香开窍之品与虫类药物，如本案中石菖蒲、郁金、远志之属不仅能醒神开窍，且其芳香之味亦可宣化痰浊。全蝎、僵蚕等虫类药亦为常用之品，取其走窜之性，可达搜风通络之效。同时，路老认为对于伏邪致病，如本案中加入的白茅根、牛蒡子等既可清热，又可通利二便之品，给邪气以出路，则邪去正安。

第六章

血管外科医案

医案九十九 脉管炎以通为用

脉管炎是指由于感染、外伤等因素损害中小动脉而形成慢性进行性节段性血管损害，病变可累及血管全层，导致管腔狭窄闭塞，又称伯格氏病。目前研究发现脉管炎与吸烟、寒冷、外伤和营养不良有密切关系。中医学亦认为本病多因寒冷、外伤等瘀阻经脉，使气血不能达于肢体末端，使肢端失于气血濡养所致，属于"脉痹""脱疽"范畴，路老认为嗜食膏粱厚味损伤脾运，痰浊内阻经脉，蕴久成毒，形成本病。因此，强调本病治法重在清热解毒、活血化瘀、祛痰通脉，治疗上重以"通"为法。

巴某，男，32岁，主因"左足外侧疼痛，行走时加重2年余"于2005年11月11日初诊。2年前无明显诱因出现行走时足底、踝疼痛，并逐渐加重。2个月前出现左足外侧红肿疼痛，在内蒙古自治区当地医院就诊，诊断为"①蜂窝织炎？②脉管炎？"经使用消炎药后效果不显著。遂求诊于中医，就诊时见：双足不温，行走时疼痛，走路多时疼痛加重，伴下肢无力，时有心烦，前额、口周、眼周、两颧颜色晦暗有瘀斑，不觉发紧，平素咳嗽有痰，咳出不爽，嗜烟酒，进冷食易出现腹泻，纳可，寐佳，小便黄，大便溏结不调。舌体瘦，质紫暗，苔白腻，脉沉涩。超声波诊断示："双侧胫后动脉及左侧胫前动脉下段闭塞伴侧支形成；左侧腘动脉管壁弥漫性增厚，考虑炎症改变；左侧胫前动脉起始段狭窄。"西医诊断为"血栓闭塞性脉管炎"，中医诊断为"脱疽病"，辨证属毒滞脉络、痰瘀互结之证，治以解毒通脉、化痰散瘀为法。书方如下：野菊花12g，丹参15g，川芎10g，桃杏仁各10g，萆薢15g，晚蚕沙（包煎）包18g，土鳖虫10g，赤白芍各12g，胆南星8g，僵蚕8g，甲珠10g，地龙12g，豨莶草15g，金银花18g，醋延胡索12g，川楝子10g，川牛膝12g，7剂，水煎服，每日1剂，每日2次。

初诊思辨 《素问·举痛论》有载"寒气入经而稽迟……客于脉中则气不通，故卒然而痛。"《灵枢》云"寒邪客于经络，则血泣不通。"清代尤在泾在《金匮要略心典》中说"毒，邪气蕴结不解之谓"，血栓闭塞性脉管炎的特征表现为脉络不通所致肢体疼痛，寒湿凝聚，瘀血经络，闭塞不通，气血运行不畅，导致气血凝滞，经络阻塞，日久蕴积不解化为瘀毒、湿毒、痰毒等暴烈之邪；毒瘀内生，日久导致不通，不通则痛，严重者引起局部组织缺血、坏死，因此在辨证论治过程中，要重视毒瘀，治法应贯穿一个"通"字。患者生活在内蒙古高寒之地，草原之上羊肉为多，饮食自倍，肠胃乃伤，加之素日嗜酒、酒性气烈，灼津耗液，羊肉性热，亦易助火，致生热酿痰，毒邪炽盛，痰瘀痹阻脉络而成本病，《古书医言》载："邪盛谓之毒"。治宜解毒通络，化痰散瘀。方中药物川楝子、延胡索，取金铃子散之意，以行气止疼。野菊花、金银花清热解毒，《医林改错·积块》云："血受寒则凝结成块，血受热则煎熬成块"，邪入里化热或热邪煎熬血液，可致瘀热生毒，因此应用寒凉之品清热解毒。丹参、川芎、赤芍、桃仁，四味同用，破血逐瘀，行气活血通络；毒损络脉，血溢脉外而成瘀故需活血理气制药，使气行则血行，现代药理研究表明活血化瘀药有改善血管中血液循环，特别是微循环，具有抗凝血、防血栓形成的功能，还能调节机体免疫功能，有抗菌消炎的作用。僵蚕味咸辛，辛能散，咸能软坚，用其化痰散结，土鳖虫可破血逐瘀，地龙善走窜，通行经络，甲珠功能活血消癥、通络排脓，此四味皆虫类之属，血肉有情之品，均有通络之效，同时使用，重在药猛可助脉通行；川牛膝活血散瘀，引热下行，萆薢利湿通痹；胆南星经猪胆汁炮制后，增强清热化痰散结之效，可清痰热之邪；蚕沙和胃利湿，化痰祛浊。全方用药重清热解毒，辅以活血化瘀，佐以祛痰通脉，体现通治之法。

二诊（2005年11月20日）：经服9剂，诸症平稳，无明显变化，面色较上次少润泽。左足临泣与地五会，小腿内侧复溜、交信穴位处微红肿明亮，走路时右足前半部先痛。近日两侧小臂亦疼痛。纳可，眠安，二便正常。舌体瘦，色暗红紫，尖暗红，边有齿痕，苔薄白腻，脉沉弦小紧。前方进退，书方如下：上方豨莶草加量至20g，去胆南星、金银花、川楝子，加炒苍术12g，金钱草18g，制乳香没药各6g，30剂，水煎服，每日1剂，每日2次。

二诊思辨　诸症如前，观其舌脉诸症，痰湿内阻之象仍有，脉痹须缓图。痰湿皆源于脾胃不运，故去胆南星、豨莶草、金银花、川楝子等苦寒之性的药物，而加苍术，性温，以健脾化湿，金钱草散瘀消肿，乳香没药活血通络。脾喜燥恶湿，脾胃健运失司，内生痰湿困脾，会加剧痰湿，故需温燥之性的药物，以燥湿邪健脾运。脾得温运，则运化正常，湿邪无以生。

三诊（2006年1月14日）：药后足底痛消失，并逐渐上移至小腿腓肠肌处，伴见麻胀感，遇冷加重，局部皮肤不温，双上肢亦有麻胀感，主要集中在肘腕关节处。面色晦暗，唇紫，纳可。大便干燥，2～3日一行。舌体瘦小，质淡红，苔薄白，脉弦。宗前法原方加减，佐入温经通络之品书方如下：上方去土茯苓、桃杏仁，加川乌（先煎）8g、细辛3g、鸡血藤18g，14剂，水煎服，每日1剂，每日2次。

三诊思辨　患者药后足底痛消失，出现下肢麻木感，说明患者脉络始通，治疗上继续解毒活血，另患者麻木感等遇冷加重，虑为寒凝所致，参验舌脉，加以温阳通脉之品。川乌性热，可温里散寒；细辛散寒止痛，解筋膜之沉寒；鸡血藤活血补血，舒筋活络。三药合用，散寒活血通络，络脉通，气血行，血脉得养，则诸症得解。

本病属中医学"脉痹""脱疽"的范畴，《灵枢·痈疽》曰："发于足指，名曰脱疽。其状赤黑者，死不治；不赤黑，不死。治之不衰，急斩之，不则死矣。"后历代医家多有论述，多认为寒湿侵袭、外伤瘀血、情志失调等使脉络阻滞。明代医家张景岳则认为与痰湿相关，其曰："此证因膏粱厚味、酒面炙爆、积毒所致，或不慎房劳，肾水枯竭。"《中藏经·论血痹第三十五》中有"血痹者，饮酒过多，怀热太盛，或寒折于经络，或湿犯于荣卫，因而血抟，遂成其咎。故使人血不能荣于外，气不能养于内"，瘀毒致病是一个量变到质变的过程，瘀毒内蕴，蕴结日久或外因引动，蕴毒骤发，蚀肌伤肉，毒瘀搏结，痹阻脉络，瘀毒互为因果，相互转变，胶结凝滞，结合病机与患者所处环境与饮食情况，路老治疗此类疾病，主张以通为用，治法为通血脉，祛瘀毒，破血逐瘀，毒瘀去，则脉络通，病得解。

医案壹佰　补阳还五汤治下肢静脉曲张

下肢静脉曲张属中医"筋瘤""脉痹"范畴，初起多因气血运行不畅，瘀血阻滞于下肢，脉络扩张而致，若不及时施治，病程日久，则易致正气虚弱，或湿邪内生，或郁而化热，或瘀阻于他处，常病证复杂，故遇久病筋瘤者，临床还应细细思辨。

高某，男，75岁。主因"下肢腘窝、小腿及踝关节周围憋胀30余年"于2006年5月27日初诊。患者诉下肢腘窝、小腿及踝关节憋胀30余年，在当地医院诊断为"下肢静脉曲张",未做系统治疗。就诊时见：下肢腘窝、小腿及踝关节处血管迂曲扩张，自觉憋胀疼痛，下肢沉重足部麻木，夜晚口干，喜冷饮，每饮水1升方能缓解，右胁胀满不适，纳可，眠佳，大便时干。体形适中，面色晦暗，舌体瘦，色紫暗，舌体中少苔水滑，根部薄白，脉沉弦。西医诊断为"下肢静脉曲张"，中医诊断为"筋瘤"，辨证属气虚血瘀、湿阻热盛，治以补气化瘀，清热化湿为法。书方如下：桃杏仁各10g，红花10g，地龙12g，忍冬藤18g，党参12g，知母10g，石斛15g，豨莶草15g，枇杷叶12g，生薏苡仁25g，川牛膝15g，炒山药15g，茵陈12g，7剂，水煎服，每日1剂，每日2次。

初诊思辨 今见患者下肢血管迂曲扩张，憋胀疼痛，面色晦暗，舌苔紫暗，且患者病已三十年，是已成瘀血之证；古人言："血不利则为水"，瘀血阻滞，气血不畅，津液化水湿阻，故下肢沉重，兼见舌水滑，气血不至，失于濡养，故而足部麻木；湿邪化热，阻滞于肝经，则见右胁肋胀满不适；而口干、喜冷饮、舌瘦少苔、大便时干为瘀热伤阴之证，是因瘀血日久，郁而化热所致。方中桃仁、红花、地龙、鸡血藤、党参取补阳还五汤之意，活血化瘀，清热通络，兼补益正气；知母、石斛以养阴清热；枇杷叶、杏仁、薏苡仁、豨莶草宣上启下以利水湿；茵陈清利肝经湿热；山药、川牛膝补肾强筋壮骨，川牛膝兼可活血化瘀。

二诊（2006年6月4日）：药后下肢胀痛明显减轻，口干喜冷饮亦减，肝区仍有不适，下肢沉重足麻，药后便稀，余无异常，舌质暗苔白，略水滑，舌体瘦，脉沉弦小滑。上方去茵陈，加生白术12g，醋延胡索10g，川楝子10g，14剂，水煎服，每日1剂，每日2次。

药后下肢肿胀减轻，便稀提示脾虚，故加生白术以健脾运、利水湿，初诊以茵陈除肝经湿热，但患者肝区不适仍不缓解，考虑或为瘀血阻滞，肝经不畅而致，故金铃子散以活血通络、行气止痛。

三诊（2006年6月28日）：药后下肢胀痛明显好转，偶有肝区不适，足麻木减轻，余无不适，舌暗苔薄腻滑，脉沉弦。以上方继服14剂巩固疗效。

下肢静脉曲张一病，久病并发症多，日久常见下肢肌肤甲错，严重者亦有出血，或溃烂而成臁疮之证，还需及早治疗，同时对于下肢静脉曲张的病因认识不应拘泥于单纯的瘀血阻滞，应认真辨析患者症状舌脉，依证施治。